家国同行
共建共享
——爱国卫生运动

70年史册

全国爱国卫生运动委员会办公室 编

人民卫生出版社
北京

图书在版编目（CIP）数据

家国同行 共建共享：爱国卫生运动 70 年史册 / 全国爱国卫生运动委员会办公室编 . —北京：人民卫生出版社，2023.10

ISBN 978-7-117-35053-2

Ⅰ. ①家… Ⅱ. ①全… Ⅲ. ①爱国卫生运动 —史料 —中国 Ⅳ. ①R193.3

中国国家版本馆 CIP 数据核字（2023）第 126520 号

人卫智网 **www.ipmph.com**	医学教育、学术、考试、健康，	
	购书智慧智能综合服务平台	
人卫官网 **www.pmph.com**	人卫官方资讯发布平台	

家国同行 共建共享——爱国卫生运动 70 年史册
Jiaguo Tongxing Gongjian Gongxiang
——Aiguo Weisheng Yundong 70 Nian Shice

编　　写：全国爱国卫生运动委员会办公室
出版发行：人民卫生出版社（中继线 010-59780011）
地　　址：北京市朝阳区潘家园南里 19 号
邮　　编：100021
E - mail：pmph @ pmph.com
购书热线：010-59787592　010-59787584　010-65264830
印　　刷：北京顶佳世纪印刷有限公司
经　　销：新华书店
开　　本：710 × 1000　1/16　印张：30.5
字　　数：316 千字
版　　次：2023 年 10 月第 1 版
印　　次：2023 年 11 月第 1 次印刷
标准书号：ISBN 978-7-117-35053-2
定　　价：125.00 元

打击盗版举报电话：**010-59787491**　E-mail：**WQ @ pmph.com**
质量问题联系电话：**010-59787234**　E-mail：**zhiliang @ pmph.com**
数字融合服务电话：**4001118166**　E-mail：**zengzhi @ pmph.com**

编写专家

（以姓氏笔画为序）

于明珠　　么鸿雁　　王秀峰　　王幸波　　王俊起

王鸿春　　卢　永　　叶　真　　付彦芬　　白呼群

刘　婷　　刘秀荣　　刘泽军　　刘俊宾　　刘美德

刘炳武　　刘起勇　　刘家义　　汤伟民　　许立凡

许亮文　　许锋华　　孙　峰　　孙伯寅　　李　强

李　静　　李玉勤　　李光耀　　李全乐　　杨　磊

肖爱树　　吴海霞　　何爱华　　佟　颖　　冷培恩

辛　正　　汪诚信　　张　荣　　张　勇　　张　琦

张　璇　　张军平　　张梅兴　　张新卫　　陈昌杰

陈晓进　　武　文　　周小洁　　孟凤霞　　赵彤言

胡　孟　　姜　垣　　姚　伟　　徐　佳　　徐惠民

高生华　　唐　琼　　陶　金　　陶　勇　　崔　钢

董言德　　韩　晔　　曾晓芃

2022 年，是我国开展爱国卫生运动 70 周年。在爱国卫生运动开展 70 周年之际，中共中央总书记、国家主席、中央军委主席习近平对爱国卫生运动作出重要指示，70 年来，在党的领导下，爱国卫生运动坚持以人民健康为中心，坚持预防为主，为改变城乡环境卫生面貌、有效应对重大传染病疫情、提升社会健康治理水平发挥了重要作用。希望全国爱国卫生战线的同志们始终坚守初心使命，传承发扬优良传统，丰富工作内涵，创新工作方式方法，为加快推进健康中国建设作出新的贡献。习近平强调，当前，我国新冠疫情防控面临新形势新任务，要更加有针对性地开展爱国卫生运动，充分发挥爱国卫生运动的组织优势和群众动员优势，引导广大人民群众主动学习健康知识，掌握健康技能，养成良好的个人卫生习惯，践行文明健康的生活方式，用千千万万个文明健康小环境筑牢疫情防控社会大防线，切实保障人民群众生命安全和身体健康。

1952 年，毛泽东等老一辈无产阶级革命家创造性地把党的群众路线与卫生防病工作结合起来，在全国掀起了轰轰烈烈的爱国卫生运动，先后开展了一系列改善环境卫生、提升健康素养的活动，显著改善了城乡环境脏乱差的状况，为维护人民健康作出了重要贡献。党的十八大以来，以习近平同志为核心的党中央把维护人民健康摆在更加突出的位置，爱国卫生运动进入了新的发展时期。习近平总书记多次就卫生健康工作和爱国卫生运动作出重要指示，强调"没有全民健康，就没有全面小康""要继承和发扬爱国卫生运动优良传统，持续开展城乡环境卫生整洁行动，加大农村人居环境治理力度，建设健康、宜居、美丽家园"。党的二十大报告提出，"把保障人民健康放在优先发展的战略位置，完善人民健康促进政策""深入开展健康中国行动和爱国卫生运动，倡导文明健康生活方式"。

新的历史条件下，爱国卫生工作被赋予了新的使命和新的任务，为了更好地贯彻落实习近平总书记的重要指示精神，落实党中央、国务院决策部署，充分发挥爱国卫生运动在推进建设健康中国伟大进程中的重要载体作用，我们组织编撰了《家国同行　共建共享——爱国卫生运动 70 年史册》。本书以爱国卫生运动时代发展为脉络，分别以爱国卫生运动概述、病媒生物防制、农村环境卫生与改水改厕、健康教育与健康促进、卫生城镇创建、健康城市建设为重点，从经济、政治、文化、社会等方面，记录了爱国卫生运动发展过程的重大决策、重要事件、主要成果和重点工作，较为全面、系统、客观地记述了爱国卫生运动 70 年的发展历程，反映了党和国家领导人对爱国卫生运动的高度重视和广大人民群众参与卫生防病工作的巨大热情，展现了爱国卫生运动在继承中创新、在创新中发展，为保障人民群众健康、促进社会主义现代化建设作出的不可替代的贡献，讴歌了全国爱国卫生工作者的辛勤劳动和无私奉献，总结了爱国卫生运动的成功经验和历史教训，不仅为做好当前爱国卫生工作提供了宝贵的历史借鉴，也为健康中国建设提供了理论与实践基础。我们深信，本书的出版必将对继承爱国卫生运动优良传统、推动爱国卫生运动创新发展，产生重要的现实意义和深远的历史意义。

本书在编写过程中，编写组的专家和学者倾注了心血，付出了辛苦努力，参考了大量的历史文献和学术成果。全国爱国卫生运动委员会各成员单位、各省（自治区、直辖市）爱国卫生运动委员会和中央档案馆给予了大力的支持，提供了许多珍贵的素材；许多曾经在爱国卫生战线工作过的老领导、老专家对本书内容提出了很多很好的意见和建议，未能在书中一一加以说明，在此谨向所有为本书编写作出贡献的单位和同志们表示衷心感谢！由于爱国卫生运动涉及面广，时间跨度大，加之编撰成书时间较短，书中难免存在遗漏和错误，敬请读者批评指正并提出宝贵意见。

全国爱国卫生运动委员会办公室

2022 年 12 月

目 录

第一章

概　述

家国同行
共建共享
——爱国卫生运动

1952 年，为了粉碎美军的细菌战，提高全民族的健康水平，我国掀起了轰轰烈烈的爱国卫生运动。70 年来，在中国共产党的领导下，爱国卫生运动始终致力于解决人民生产生活中的突出卫生问题，先后开展了除四害、"两管五改"、"五讲四美"、卫生创建、环境整治、健康教育和健康促进等一系列富有成效的活动。随着社会的发展，在不同的历史时期，爱国卫生运动在继承中创新，在创新中发展，为保障人民群众健康、促进社会主义现代化建设作出了巨大贡献。实践证明，爱国卫生运动是中国共产党把群众路线运用于卫生防病工作的伟大创举和成功实践，是全心全意为人民服务宗旨在卫生工作中的具体体现，是中国特色社会主义事业的重要组成部分。爱国卫生运动的成功实践，为经济欠发达国家用较少的投入、产生较大的健康效益提供了宝贵的经验，受到世界卫生组织和国际社会的称赞，被誉为"中国的国宝"。

第一节　爱国卫生运动的起源

中华人民共和国成立以前，由于卫生事业十分落后、城乡环境卫生状况很差、群众中封建迷信和不卫生习惯普遍存在，传染性疾病、寄生虫病、地方病严重威胁着人民群众的健康，当时人均期望寿命仅为 35 岁左右。中国共产党在革命战争时期就高度重视疾病的预防和控制，在根据地开展了以防疫为主的群众卫生运动。1952 年 3 月，为了粉碎美军的细菌战，改变落后的卫生状况，中共中央、政务院决定成立中央防疫委员会（后改称中央爱国卫生运动委员会），领导全国人民发起了轰轰烈烈的爱国卫生运动。

一、中央苏区的卫生运动

保护人民群众的健康是中国共产党人一切事业的根本所在，也是中国共产党的一贯主张。早在土地革命战争时期，为了防治传染病和地方病、保存革命力量和保护革命胜利果实，中国共产党就发动军民开展了以除害灭病为主要内容的群众卫生运动。

中央苏区成立之初，各种传染病肆意流行，严重损害了中央苏区军民的健康和部队的战斗力。1929年，在福建省上杭县古田村召开的中国共产党红军第四军第九次代表大会（古田会议）决议指出：军政机关对于卫生问题再不能像从前一样不注意，以后各种会议，应该充分讨论卫生问题。

1932年1月13日，《红色中华》第五期发表的社论中指出：防疫卫生运动，是保障工农群众和红军健康的运动，是为强固革命力量去争取苏维埃更大发展和胜利的运动。同年3月，中华苏维埃共和国人民委员会发布了第二号训令——《强固阶级战争的力量实行防疫的卫生运动》，把开展卫生防疫运动作为强固阶级战争力量的重要工作。同年9月，在中国工农红军第一方面军召开的第三次卫生工作会议上，专门就卫生、防疫、卫生宣传三项内容与实施方法作了决议，确定了"预防第一"的卫生工作方针，并决定在每个伙食单位建立卫生委员会。

10月10日，中央革命军事委员会下达《关于开展卫生防疫运动的训令》，要求"各级指挥员、政治工作人员与卫生人员要切实地鼓励起在前线摧毁敌人的精神和勇气，从卫生上来消灭现行的疟疾、痢疾、下腿溃疡等时疫，要运用卫生标语、传单、讲演、戏剧、竞赛各种方法进行卫生运动；各伙食单位的卫生委员会，须立即组织起来并建立起经常的工作，由各级卫生机关直接指导。"

在各级苏维埃政府的努力之下，中央苏区掀起了"灌输卫生常识于一般劳苦群众"的卫生防疫运动。在总结卫生防疫运动经验的基础上，1933年1月31日，苏维埃中央人民委员会第31次常委会决定"为保障群众的健康，决议责成内务部举行大规模的防疫运动"，主动预防春疫。1933年3月，《卫生运动纲要》指出："在国民党统治的白色区域内，是充满着污秽和疾病的，工人农民在帝国主义国民党的地主资本家层层剥削之下，简直无法顾到自己的生命，没有余力去和污秽疾病作斗争。"而"苏维埃政府是工农自己的政府，他要注意解决工农群众一切切身的痛苦问题，污秽和疾病就是他们要解决的一个大问题。"《卫生运动纲要》号召全苏区各处地方政府、各地群众团体领导全体群众一齐起来，向着污秽和疾病，向着对于污秽和疾病的顽固守旧邋遢的思想习惯，做顽强地坚决地斗争，因此要发起普遍的卫生运动。

毛泽东同志历来关心人民群众的卫生防疫工作。早在1928年，他就倡导"用中西两法治疗"，为革命战争服务。1933年4月，毛泽东带领干部战士给沙洲坝的群众打井，改善饮水条件。至今，"吃水不忘挖井人，时刻想念毛主席"的故事仍在当地群众中传颂。同年 11 月，毛泽东在《长冈乡调查》一文中指出："疾病是苏区中一大仇敌，因为它减弱我们的力量。如长冈乡一样，发动广大群众的卫生运动，减少疾病以至消灭疾病，是每个乡苏维埃的责任。"同时，他还在调查报告中规定了开展群众性卫生运动的具体方法和要求。1934 年 1 月 22 日至 2 月 1 日，第二次全国工农代表大会在江西瑞金召开，大会把中央苏区传染病防治工作提到了一个新的高度。1 月 27 日，毛泽东在大会上指出："许多人生疮害病，想个什么办法呢？一切这些群众生活上的问题，都应该把它提到自己的议事日程上，应该讨论，应该决定，应该实行，应该检查。"这种利用调查报告和大会演讲的宣传方式，不仅对中央苏区广大的普通军民具有教育意义，而且能够引起各级领导和相关职能部门对卫生防疫工作的重视，从而更好地推进卫生防疫工作的开展。

随着中央苏区大规模卫生防疫运动的开展，1933 年 3 月，《卫生运动纲要》对组织工作提出明确要求：卫生运动的组织分为城市、乡村、机关、部队四种，都要组织卫生运动委员会和卫生小组。卫生运动在基层普遍组织起来之后，1934 年 3 月 10 日，"中央政府为着保障工农大众的生命安全，为着加强对目前防疫工作的指导，特由人民委员会通令中央一级机关各派代表一员，组织'中央防疫委员会'进行防疫工作。"中央防疫委员会以贺诚为主任，分设宣传、设计、疗养、总务各科及隔离所。应该指出，这种把全民从上到下都组织起来的卫生防疫体系是中国共产党的首创，是党的群众路线运用于卫生防疫工作的组织创新。

党领导的中央苏区卫生防疫运动，虽然是在战争环境中开展的，但由于目标明确，组织严谨，措施切实可行，具有巨大成效和重大意义。卫生防疫运动的直接效果就是降低发病率，从而保护了军民健康，保障了红军的战斗力。在闽浙赣苏区，1932年与1931年相比，由于"经常举行清洁卫生比赛，对于疾病，今年减少了百分之九十"。卫生科学知识的广泛宣传，使中央苏区军民提高了卫生文化素质，改善了生活习惯。青年同志经常洗衣服、晾被毯、洗澡、剪指甲，不乱吃不卫生的东西，而部队"每到一地，三十米远以内的地方，打扫干净，扫除秽水、秽土，挖厕所"。毛泽东在中华苏维埃共和国第二次全国苏维埃代表大会上指出：疾病是中央苏区的一大仇敌，开展卫生运动使苏区卫生四个月来大有成绩，比以前更清洁了。

中央苏区卫生防疫运动开辟了我国"预防为主"卫生工作方针和群众性爱国卫生运动的先河。

二、陕甘宁边区和解放区的卫生运动

1937年，中共中央在延安成立了陕甘宁边区政府。陕甘宁边区地瘠民贫，是一个经济文化十分落后的地区，长期以来缺医少药，不良卫生习惯根深蒂固，传染病、地方病严重地影响着人民的健康，也影响着红军官兵的健康。中央军委卫生部在3月提出了开展群众卫生防疫规划。紧接着创立了边区医院，成立边区卫生委员会，领导边区军民开展了卫生防疫工作。

1939 年 11 月，中共陕甘宁边区第二次党代会通过了《关于开展卫生保健工作的决议》，决定建立健全各级医药卫生工作管理组织，普遍设立医药合作社，开展群众性卫生运动，建立卫生模范乡村等纲领。边区政府提出"预防第一"的方针，加大科学宣传力度，号召群众自觉同各种不良卫生习惯做斗争，发动群众打井、修厕所、灭蝇灭虱、喝开水、多吃蔬菜、讲究个人卫生，教育和帮助群众改用科学的方法饲养牲畜，改造圈棚，实行人畜分居，注重环境卫生，倡导在空地种植花草树木，净化空气，预防地方病等。边区政府还通过制定卫生制度或卫生公约，开展卫生竞赛、组织卫生评比、表彰卫生先进等措施，促进卫生防疫工作的开展。

1944 年 11 月，边区文教工作者会议通过的《关于开展群众卫生医疗工作的决议》指出："边区人民在政治上经济上获得解放，在支援战争发展生产的运动普遍展开以后，卫生运动就成为群众文化运动中的第一等任务"，"为要扑灭大量的疾病死亡，第一项重要的工作就是普遍地开展卫生运动"。

解放战争时期，随着中国人民解放军作战规模和战略方针的转变，卫生防疫工作也遇到了许多新问题。东北战场上要防治鼠疫和冻伤，渡江南下后主要防治痢疾、疟疾和中暑，新解放区要防治血吸虫病和丝虫病等。为此，部队卫生工作人员加强了卫生管理、卫生侦察和卫生教育，并尽力改善卫生装备，努力解决军民的医疗卫生问题，积累了大兵团运动战和攻坚战形势下卫生防疫工作的许多经验。

综上，为了保护军民健康、保障部队战斗力、赢得革命战争的胜利，中国共产党及其领导的革命军队和根据地政府始终注重卫生防疫工作。在这一时期形成的开展群众性卫生运动的方式方法，奠定了中国共产党卫生工作的思想基础，对中华人民共和国成立后的卫生工作思想与卫生工作实践产生了深远的影响。

三、爱国卫生运动的发起

1950年10月，我国应朝鲜政府的请求，派中国人民志愿军赴朝参战，抗美援朝战争开始。1952年1月，打着联合国旗号的美国军队在朝鲜人民军和中国人民志愿军阵地，以及我国东北和沿海地区投掷了大量带有传染病病原体的苍蝇、跳蚤、蜘蛛等病媒生物，发动了细菌战。随后，朝鲜和我国部分地区出现了鼠疫、脑炎等传染病。为了粉碎美军的细菌战，在党中央和政务院的领导下，全国人民紧急动员起来，开展防疫卫生运动，具有中国特色的爱国卫生运动由此拉开序幕。

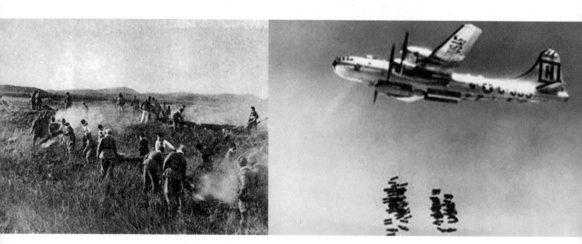

细菌战

1952年3月14日，为了防御细菌战，根据中共中央和毛泽东主席的指示，中华人民共和国政务院召开第128次政务会议，决定成立中央防疫委员会（同年12月更名为中央爱国卫生运动委员会），由政务院总理周恩来任主任，政务院副总理郭沫若和中国人民解放军代总参谋长聂荣臻任副主任。中央防疫委员会办公室设在中央人民政府卫生部，由卫生部党组书记、军委卫生部部长贺诚任主任。在中央防疫委员会的领导下，全国军民立即开展了以消灭病媒虫害、预防控制传染病为主的卫生运动。

根据中央防疫委员会的指示，全国卫生运动的具体任务是：①遇有敌机投撒昆虫异物，应立即报告所在地防疫机关，并应立即进行杀灭；②实行强制性的预防注射；③灭蝇、灭蚊、灭蚤、灭虱、灭鼠以及捕灭其他媒介动物，并实行火灭；④保护水源，加强自来水管理；⑤保持室内外及厕所清洁；⑥小贩及食品店食品必须加玻璃罩；⑦宣传不食生冷；⑧遇有传染病患者要严加隔离；⑨死于传染病的尸体应在当地深埋，不准他运，必要者应作病理解剖；⑩传染病患者排泄物及死者遗物应严格消毒或销毁；⑪严防坏人在地面上放昆虫、放毒药；⑫普及卫生防疫知识。

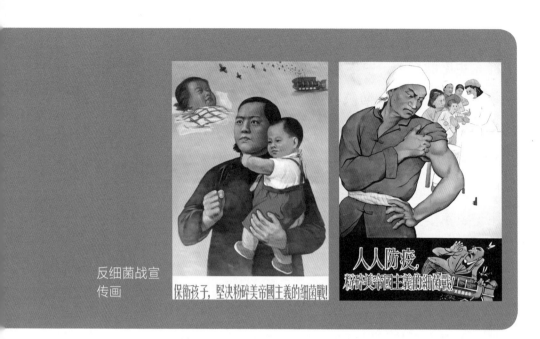

反细菌战宣
传画

保卫孩子，坚决粉碎美帝国主义的细菌战！

人人防疫，
粉碎美帝国主义的细菌战！

　　反对美军细菌战的浪潮同时也激发了民众的爱国主义情感，1952年3月23日《人民日报》发表文章，首次使用"爱国的卫生防疫运动"，号召"全国各地的城市、农村、机关、工厂、学校，都要开展爱国的卫生防疫运动"。全国人民热烈响应党和政府的号召，广泛而迅速地开展了轰轰烈烈的卫生防疫运动。

　　在城市，据《人民日报》1952年5月18日《北京市开展爱国防疫卫生工作的经验》一文报道：北京市从3月16日开始，大搞环境卫生，全市90%以上的居民参加了大扫除。在18天中，城区清除了大量垃圾，堵塞大量老鼠洞、树洞，疏浚明沟，挖掏雨水坑，捞割水草。从街道走进机关、工厂、学校、商店、住房和大杂院，人们到处看到的是清洁的庭院，干净整齐的办公室、工作房、车间、教室、客厅和卧室。石灰撒在潮湿的土地上，木盖盖在土筐、水缸和厕所上。在菜市场，肉案和鱼摊上加上了玻璃罩和铁纱罩，小吃摊的桌面擦洗得很干净。《人民日报》1952年5月25日《青岛人民反细菌战的斗争》一文报道：青岛市广泛开展了反对细菌战的宣传活动，向广大人民群众讲解卫生防疫常识、说明细菌武器防御方法和捕捉毒虫的具体方法。全市掀起了捕鼠捉虫运动，很多路段居民组织了"灭虫队"，发起了捕鼠捉虫的红旗竞赛。随后又普遍开展了清洁卫生运动，家家户户大搞室内外环境卫生，把衣服、床铺及其他用具——加以清刷和整理。许多青年组织起来，帮助缺乏劳动力的军属烈属打扫屋子。

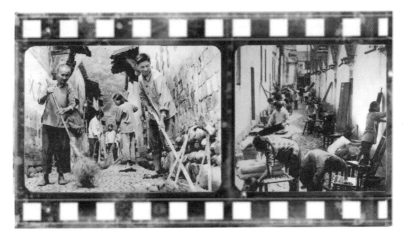

全民动员整治环境

在农村，据《抗美援朝专刊》第77期报道：湖北省浠水县，从山地到平原，从城镇到乡村，到处掀起了爱国卫生运动。城关镇发动了男女老少两千多人，从室内到室外，把地面打扫得干干净净。阴湿的角落撒上了石灰和砂土，厕所加上了木盖。在街道上，洋砂石片的路面，像水冲洗过一样洁净。过去脏污泥泞、散发恶臭的小巷，现在也完全变了样。每天，每个弯子里都要走过一群年轻的妇女，这是妇女清洁卫生检查组的组员，在认真地执行自己的工作。她们看到任何地方稍微有些不清洁，就提出意见，督促改进。

在部队，时任上海医学院院长、外科专家宫乃泉从朝鲜战场收集美军细菌战罪证后，1952年4月20日在《人民日报》上发表的文章中介绍：志愿军全体指战员对卫生防疫工作大大加强了。他们每一个连队和伙食单位都订了防疫卫生公约。他们创造了数十种捕虫、消毒的方法。有个叫龚明珍的战士，一个人做了18个捉老鼠的夹子。他们把自己住的地洞内外布置得十分整洁。对美国飞机撒布昆虫细菌，有专人值班监视。发现投下昆虫后，立即给予扑灭和消毒。

据有关部门的不完全统计，全国人民在不到半年的时间里，就清除垃圾7 400余万担，疏通沟渠28万千米，改建厕所490万个，改建水井130万眼，消灭了大量的老鼠、苍蝇、蚊子、臭虫等害虫，各地展现了清洁干净的新面貌，广大人民群众的个人卫生也有了明显的改善，全国涌现出一大批爱国卫生工作的先进典型。

1952年7月5日，《人民日报》发表《进一步开展爱国卫生运动》的社论，指出："爱国卫生运动是一个重大的政治任务，在美国侵略者不顾国际的禁令，向朝鲜和我国进行细菌战的时候，我们更有必要进一步开展爱国卫生运动。"这是《人民日报》首次使用"爱国卫生运动"一词，并将爱国卫生运动推向更大规模、更深入开展。

　　1952 年 12 月 8 日，卫生部召开第二届全国卫生会议，毛泽东同志为会议题词："动员起来，讲究卫生，减少疾病，提高健康水平，粉碎敌人的细菌战争"，极大地鼓舞了全国人民参加爱国卫生运动的热情，也指明了爱国卫生运动的方式、内容和目的。会议根据周恩来总理的建议，在新中国卫生工作"面向工农兵、预防为主、团结中西医"三大方针中，增加了"卫生工作与群众运动相结合"，成为四大工作方针。

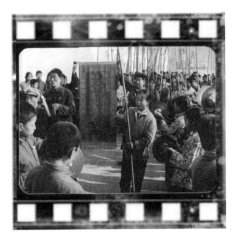

山西省晋城县东四义村荣获
毛泽东同志题词的卫生奖旗

　　1952 年 12 月 31 日，《中央人民政府政务院关于一九五三年继续开展爱国卫生运动的指示》要求："1952 年成立之各级领导爱国卫生运动机构今后统称为爱国卫生运动委员会（中央级称中央爱国卫生运动委员会，中央以下各级冠以各行政区域或单位名称），其职责为领导反细菌战工作及群众性卫生运动（一般医疗预防卫生防疫工作仍由各级卫生部门负责）。各级爱国卫生运动委员会由各级人民政府负责首长任主任委员，所属各有关部门负责人及当地工、青、妇团体负责人担任委员组成。"此后，爱国卫生运动委员会作为各级政府领导全社会和人民群众参与卫生工作的组织形式，一直沿用至今。

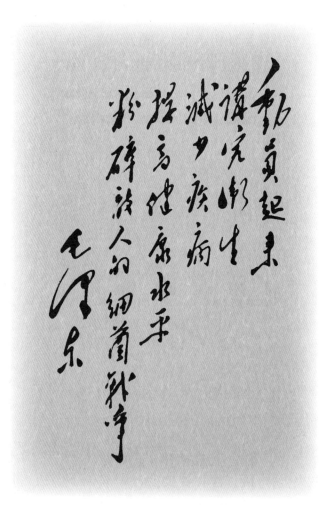

毛泽东同志 1952 年 12 月的题词

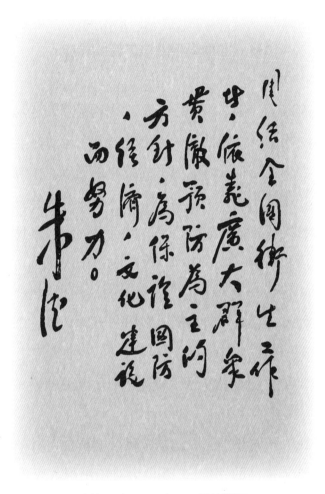

团结全国卫生工作者依靠广大群众贯彻预防为主的方针，为保证国防、经济、文化建设而努力。

朱德

朱德同志 1952 年 12 月的题词

第二节　爱国卫生运动的发展与波折

爱国卫生运动在全国范围内轰轰烈烈地开展起来以后，随着国家政治经济形势以及人民群众健康需求的变化，爱国卫生运动的内容、方式和规模等也有所不同，在一定的历史时期还出现过波折，但总体上呈现持续发展的趋势。

一、卫生大突击与卫生大检查

1953年1月4日，《人民日报》发表题为《卫生工作必须与群众运动相结合》的社论，指出爱国卫生运动在推行卫生工作方面取得很多经验，而最根本的经验是卫生工作与群众运动相结合。开展群众性卫生运动绝不是一个临时的措施。我们不仅有继续粉碎敌人细菌战的任务，而且有继续加速我国人民卫生事业发展的任务。1月30日，中央爱国卫生运动委员会发布《关于进行春季爱国卫生突击运动的指示》，要求全国各地发动群众对病媒昆虫的孳生繁殖场所进行及早清除。2月25日，《人民日报》再次发表社论，号召全国人民继续大力开展爱国卫生运动，彻底粉碎敌人的细菌战。全国人民满怀高昂的热情参加了春季爱国卫生突击运动。

当时在中国调查细菌战的国际科学委员会，对中国的爱国卫生运动给予很高的评价："委员会对于中国人民现在的卫生情况以及为提高卫生水准和抵抗疫病流行而采取的各种措施，有深刻的印象。这些措施，既有效而又彻底。"并且委员会评论："今天在中国正进行着一个伟大的运动，在促进个人和社会卫生。这个运动是受五万万人民全心全意支持的，这样规模的卫生运动是人类有史以来从未有过的。"

为了展示全国爱国卫生运动的成效，在春季爱国卫生突击运动开展的同时，全国各地还举办了爱国卫生运动成就展览，用文字、图片、幻灯、实物等方式揭露美军细菌战的罪行，反映爱国卫生运动的成效。

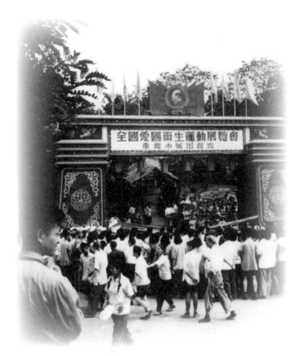

1953 年 6 月 25 日，在重庆市劳动人民文化宫
举办全国爱国卫生运动展览会

　　通过开展爱国卫生运动，不仅严重打击了敌人的细菌战，而且使我国的卫生状况有了比较显著的改善，人民的卫生知识素养有了普遍的提高。1954 年 2 月 11 日，《政务院关于改变爱国卫生运动委员会组织机构及其领导关系和负责人员的通知》下发，决定中央爱国卫生运动委员会主任委员一职，由习仲勋同志担任。各级爱国卫生运动委员会的工作，通归各级人民政府领导。

　　1955 年 9 月 1 日，为了进一步推动爱国卫生运动，国务院向全国各省、市、自治区发出通知，责成卫生部、铁道部组成三个卫生检查组，分赴南京、上海、杭州、广州、天津、沈阳、旅大（今大连）等城市及沿路进行卫生大检查。其他省、市亦应组织力量进行检查，务必使卫生状况有所改善。

二、爱国卫生和除四害纳入农业发展纲要

1956年1月26日，《人民日报》全文公布《一九五六年到一九六七年全国农业发展纲要（草案）》，要求从1956年，分别在5年、7年或者12年内，在一切可能的地方，基本消灭老鼠、麻雀、苍蝇和蚊子。打麻雀是为了保护庄稼，在城市里和林区的麻雀可以不要消灭。同时，努力消灭危害人民健康最严重的疾病，如血吸虫病、天花等传染病。积极开展群众的经常性的爱国卫生运动，养成人人讲卫生、家家爱清洁的良好习惯。讲求清洁卫生的根本精神，是为了消灭疾病，人人振奋，移风易俗，改造国家。

把爱国卫生运动的有关内容写进《一九五六年到一九六七年全国农业发展纲要（草案）》，标志着我国的爱国卫生运动被纳入国家的中长期发展规划，开始从突击性的运动向经常性的运动转变，从粉碎细菌战向消灭疾病转变，从保家卫国向移风易俗、改造国家转变。这一时期爱国卫生运动的主要任务就是除四害、讲卫生、消灭疾病。根据要求，各省、市、自治区都制订了本地的除害灭病规划，各地也出现了许许多多除害灭病的典型事例。

福建省莆田市秀屿区澄岐村原是鼠疫流行区，清朝光绪年间（1875—1908年）就发生过几十起疫情，有一首民谣道："澄岐村里人心慌，流行鼠疫闹惶惶。昨朝死女今死男，在世难跨

八月关。"《一九五六年到一九六七年全国农业发展纲要（草案）》发布后，这个村立即行动起来，通过发动群众开展捕鼠运动，经过两年的努力，终于消灭了鼠疫。

云南省德宏傣族景颇族自治州曾是疟疾高流行区。据 1950 年调查，全自治州有 50 多万疟疾患者。通过大搞以除四害、讲卫生为主要内容的爱国卫生运动，疟疾发病率下降了 90% 以上。

江西省余江县平定乡蓝田村曾是血吸虫病重流行区。1956 年起，蓝田村开始大规模防治血吸虫病，由县委第一书记指挥。经过两年的奋斗，结合建设水利灌溉系统，消灭了旱灾，消灭了血吸虫病的传播媒介——钉螺，4 000 多名患者全部得到治疗，基本消灭了血吸虫病，昔日快要被"瘟神"摧毁的村庄又焕发了生机。

山城重庆老鼠既大又多，危害严重。1957 年 11 月，重庆市成立了除四害委员会，由分管副市长任主任，动员全市人民，采用毒（毒饵）、打（鼠夹捕打）、熏（硫磺熏下水道）三管齐下的办法，打了一场对老鼠的"歼灭战"，特别是对城区 144 千米的下水道、7 000 多个窨井同时点燃硫磺进行熏杀的灭鼠法，创造了当时城市灭鼠的"奇迹"。重庆的灭鼠事迹通过新华社作了专题报道。

三、爱国卫生运动再掀高潮

1958 年 1 月 8 日，中共中央发出由毛泽东主席起草的《中共中央关于开展以除四害为中心的冬季爱国卫生运动的通知》，要求"今冬必须在全国各地开始大举进行以除四害为中心的爱国卫生运动。各地尚未动员的必须立即动员起来",把除四害任务布置到每一个地方,"城市一定要到达每一条街道,每一个工厂、商店、机关、学校和每一户人家,乡村一定要到达每一个合作社、每一个耕作队和每一户人家"。在中共中央和毛泽东主席的号召下,全国人民再次掀起了以除四害为中心的爱国卫生运动。

1月5日,毛泽东主席视察浙江省杭州市小营巷社区的爱国卫生工作,他首先问这里的居民有没有苍蝇、蚊子,又仔细查看了盛水的缸里有没有孑了。当他听到居民区的卫生委员提到夏天在菜园里的粪缸撒生石灰不生蛆,笑着点点头说:你们的卫生工作做得不错。毛泽东主席还问军属居素吾老太太:不挂帐子没有蚊子吗?居民们说,这里夏天蚊子也很少。毛主席对这个院子的经常性卫生工作很满意。毛主席视察小营巷爱国卫生工作这一振奋人心的消息,不仅鼓舞了杭州市人民群众除四害、讲卫生的热情,而且激励了全国人民更加积极地投入爱国卫生运动。

1月31日,毛泽东主席在《工作方法六十条(草案)》中,把除四害、治疾病、讲卫生作为各级党委要抓的社会主义农业工作的重要内容。他要求:"开展以除四害为中心的爱国卫生运动。今年要每月检查一次,以便打下基础。各地可以根据当地的情况,增加四害以外的其他内容。"

2月12日,《中共中央 国务院关于除四害讲卫生的指示》发布,指出除四害、讲卫生的目的是消灭疾病、人人振奋、移风易俗、改造国家:"目前党和政府的迫切任务,就是要坚决地积极地领导这一运动,在今年春夏两季把这一运动发展到全国一切已经基本上实现了社会主义所有制改造的地方，真正达到家喻户晓、人人动手的程度。要在今年春季，使每一省、市、自治区，每一县区，每个乡镇，每个合作社、厂矿企业、机关、学校、部队，都订出自己除四害、讲卫生的年度计划和长期计划，而且务必在今年内打下实现长期计划的巩固基础。"同时，文件还要求除四害讲卫生的运动必须同城乡生产相结合，使运动直接为生产服务，并且把除四害讲卫生的计划放在总的生产建设的计划之内。在除四害、讲卫生的运动中，必须使群众力量和技术力量相结合，使突击工作和经常工作相结合。除四害、讲卫生运动的决定关键，在于党的领导。各级党组织的第一书记对于这一运动必须亲自动手，抓规划，抓宣传，抓检查评比，并且要推动各单位的行政负责人同样亲自动手。各省、市、自治区和专区都必须"按月按季对所属单位的工作状况加以检查评比通报，以便表扬先进，督促落后"。

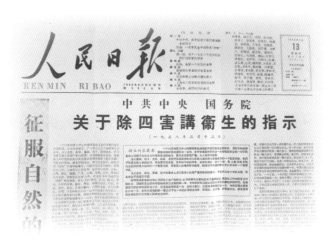

1958 年 2 月 13 日《人民日报》刊登
《中共中央 国务院关于除四害讲卫生的指示》

8月29日，《中共中央关于继续开展除四害运动的决定》指出："除四害、讲卫生、消灭疾病，是增强人民体质、保护劳动力、提高劳动效率的一项带根本性的重要措施。为了保障工农业生产大跃进，除四害、讲卫生运动也应该大跃进""以促进我国工农业生产更大地大跃进""除四害、讲卫生应该成为经常性的工作，一年到头，都不能放松。同时在经常努力的基础上，一年又要搞几次突击"。

在中央一系列文件和指示的推动和指引下，各地纷纷行动起来，投入大量的人力和物力，使爱国卫生运动达到了空前的规模，在消灭四害、改善环境、控制传染性疾病等方面取得了巨大的成绩，消灭了大量老鼠、麻雀、蚊、蝇、蛆、孑孓等。同时，全国各地普遍进行了清除垃圾粪便、填平污水沟、疏通沟渠、修建和改良厕所等工作，消除了蚊、蝇等孳生的环境。在疾病防治方面，天花、鼠疫、黑热病基本被消灭，治疗了大量的血吸虫病患者，很多地区基本消灭了疟疾，一些地区基本消灭了钩虫病、丝虫病，常见传染病的发病率也大幅度降低。

1958年12月25日，全国爱国卫生运动评比会议与全国农业社会主义建设先进单位代表会议合并召开，刘少奇代表党中央发出号召，要求总结和推广1958年成功的经验，继续开展广泛的群众运动，争取尽快实现《一九五六年到一九六七年全国农业发展纲要（草案）》对卫生工作的要求。12月30日，中央爱国卫生运动委员会副主任、卫生部部长李德全在会上提出了1959年爱国卫生运动的任务："全党动员，全民动手，争取在全国一切可能的地方基本实现'四无'（无老鼠、麻雀、苍蝇、蚊子)，基本消灭四种寄生虫病(血吸虫病、疟疾、丝虫病、钩虫病)""一些常见的传染病如痢疾、伤寒、百日咳等疾病的发病率，也要求比1958年大大降低"。

1959年的爱国卫生运动从总体上延续了1958年的做法和态势，但规模和程度有所减弱。在取得巨大成绩的同时，也暴露出存在的一些问题和偏差，如"高指标"，有的地区提出3个月实现"四无"；用简单的、强制的行政命令要求群众参与除四害；在农忙季节动用了太多的人力，影响了正常的生产；大量消灭麻雀导致生态破坏，一些地方树木发生虫灾等。这些问题引起了党中央的注意，1959年底开始，党中央指示中央爱国卫生运动委员会组织有关的科学家和卫生工作者，对除害灭病的内容和方法进行认真的调查和研究。

在中央爱国卫生运动委员会的调查过程中，发现了山西省稷山县和广东省佛山市两个爱国卫生运动的典型。这两个典型一北一南，一个是农村卫生的典型，一个是城市卫生的典型，极具代表性。

1949年以前，山西省稷山县的卫生状况极差，各种疫病广为流行；中华人民共和国成立后，全县广泛发动群众，开展了大规模的环境卫生整治和除四害工作，涌现出太阳村等29个卫生模范村。1953年以后，爱国卫生运动成为一项经常性的工作。稷山县的经验概括起来，就是在思想上树立"卫生为生产，生产讲卫生"的观念，在工作上实行生产与卫生"五统一"，即统一计划、统一部署、统一检查、统一汇报、统一评比；具体措施上实行"五个结合"：结合积肥和粪便管理整顿环境卫生；结合保种保粮消灭老鼠；结合安全生产开展劳动保护；结合市场管理和兴修水利改善饮食卫生、水源保护；结合回收废品和勤俭持家做好家庭卫生。同时，还注意了卫生队伍与广大群众相结合，在群众中培养除四害能手，在各类专业人员中开展卫生知识培训。真正做到了卫生工作与生产工作相结合，突击运动和经常工作相结合，医疗卫生机构的工作和群众运动相结合。

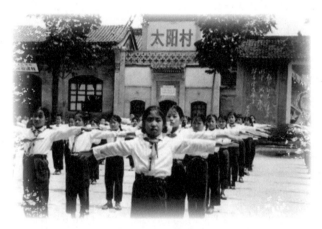

20世纪50年代，爱国卫生运动典型
——山西省稷山县太阳村

中华人民共和国成立前，广东省佛山市在市政建设和环境方面都很落后，垃圾满街，野草丛生，蚊蝇孳生地到处都是，疫病连年流行。中华人民共和国成立初期，佛山市采取了一系列的措施改善环境卫生。《一九五六年到一九六七年全国农业发展纲要（草案）》颁布后，特别是中共中央和国务院联合发出《中共中央 国务院关于除四害讲卫生的指示》后，佛山市根据"卫生工作为生产服务，与城市建设相结合"和"治本为主，标本兼治"的方针，广泛发动群众，清理了 100 多年没有清理过的环城河 8 000 多米、瓦砾堆 397 个、下水道 86 000 多米，修建街头小花园 200 余个，并对全市的小巷进行了水泥硬化，将不符合卫生要求的 40 多个公厕改为瓷兜式水厕，加建密封式储粪池，拆除农民在城区设的厕所及鱼塘的吊棚厕所，使全市厕所达到了无臭、无蝇、无蛆的要求。此外，对全市近 20 万人作了丝虫病、疟疾、麻风、钩虫病等普查，并对患者免费进行治疗。全市开展了"卫生之家"运动和"卫生模范街"运动，大力消灭蚊蝇，改善全市环境卫生。1959 年，佛山市传染病的发病率大幅度下降，疟疾的发病率从 1957 年的 1.33‰下降到 0.24‰；恙虫病的发病率从 1957 年的 0.14‰下降到 0.095‰；1—2 月白喉的发病率与 1958 年同期相比，下降了 86.7%。

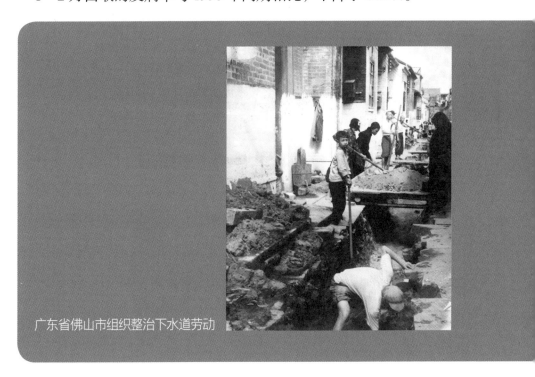

广东省佛山市组织整治下水道劳动

中共中央和国务院对稷山县和佛山市这两个爱国卫生运动典型极为重视，为了总结和推广其经验，中央爱国卫生运动委员会和卫生部于 1959 年 11 月在山西省稷山县召开了全国农村卫生工作现场会，于 1960 年 3 月在广东省佛山市召开了全国城市卫生工作现场会。全国出现了"农村学稷山、城市学佛山"的爱国卫生运动新高潮。

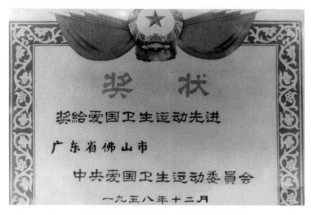

中央爱国卫生运动委员会表彰
爱国卫生运动先进

四、爱国卫生运动在调整中前进

1960 年 2 月 2 日，中共中央转发了卫生部党组关于全国卫生工作山西稷山现场会的报告，要求各省、市、自治区参照执行。3 月 18 日，毛泽东同志看到这个报告后专门就全国的卫生工作起草了一份重要指示，即《把爱国卫生运动重新发动起来》。

"中央现在提醒同志们，要重视这个问题，要把过去两年放松了的爱国卫生运动重新发动起来，并且一定要于一九六〇年，一九六一年，一九六二年这三年内做出显著的成绩。"

"由党委第一书记挂帅，各级党委专管书记和有关部门党组书记也要在党委第一书记领导之下挂起帅来，立即将中央二月二日批示的文件发下去，直到人民公社。各省、市、区党委迅即做出自己的指示，重新恢复爱国卫生运动委员会的组织和工作，发动群众，配合生产运动，大搞卫生工作，无论老人，小孩，青年，壮年，教员，学生，男子，女子，都要尽可能地手执蝇拍及其他工具，大张旗鼓，大造声势，大除四害，一切卫生医药人员都要振作起来，与党委，群众组成三结合，显示自己的能力，批评右倾思想。"

"再有一事，麻雀不要打了，代之以臭虫。口号是'除掉老鼠、臭虫、苍蝇、蚊子'。"

"各地除害灭病委员会的工作，各级党委必须认真抓紧和认真检查。环境卫生极为重要，一定要使居民养成卫生习惯，以卫生为光荣，以不卫生为耻辱。凡能做到的，都要提倡做体操，打球类，跑跑步，爬山，游水，打太极拳及各种各色的体育运动。"

"把卫生工作看作孤立的一项工作是不对的。卫生工作之所以重要，是因为有利于生产，有利于工作，有利于学习，有利于改造我国人民低弱的体质，使身体康健，环境清洁，与生产大跃进，文化和技术大革命，相互结合起来。现在，还有很多人不懂这个移风易俗、改造世界的意义。因此必须大张旗鼓，大做宣传，使得家喻户晓，人人动作起来。做这件事，并没有什么了不得的困难，事在人为，一定要争取在三年内做出大成绩，今年要轰轰烈烈地行动起来。"

在这个指示的强力推动下，全国爱国卫生运动又一次掀起高潮。各地纷纷结合冬春季生产，大搞环境卫生，大除四害。吉林省洮安县大搞卫生运动，提出"大搞卫生赶稷山，定要稷山移洮安"的口号，仅用 1 个月时间，就整修厕所 9 000 多个，清除垃圾和畜圈污土 380 多万吨。安徽省萧县提出要"围绕春耕大生产，誓把病害消灭净，争取红旗超稷山"，在全县范围内开展卫生竞赛。山东省在全省范围内开展了多次群众卫生运动，每次都出动 1 000 万人以上，涌现出 107 个"卫生先进公社"和 10 523 个"卫生先进村"。尤其是爱国卫生运动的红旗县山东省日照县（现日照市），全部实现"三圈到田"，粪便垃圾无害化处理，仅用半个月时间，就建立了管理区卫生所 96 处，生产队卫生室 523 处，并训练了卫生员、助产员、炊事员、饲养员 25 415 人，形成了一个强大的基层医疗卫生网络及群众卫生骨干队伍。贵州省专区与专区、县与县、公社与公社、生产队与生产队之间，掀起了对手赛、连环赛等竞赛高潮，其中绥阳、榕江、织金等县提出了"学稷山、赶稷山、超稷山"的口号，并取得了较大成绩；织金县三堂公社在 3 天内就涌现出了 46 个卫生标兵食堂。山西省各地在夏季开展了以消灭蚊蝇、抓食堂卫生、预防肠道传染病为中心的夏季爱国卫生运动，全省在学习稷山县卫生经验的过程中，仅仅用了 4 个月的时间，就有 10 个县、270 个公社、17 400 多个自然村，达到和接近了稷山县的卫生水平。

　　与此同时，城市爱国卫生运动也蓬勃开展起来。从 1960 年 2 月起，徐州市就开展了一场以卫生基本建设和控制蚊蝇孳生地为中心内容的爱国卫生运动，到 3 月底，全市共有 100 多万人次参加运动，捕鼠，填平污水塘，疏通沟渠，整修、新建厕所，清除垃圾、积肥，开辟花圃、植树。3 月 27 日，昆明市出动 35 万多人开展爱国卫生运动，清除垃圾、消灭苍蝇、填平污水塘。另外，由 11 000 多名医药卫生人员、文艺工作者、高等学校学生组成的 203 个宣传队和 25 辆宣传车，到文娱场所、车站、旅社、商店和郊区农村广泛而深入地开展了宣传动员工作。4 月 4 日，银川市召开了由回族和汉族职工、公社社员、机关干部、学校学生、解放军战士和居民参加的爱国卫生运动誓师大会，全市出动 53 000 多人，开展了环境卫生突击活动，清除垃圾、填平污水坑、整修街巷、排除污水。南宁、桂林、柳州、梧州等城市开展了以"学佛山、赶佛山、超佛山"为内容的卫生竞赛。桂林市上下一齐动手，在 3 天时间里，就使全市 90% 的机关变成了"卫生之家"。长沙市学习佛山经验，开展卫生运动，对市容进行大力整顿，用水冲洗马路和麻石街，并清洗街沟、填没污水塘、修建街心公园和花圃，全市还栽种了大量的观赏植物。

　　1960 年 4 月 11—26 日，全国城市卫生工作现场会在重庆召开，各省（自治区、直辖市）分管卫生工作的书记、宣传部部长、卫生厅局长等共 341 人出席了会议。会议提出了"学重庆、赶重庆、把城市卫生工作推向新阶段"的行动口号。

1960 年下半年开始，国家开始对"大跃进"中的"左倾"做法进行纠正。爱国卫生运动中出现的思想上"宁左勿右"、工作目标脱离实际、工作方法强贯硬压、汇报工作浮夸成绩等做法也开始逐步纠正，加上后来国民经济严重困难时期人民群众的生活困难，大规模的爱国卫生运动基本中断。

1962—1966 年，我国的爱国卫生运动逐步从突击性向经常性、从行政手段向制度化转变。在农村，把清洁卫生大扫除与积肥结合起来，既搞好了卫生，又增加了肥料。通过改厕改圈、管理粪便，预防和控制人畜共患病及寄生虫病。通过打井改井、修建自来水、水质消毒、不喝生水等，预防和控制肠道传染病的发生与流行。通过改灶，预防和控制燃煤型氟中毒。在城市，开始制订各行各业的卫生管理制度，如食具"一洗二清三消毒"，门前清洁卫生责任制，周末清洁卫生大扫除，卫生检查流动红旗制度等。在个人卫生方面，提倡"五要""三不"。"五要"，即勤洗澡、勤理发、勤剪甲、早晚刷牙、饭前便后洗手；"三不"，即不随地吐痰、不随地大小便、不乱扔垃圾。在除四害方面，设置纱门纱窗纱罩，摆放灭蚊笼、毒饵盒等，全国城乡的环境卫生状况得到持续有效的改善。

"文化大革命"时期，大规模的爱国卫生运动中断进行，但仍然在部分地区、部分时间段坚持开展，并在某些方面取得了一定的成就。

1967 年 6 月 16 日，国务院、中央军委下发《关于开展夏季爱国卫生运动的通知》，要求全国各地认真地开展夏季爱国卫生运动，做好预防夏季传染病和食物中毒工作。"加强饮食管理，吃生菜一定要洗干净，吃池塘水、雨水一定要用黄土或明矾沉淀澄清，结合积肥，加强水、粪管理，防止夏季肠道传染病。"该运动对食品卫生、饮用水卫生和农村"两管五改"（"两管"是指管理饮水、粪便，"五改"是指改良水井、厕所、畜圈、炉灶和环境）工作继续坚持下去起到了很大的促进作用。

1969 年 7 月，中共中央转发了《上海市关于开展夏季爱国卫生运动的情况报告》，并指出：爱国卫生运动是关系到保护广大人民群众健康、移风易俗的一件大事。只要认真抓，很快可以见效。北京、天津、沈阳、哈尔滨、石家庄、青岛、南京、杭州、武汉、广州、重庆、成都、兰州、西安这样大城市都要仿照上海的做法，发动群众，狠抓夏季爱国卫生运动。

1970 年 6 月 15 日，周恩来总理起草的《中共中央转发中共中央血防领导小组关于南方十三省、市、区血吸虫病防治工作的进展情况报告的通知》要求，全国各省、市、自治区在"三夏"大忙季节后，要展开一次爱国卫生的群众性运动。正如血防领导小组报告中所说，除四害、讲卫生、提倡计划生育，绝不是一件小事，它是振奋人民精神，移风易俗，改造世界的大事。各地讲卫生，除四害，预防疾病的运动，必须在城市依靠工厂、矿山、商店、学校、机关和街道的基层组织群众，在农村公社依靠生产队的群众，由领导人员亲自动手，广大群众轮班参加，结合本地实际，在运动中养成重视卫生、持之以恒的好习惯。

1973 年，在陕西省延川县梁家河村任大队党支部书记的习近平，带领村民挖出了一口深水井，解决了村民的吃水问题，这口井至今仍是村里的饮用水源。习近平同志还带领社员建成了全县第一口沼气池，1975 年 8 月，陕西省在梁家河村召开了沼气池推广现场会，梁家河村作了经验介绍。

第三节 爱国卫生运动的全面恢复

"文化大革命"结束后，爱国卫生运动开始恢复和发展，特别是党的十一届三中全会以后，爱国卫生运动得到了进一步的发展。到 1999 年，从爱国卫生运动的组织建设、工作机制、工作方法，到城镇卫生检查评比、农村改水改厕、除四害、健康教育等爱国卫生工作都在稳定中发展，并在已有的基础上有了许多创新。

一、重新成立中央爱国卫生运动委员会

1977 年 4 月 4 日，《国务院关于大力开展爱国卫生运动的通知》印发，要求全国各地广泛开展爱国卫生运动，抓住有利时机，消灭四害孳生地。大力抓好饮食行业卫生管理，切实注意公共卫生和个人卫生。工矿企业和城镇，要积极处理"三废"，防止环境污染。城乡都要搞好饮用水管理，搞好垃圾粪便管理。要建立健全卫生制度，把竞赛、检查、评比等各种制度搞起来，做好大街小巷清洁、公共场所清洁、家家户户清洁，并且坚持下去。广泛开展体育运动，增强体质，

积极预防疾病。

为了防控急性传染病，1977年底，卫生部召开了电话会议，传达了中央的指示，要求各地继续开展以"两管五改"和食品卫生为中心内容的爱国卫生运动。

1978年4月7日，中共中央决定重新成立中央爱国卫生运动委员会（简称"中央爱卫会"），由中共中央副主席李先念任主任，国务院副总理陈慕华、谷牧、康世恩，政协全国委员会、全国妇联副主任康克清，总参谋部副总参谋长杨勇，卫生部部长江一真，总后勤部副部长张汝光任副主任，中央爱卫会办公室设在卫生部，由卫生部副部长黄树则兼任办公室主任。当天，国务院下发了《关于坚持开展爱国卫生运动的通知》。4月7日，新成立的中央爱卫会在李先念同志的主持下召开第一次全体委员会议，制定了"加强领导、动员群众、措施得力、持之以恒"的十六字爱国卫生运动方针。李先念指出：现在重新成立中央爱国卫生运动委员会，就是要坚决执行毛主席的指示，使我们全民族男女老幼都自觉地养成以卫生为光荣，以不卫生为耻辱的社会新风尚。各级党委要加强对爱国卫生运动的领导，发动群众，持之以恒。陈慕华在会上强调指出，要把深入开展爱国卫生运动同实现"四个现代化"密切联系起来，深刻认识它对移风易俗、改造国家的伟大意义。爱国卫生先进典型要保持荣誉，不断做出新成绩。要组织评比，卫生部门，特别是医院、卫生防疫站，要在爱国卫生运动中起模范带头作用。

中央爱卫会重新成立后，爱国卫生运动在全国又掀起了新的高潮。据 29 个省（自治区、直辖市）的不完全统计，当年参加爱国卫生运动的人数达 3 亿多人次，出动各种车辆 9 000 多万车次，清除垃圾、渣土、污物 2.5 亿多吨，填平污水坑洼 100 多万立方米，疏通大小沟渠 300 多万条，还改建和整修了一大批厕所和沼气池，清除了大量的蚊蝇孳生地。许多城市改变了脏乱差的卫生状况，涌现了山东省烟台地区等全国爱国卫生先进典型。

1978 年 8 月 20 日，中央爱卫会在烟台召开了全国爱国卫生运动经验交流会。烟台地区从 1976 年 11 月起，在 17 个县市大搞卫生基础建设和除害灭病的群众运动，经过近 20 个月的连续作战，全地区 94% 的水井加高了井台，密封了井口，以防止饮用水的污染。10 万多户农民安装了手压机井，喝上了合乎卫生要求的放心水。85% 的厕所进行了改建，基本上消除了露天粪坑和"连茅圈"（即连着茅房的猪圈）。8 000 多个生产大队推广了"土保氮"或"三合一"积肥法，对人畜粪便进行了无害化处理。大部分猪圈、鸡窝进行了改建，实行猪鸡圈养。填平污水坑 33 000 多个。全地区的蚊蝇密度大大下降，传染病也随之减少，《一九五六年到一九六七年全国农业发展纲要（草案）》要求基本消灭的 9 种疾病和 12 种积极防治的疾病已基本上得到了控制。全地区 3 年没有发生白喉，1977 年发生小儿麻痹症 1 例，麻疹发病率降至 6.2/10 万，流行性乙型脑炎降至 3.1/10 万，钩端螺旋体病降到 41/10 万。会后，国务院批转了烟台会议报告，要求各地认真推广烟台地区的经验，抓住改变本地区卫生面貌的关键问题，从实际出发，做出规划，紧密结合生产，放手发动群众，采取有力措施，进一步把爱国卫生运动开展起来，做出更大成绩。

1979年6月11日，中央爱卫会、卫生部发出《关于落实各级爱卫会办公室专职编制问题的通知》，要求健全各级爱卫会的办事机构，配备专职人员。6月27日，中央爱卫会、卫生部、财政部下发《关于明确各级爱卫会经费问题的通知》。7月23日，中央爱卫会、教育部、文化部、卫生部、广播电视部及全国总工会、共青团中央、全国妇联等八个单位发出《关于进一步加强爱国卫生运动宣传工作的联合通知》。这些文件为全面恢复爱国卫生运动提供了组织保障、经费保障和宣传舆论保障。1980年1月20日，中央爱卫会、国家编委、卫生部联合下发《关于健全和加强各级爱国卫生运动委员会办事机构的通知》，进一步明确了爱卫会办事机构组织建设的若干事项，5月9日国务院印发《关于爱国卫生运动委员会及其办事机构若干问题的规定》，对各级爱卫会及其办公室的建设起到了巨大的推动作用。

1980年，联合国第三十五届大会决定：1981—1990年为"国际饮水供应和环境卫生十年"，争取到1990年实现"人人享有安全饮水与卫生"的全球性目标。1981年2月22日，国务院批转中央爱卫会、卫生部《关于国际饮水供应和环境卫生十年活动有关问题的请示报告》，明确我国参加世界卫生组织发起的这一活动，并由中央爱卫会负责。这是我国爱国卫生运动历史上的一个突破，它首次把国际社会的力量与我国政府和人民群众的力量结合起来，共同改变我国农村的生活环境，并且通过项目的实施，引进了国际上先进的技术和管理经验。

二、广泛开展文明卫生建设

为响应中共中央关于开展社会主义精神文明建设的号召，1981 年 2 月 25 日，全国总工会、共青团中央、全国妇联、中国文联、中央爱卫会、全国伦理学会、中华全国美学学会、中国语言学学会、全国学联等 9 个单位，联合发出《关于开展文明礼貌活动的倡议》，号召全国人民特别是青少年开展以"讲文明、讲礼貌、讲卫生、讲秩序、讲道德"和"心灵美、语言美、行为美、环境美"为内容的"五讲四美"文明礼貌活动。2 月 28 日，中宣部、教育部、文化部、卫生部、公安部等发出《关于开展文明礼貌活动的通知》支持这一活动。在活动中，大力开展爱国卫生宣传，把讲卫生、防疾病和"环境美"结合起来，有计划地进行卫生基本建设，把爱国卫生运动作为社会主义精神文明建设的重要组成部分。此后，这项活动又与"热爱祖国、热爱社会主义、热爱中国共产党"的"三热爱"活动相结合，合称"五讲四美三热爱"活动。

1981 年 5 月 4 日，中共中央总书记胡耀邦在山东召开的地、市委书记会议上谈到，"五讲四美"的重点要先从清洁卫生搞起。抓清洁卫生是最能看得见的事情，能够动员最广大的群众参加，又不花很多的钱，但也是最难扭转的。有些工作要从最难的地方下手，就会势如破竹。城市里的机关、团体、部队、工厂、学校、居民等，每月每人搞一天义务劳动，就是"清洁卫生日"，由干部带头，打扫卫生，清扫厕所，种草、种树、种花，分区负责，建立责任制。此外，凡有工资收入的人，每人每年交一元钱的公共卫生费，使人们养成关心集体、尊重公德、爱护公共卫生的良好习惯。胡耀邦的讲话，使爱国卫生运动作为社会主义精神文明建设的重要组成部分和突破口，在全国广泛地开展起来。

1981 年 7 月 22 日，中央爱卫会组织部分省（自治区、直辖市）的代表参加内蒙古自治区人民政府在赤峰市召开的城镇卫生管理现场会，会议传达了胡耀邦在山东讲话的精神和中央爱卫会第五次会议的贯彻意见，介绍了赤峰市用国家拿一点、集体出一点、个人凑一点的"三个一点"办法筹集资金，解决建设和治理城市问题，体现"人民城市人民建、人民城市人民管"。

1981 年 5 月，经国务院批准，中央爱卫会调整委员会委员人选，主任由国务院副总理陈慕华担任，副主任由全国政协副主席康克清、军委常委副秘书长王平、国家经委主任袁宝华、卫生部部长钱信忠、国家农委副主任何康、国家计委副主任顾秀莲担任。

1982 年 7 月 12 日，中央爱卫办组织北京、上海等 15 个城市的副市长和 24 个省、市的爱卫办主任，参加黑龙江省人民政府在哈尔滨召开的城市卫生现场会议，推广哈尔滨市采用的"自修门前路、自通门前水、自栽门前树、自搞门前卫生"，统一规划、联合集资的"四自一联"办法，进行城市建设、改造环境的经验。

1982 年 9 月 14 日，中央爱卫会在山西省晋城县召开全国农村爱国卫生运动现场经验交流会议，推广该县贯彻落实党在农村的各项方针政策，坚持两个文明建设，狠抓改水、管粪治本建设等经验。

中央爱卫会通过这一系列的现场会，有力地推动了爱国卫生运动在全国城乡的全面恢复。

三、大力推进农村改水项目

1982 年 11 月，联合国开发计划署与我国政府签订"饮水和卫生十年、人力发展和顾问服务项目"，由联合国开发计划署无偿提供 80 万美元，在北京、四川、浙江、陕西、江苏、广东和上海 7 省（直辖市）各选定一个县（区）实施，这也标志着我国爱国卫生运动与国际组织的合作正式启动。

1982 年 12 月，中华人民共和国第五届全国人民代表大会第五次会议通过并颁布《中华人民共和国宪法》，其中第二十一条规定："（国家）开展群众性的卫生活动，保护人民健康。"这意味着我国从国家的根本大法层面，确立了爱国卫生运动的法律地位，也为全国和各省、市、自治区制定地方爱国卫生法律法规提供了上位法依据。

1983 年 4 月，中央爱卫会、卫生部、世界卫生组织、德意志联邦共和国技术合作署、世界银行共同在辽宁省大连市金县举办"国际饮水和卫生十年"计划讲习班。5 月 28 日，中央爱卫会转发《全国饮水水质普查技术讨论会会议纪要》，要求在全国开展生活饮用水水质和水性疾病调查，为制订改水规划提供科学依据。

1983 年 10 月 22 日，中央爱卫会召开第六次委员会扩大会议，新任中央爱卫会主任、全国人大常委会副委员长廖汉生主持会议，中共中央政治局委员中央书记处书记、国务院副总理万里出席会议并讲话。会议明确了 1983—1985 年全国爱国卫生运动的五项重点工作任务：城乡卫生建设与创建文明卫生单位、农村水改粪管、防制蚊蝇鼠害、卫生宣教、制订公共卫生立法。12 月 6 日，国务院批转了《中央爱国卫生运动委员会第六次委员会扩大会议纪要》，要求各省（自治区、直辖市）、国务院各部委参照执行。会议纪要提出，要完成上述任务，必须注意解决以下几个问题：一是提高认识，加强领导。二是进一步加强各级爱卫会及其办事机构的建设，充分发挥各级爱卫会的作用。各级爱卫办是爱卫会的办事机构，也是各级政府中常设的行政机构，县以上（包括铁路、部队、厂矿企业）各级爱卫办必须加强，如需合并、撤销的，事先应征求中央爱卫会的意见。三是广泛开展卫生宣传教育，加强卫生法制管理；与此同时，还要加强卫生立法。全国人民代表大会常务委员会已责成中央爱卫会尽快制定《中华人民共和国公共卫生法》。四是调查研究，制订规划，检查评比，总结经验。

1983 年 10 月，国务院批复中央爱卫会，同意成立农村改水项目处，增加行政编制 15 人。

1984 年 12 月，中央爱卫会在广东省中山市雍陌乡召开全国爱国卫生运动工作经验交流会，廖汉生主持会议并讲话，中央爱卫会副主任、卫生部长崔月犁作了工作报告，就农村"两管五改"工作进行了部署。

1985年5月9日，世界银行与我国政府合作开展"中国农村供水项目"，国际开发协会提供了8 000万美元软贷款，在我国辽宁、陕西、四川、浙江和北京的25个县实施。随后，世界粮食计划署与我国政府签订"粮食援助项目"，并提供78 733吨小麦，用于辽宁、陕西两省世界银行贷款农村供水项目的劳务支出。年底，德意志联邦共和国与我国政府签订"中国农村供水人员培训项目"，并无偿提供220万马克（原芬兰货币单位）用于培训。

1986年10月31日，中央爱卫会在浙江省宁波市召开全国第一次农村改水工作会议，廖汉生主持会议，崔月犁作了《统一认识，加强领导，用改革的精神促进农村改水"七五"规划任务的完成》的工作报告。会议总结了全国"六五"期间农村改水工作的成就，充分肯定了农村改水对控制疾病的传播，提高农民健康水平，保护劳动力；解决"吃水难"支持农业生产；促进乡村经济发展；密切了党群关系等四个方面的效益。同时也分析了存在的问题和不足，提出了"七五"期间农村改水的任务和要求。

1987年5月21日，为了更好地指导全国各地的农村改水工作、确保与国际合作的饮水和卫生项目顺利进行，劳动人事部同意成立中国农村给排水技术服务中心（后改为中国农村改水技术中心），为中央爱卫会所属事业单位。

1987年6月6日，国务院批转中央爱卫会《关于落实"七五"

期间农村改水工作的报告》，要求各级人民政府重视这项工作，并纳入各地经济和社会发展规划。10月26日，欧洲经济共同体与我国政府签订"农村供水部门研究和机构改善项目"，无偿提供110万欧洲货币单位，用于贵州、甘肃等省的农村供水项目。

四、国务院印发加强爱国卫生工作的决定

按照党政机关机构改革的总体要求，1988年8月11日，中央爱国卫生运动委员会更名为全国爱国卫生运动委员会（简称"全国爱卫会"）。中共中央政治局委员、国务委员李铁映任全国爱卫会主任，卫生部部长陈敏章、总后勤部部长赵南起、国家计委副主任郝建秀、农业部部长何康、建设部副部长叶如棠任副主任。同年11月24日，新组建的全国爱卫会召开第八次委员会扩大会议。李铁映主持会议并讲话，会议表彰和奖励了全国除四害、农村环境卫生及农村改水部委级科学技术进步奖34项。

1989年3月7日，《国务院关于加强爱国卫生工作的决定》指出：爱国卫生工作，是具有中国特色的一种卫生工作方式，符合我国社会主义初级阶段的国情，应当在总结经验的基础上，切实加强这项工作。主要任务是：拟定、组织贯彻国家和地方爱国卫生和防治疾病的方针、政策和措施；统筹协调国务院和各级人民政府的有关部门及社会各团体，发动广大群众，开展除四害、讲卫生、防治疾病活动；广泛进行健康教育，普及卫生知识，提高人口卫生素质；开展群众性卫生监督，不断

改善城乡生产、生活环境的卫生质量；检查和进行卫生效果评价，提高人民健康水平。爱国卫生工作的基本方针和方法是：政府组织，地方负责，部门协调，群众动手，科学治理，社会监督。明确了1989—2000年的主要工作任务是：继续组织领导除四害活动、城乡环境治理、农村改水、健康教育、协调重大疫情事故的防范等，要求各级爱卫会要开展卫生评比竞赛和爱国卫生月活动，加强卫生法治建设，实现经常化、科学化和规范化，加强全国和各级爱卫会办公室建设等。这项文件对此后全国的爱国卫生运动具有极为重要的指导意义。

同日，全国爱卫会印发《关于全国爱国卫生运动委员会办公室领导任职及办公室各处职责任务的通知》，由陈敏章兼任全国爱国卫生运动委员会办公室（简称"全国爱卫办"）主任、张义芳任常务副主任。办公室编制由12人增至26人，下设综合处、规划协调处、健康教育处和监督检查处。

1989年4月25日，全国爱卫会、铁道部、交通部、中国民航局发出《关于开展车站、港口、机场及旅客列车、客轮、客机卫生检查、评比、命名的联合通知》，在全国开展检查、评比，命名卫生车站、卫生港口、卫生机场以及卫生列车、卫生客轮、卫生客机活动。

在全国爱卫办的组织下，大中型国有企业也积极行动起来，参与到卫生创建活动当中。1989年9月11日，全国大中型国有企业爱国卫生工作现场会在鞍山钢铁公司召开。9月30日，全国爱卫会印发了《关于加强工业企业爱国卫生工作的意见》和《关于开展全国工业企业卫生先进单位检查、评比、命名活动的通知》，在全国开展工业企业卫生先进单位检查评比命名活动。

1989年10月19日，全国爱卫会发出《关于开展创建国家卫生城市活动的通知》，同时下发了《国家卫生城市检查考核标准》。从此掀起了创建国家卫生城市的一个又一个高潮，并一直发展到今天。

第四节　爱国卫生运动的深入推进

在《国务院关于加强爱国卫生工作的决定》的指引下，全国爱国卫生运动从组织建设、工作内容、工作方式、工作成效等方面都有了很大的发展，特别是在城市卫生大检查和国家卫生城镇创建、农村改水、重大传染病防控、抗击重大自然灾害、保障重大活动、城乡整洁行动等工作中，发挥了不可替代的作用和优势，也积累了许多行之有效的宝贵经验。

一、城市卫生大检查和国家卫生城市创建

1990年6月，为了更好地贯彻《国务院关于加强爱国卫生工作的决定》，进一步调动全国爱国卫生工作者的积极性，全国爱卫会表彰了2 740名全国从事爱国卫生工作30年的工作者；表彰了北京饭店等300个全国爱国卫生先进集体和979名全国爱国卫生先进工作者；命名山东省威海市为全国第一个国家卫生城市。

1990 年下半年，全国爱卫会报请国务院同意，组织开展了全国第一次城市卫生大检查，检查分两个层次进行。由全国爱卫会组织 11 个卫生检查团，全国人大、政协和有关委员部门领导担任正副团长，各部委专家和省爱卫办主任为团员，检查直辖市、省会城市和计划单列城市，其他地、县级城市由各省、自治区、直辖市爱卫会组织检查。检查的重点是：垃圾、厕所、窗口单位卫生和灭鼠等问题。根据检查结果，全国爱卫会表彰了荣获 1990 年度"卫生城市""十佳卫生城市"，取得"十佳卫生城市"称号的市长和卫生检查单项奖的城市。

1991 年 3 月 19 日，国务院办公厅印发《关于调整全国爱国卫生运动委员会组成人员的通知》，国务委员李铁映任主任，卫生部部长陈敏章、总后勤部部长赵南起、国务院副秘书长徐志坚、国家计委副主任郝建秀、农业部副部长洪绂曾、建设部副部长叶如棠、环保局局长曲格平任副主任。

1991 年 12 月，全国爱卫会在北京召开全国第二次农村改水工作会议，徐志坚同志主持会议，陈敏章同志作工作报告，李铁映等同志为农村改水事业中作出贡献的 27 个省（自治区、直辖市）和计划单列市、227 个县（市、区）、942 名农村改水先进工作者颁奖。

经过一年多的创建活动，全国车站、机场、港口、列车、客轮、客机的卫生面貌有了较大的改善。1992 年 1 月，全国爱卫会、铁道部、交通部、中国民用航空局联合召开了全国卫生车站、港口、机场、旅客列车、客轮、客机命名表彰大会，表彰了 50 个先进单位。

根据李铁映同志的指示并报国务院同意，全国爱卫办于1992年组织了全国第二次城市卫生大检查。全国爱卫会组织 7 个检查团，检查方法和重点与第一次相同。根据检查结果，全国爱卫会对荣获"国家卫生城市""十佳卫生城市""卫生城市"以及"城市卫生进步奖""国家卫生城市市长奖""十佳卫生城市市长奖"的城市和个人进行了表彰。

1992年，为了总结 40 年来我国爱国卫生运动的工作成就和历史经验，全国爱卫办组织编写了《中国爱国卫生运动四十年：1952—1992》《华夏之光——中国卫生城市巡礼》两本画册和《爱国卫生 40 年》一册图书。中共中央总书记江泽民为爱国卫生运动题词："开展爱国卫生运动，提高全民族的卫生素质，促进两个文明建设。"国务院总理李鹏题词："移风易俗，改造家园，除害灭病，健康幸福。"国务委员李铁映题词："深入持久地开展爱国卫生工作，不断提高人民健康水平。"全国人大常委会副委员长廖汉生题词："伟大的创举，辉煌的成就。"全国人大常委会副委员长陈慕华题词："开展爱国卫生运动，保护人民身体健康。"12 月 8 日，全国爱卫会在北京人民大会堂召开纪念爱国卫生运动 40 周年座谈会。

1994年1月，国务院调整全国爱卫会组成人员，由国务委员彭珮云任主任，卫生部部长陈敏章、总后勤部部长傅全有、国务院副秘书长徐志坚、国家计委副主任郝建秀、农业部副部长洪绂曾、建设部副部长叶如棠、国家环保局局长解振华任副主任。新组建的全国爱卫会召开了第十次委员会扩大会议。会议强调了爱国卫生工作在促进经济发展、社会进步和社会主义精神文明建设中的作用，提出要把爱国卫生运动与实现社会主义现代化建设的宏伟目标联系起来，继续开展创建卫生城市活动，把工作的重点放在农村，深入开展健康教育，加强应用科学研究，加强法治建设，切实加强领导，开创爱国卫生工作新局面。

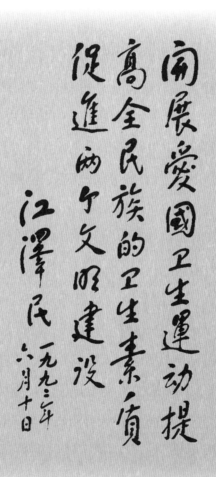

江泽民同志为爱国卫生运动 40 周年题词

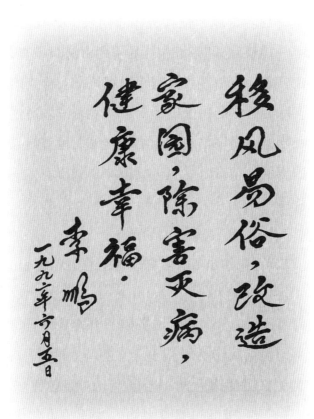

李鹏同志为爱国卫生运动 40 周年题词

　　爱国卫生工作的基本方针之一是"科学治理"，为提高爱国卫生运动的科学水平，鼓励广大爱国卫生工作者积极开展应用科学研究，1994 年 8 月，全国爱卫会、卫生部公布 1988—1993 年全国爱国卫生科研成果获奖单位名单，其中一等奖 5 项，二等奖 16 项，三等奖 31 项。同年 10 月，全国爱卫办修订了《国家卫生城市检查评比标准》和《国家卫生城市检查考核标准实施细则》。

　　1995 年 8—10 月，全国爱卫会组织开展了第三次全国城市卫生检查评比。彭珮云任检查团总团长，共有九个检查团，对全国 35 个直辖市、省会市和计划单列市进行检查，其余地、县级城市由各省、自治区、直辖市组织进行。检查内容增加了健康教育、除四害、居民区卫生等项。检查方法由过去的抽签改为推荐和随机、明察与暗访相结合。根据检查结果，评选出了获得"国家卫生城市""卫生城市""城市卫生进步奖"的城市以及获得"国家卫生城市市长奖"的市长。

二、卫生改革与发展对爱国卫生的新要求

1996 年 12 月，党中央、国务院召开全国卫生工作会议。江泽民总书记在会议讲话时指出：开展群众性爱国卫生运动，是我国社会主义卫生事业的一个创造，对于改善城乡环境卫生，提高人民卫生知识和健康水平，发挥了重要作用。这一优良传统要继承和发扬下去。要继续把"创建卫生城市"、普及"九亿农民健康教育行动"以及农村改水改厕作为卫生工作的重点，积极加以推进，把这项工作同创建文明城市、文明村镇活动结合起来。要在群众中继续开展健康教育，提高健康意识和自我保健能力，通过普及医学卫生知识，教育和引导群众养成良好的卫生习惯，倡导文明健康的生活方式。总之，要通过政府倡导、部门协调、社会支持、个人参与，从各个方面努力，把卫生工作做得更好，进一步提高全民健康素质。会后印发的《中共中央 国务院关于卫生改革与发展的决定》指出：爱国卫生运动是我国发动群众参与卫生工作的一种好形式。在

城市继续开展创建卫生城市活动，提高城市的现代化管理水平，增强市民的卫生文明意识，促进文明城市建设。在农村继续以改水改厕为重点，带动环境卫生的整治，预防和减少疾病的发生，促进文明村镇建设。城乡都要坚持开展除四害（蚊子、苍蝇、老鼠、蟑螂）活动。

党中央、国务院对爱国卫生工作的充分肯定和新要求，为爱国卫生工作的深入开展提供了强大的推动力。为了更好地推进城乡除四害工作，全国爱卫会于 1997 年 1 月印发了《灭鼠、蚊、蝇、蟑螂标准》及《灭鼠、蚊、蝇、蟑螂考核鉴定办法》，使群众性除四害活动更加科学化、规范化。

1998 年 8 月，国务院调整了全国爱卫会组成人员，由中央政治局常委、国务院副总理李岚清任主任，卫生部部长张文康、国务院副秘书长徐荣凯、农业部部长陈耀邦、建设部部长俞正声、环保总局局长解振华为副主任。同年，在国家机关机构改革中，全国爱卫办和卫生部疾病控制司合并，一个机构两块牌子，爱国卫生运动具体工作由爱国卫生监督检查处和农村改水与环境卫生指导处负责。

1998 年 11 月，全国爱卫会召开第十二次全体委员会议，李岚清指出：要进一步提高对爱国卫生运动的认识；总结经验，深化改革，大力开展爱国卫生运动；进一步加强对爱国卫生工作的组织领导。李岚清特别强调，检查标准要修改，国家卫生城市检查标准中，环境保护、垃圾和污水处理的内容要具体，要有分类的硬指标；检查方法要改进，下去检查不打招呼，以查平时卫生为主，真正掌握实情和群众意见；评比出的卫生城市不能太多；不搞终身制，要实行淘汰制。

根据李岚清同志的要求，1999 年 4 月全国爱卫会重新修订了《国家卫生城市标准》及《国家卫生城市考核命名办法》，并于 8—9 月组织开展了第四次全国城市卫生检查评比活动。根据检查结果，对国家卫生城市、先进城市进行了表彰。

1999 年 7 月 27 日，全国爱卫会、国务院妇儿工委、共青团中央、全国妇联、卫生部在河南省郑州市召开全国农村改厕工作会议，并参观了河南省农村改厕工作的现场。

2000 年 3 月 17 日，李岚清对第四次城市卫生检查评比情况作出批示："卫生城市必须有一套硬性指标（如申办奥运会那些条件）和设施要求，检查主要是检查其可信性，而不是去一些人去看一些表面文章。"对城市卫生检查的内容提出了改进的要求。

2000 年 4 月 28 日，李岚清在致全国九亿农民健康教育行动电视电话会议的信中指出：我们要把包括卫生知识在内的各种基本的科学文化知识送到农村、送给农民。引导广大农民崇尚科学、破除迷信，建立科学文明的生活方式，不断提高健康水平和卫生文明素质。

在全国爱卫办关于召开各省（自治区、直辖市）爱卫办主任会议的请示中，李岚清进一步指出："卫生城市的评选办法要切实改进，要有一些基础性的硬指标，尽量减少主观印象，也就是使这项工作法制化""卫生城市不能搞终身制，评上后要有规范的检查、撤销机制"。

为了贯彻落实好党中央、国务院和中央领导同志对新时期爱国卫生工作所作的一系列重要指示，全国爱卫办组织开展了对"如何正确理解党中央、国务院和中央领导同志关于新时期爱国卫生工作的一系列指示精神，开创爱国卫生工作新局面""适应机构改革，职能转变，发挥地方各级爱卫会的组织协调作用，推动社会大卫生和重大疾病防治工作""切实改进爱国卫生检查工作，扎扎实实深入开展创建卫生城市、卫生镇活动""适应新形势，进一步推动农村改水改厕工作"和"继续组织开展城乡除四害活动"等方面的讨论，达成了以下共识：一是爱国卫生运动在不同的历史时期应当有不同的工作内涵，有不同的工作要求，工作思路要不断开拓和创新，工作方法要不断完善和改进。二是随着机构改革，工作职能的转变，各级爱卫会要把主要精力用于爱国卫生的大政方针，突出"大卫生"的工作，从宏观上解决问题。三是必须进一步健全创建卫生城市和卫生镇活动考评机制，使创建工作更扎实、更深入、更科学、更规范。四是农村改水改厕工作这项为广大农民防疾病、保健康的治本措施，要有领导、有组织、有计划、有措施、健康有序地发展下去。五是除四害工作要认真探索治本为主、标本兼治的综合治理措施，继续组织开展达标活动，进一步宣传普及科学除害防病知识，加强科研和技术指导，提高科学除害水平。

2000年8月，在各省（自治区、直辖市）爱卫办主任会议上，卫生部部长张文康指出：经卫生部党组研究并报国务院批准，今后全国爱卫会不再组织全国统一的城市卫生检查评比活动及其他单项卫生检查评比活动，日常的城市卫生检查等具体工作主要由地方各级爱卫会负责组织。全国爱卫办继续抓好国家卫生城市和国家卫生镇的评审，根据工作的需要，组织对一些城市的抽查。随后，全国爱卫办修订了《国家卫生城市考核命名及管理办法》，印发了《国家卫生区标准（试行）》，在四个直辖市开展国家卫生区创建活动。

2002年3月，全国爱卫办启用《国家卫生城市信息管理系统》，要求国家卫生城市按系统要求填报相关资料数据。

2002年4月27—29日，全国第四次农村改水工作会议在重庆召开。各省（自治区、直辖市）爱卫会主任、爱卫办主任，建设部、农业部、水利部、卫生部、国家环保总局、国家统计局、国务院妇儿工委办公室及新闻单位的代表等190人出席会议。会议总结了"九五"期间我国农村改水改厕工作，确定"十五"期间农村改水改厕工作的目标、任务和措施。表彰了"九五"期间农村自来水普及工作及农村卫生厕所普及工作先进集体和先进工作者。

2002年5月，全国爱卫会协调湖北省和重庆市在三峡库区开展爱国卫生运动，发动群众参与和配合库底卫生清理工作。

2002年12月16日，全国爱卫会举行纪念爱国卫生运动50周年总结表彰电视电话会议，李岚清同志指出：面对全面建设小康社会、加快推进社会主义现代化的艰巨任务，面对广大人民群众改善生活环境、提高健康素质的迫切要求，新世纪新阶段的爱国卫生运动必须高举邓小平理论伟大旗帜，全面贯彻"三个代表"重要思想，始终坚持"预防为主"的方针，以改善广大人民群众的生产生活环境、提高全民族的健康素质为目标，以农村卫生工作为重点，以创建卫生城市和文明村镇为载体，以解决社会重大公共卫生问题为突破口，与时俱进，开拓创新，更好地为经济建设服务，为全面建设小康社会服务。

会议提出爱国卫生工作要注意把握以下几点：一是要与时俱进，不断拓展爱国卫生运动的新领域。要继续坚持搞好城乡环境卫生，改善农村卫生环境是工作的重点，要结合文明村镇建设，进一步做好农村改水、改厕工作，带动环境卫生的全面整治，坚持群防为主，预防和减少疾病的发生，尽快改变农村卫生面貌，提高农民健康水平。要适应城镇化建设的新要求，大力开展创建卫生城市活动，做到以城带镇，分类指导，全面提高城镇卫生水平。要规范卫生城市评审机制，优化指标，科学测评，卫生城市不搞终身制。在继续动员群众搞好公共卫生的基础上，要进一步丰富爱国卫生运动的内涵，协调解决好社会重大公共卫生问题，抓好重大疾病防治和重大自然灾害中的疫情控制。二是要积极探索社会主义市场经济条件下开展爱国卫生运动的新机制，综合采用经济、行政的办法，通过专业卫生队伍和广大群众相结合，加强公共卫生环境的整治和管理。三是要充分发挥科学技术在爱国卫生运动中的重要作用，充分采用现代科技进步的成果，组织防疫、医疗、科研机构、高等院校等部门和单位的科研人员，针对垃圾处理、污染防治、改厕改水、消灭四害、街区清扫等卫生问题，加强应用技术和标准的研究、推广、应用，提高爱国卫生运动的科技含量，提高卫生工作的效率和水平。四是要把全民健康教育提高到新水平，要大力弘扬和培育以爱国主义为核心的中华民族伟大精神，并把这种精神转化为广大群众投身爱国卫生运动、改变家乡卫生面貌、提高健康素质的自觉行动。特别要加强学校卫生常识教育，使学生从小养成讲卫生、爱卫生的良好习惯，促进他们健康成长。要针对重点人群和突出卫生问题，加强城乡环境卫生、污染治理、除四害、控制吸烟、妇幼卫生、职业病和地方病防治等方面的宣传教育工作，引导群众自觉锻炼身体，预防疾病，养成科学、文明、健康的生活方式。在加强教育的同时，要加强爱国卫生法治建设，严格依法办事，制止随地吐痰、吐口香糖、乱扔有害垃圾等破坏公共卫生的不文明行为，使爱国卫生运动逐步走上制度化、规范化和法制化的轨道。

2002年是爱国卫生运动开展50周年，全国爱卫会组织开展了系列纪念活动，表彰了在爱国卫生工作中作出突出贡献的先进个人500名，利用新闻媒体宣传报道了先进典型，印发了纪念画册。

三、重大传染病防控中的爱国卫生运动

2003年4月，国务院办公厅下发《关于调整全国爱国卫生运动委员会组成人员的通知》，由国务院副总理吴仪任主任，卫生部常务副部长高强、建设部部长汪光焘、农业部部长杜青林、环保总局局长解振华、中宣部副部长胡振民、国务院副秘

书长徐绍史、总后勤部副部长王谦任副主任。

2003 年春，严重急性呼吸综合征（SARS，曾称"传染性非典型肺炎"，简称"非典"）在我国发生和蔓延。4 月 24 日，为贯彻落实党中央、国务院关于防治"非典"工作的部署和要求，全国爱卫会召开了"开展爱国卫生运动，推动卫生防病工作"电视电话会议。吴仪同志出席会议并讲话，她指出：要把"非典"防治工作作为当前爱国卫生运动的中心工作，抓紧抓实，建立起防疫的"大堤"。要坚持"预防为主"方针，把全国爱国卫生运动力量全面调动起来，积极投入到"非典"防治工作中去。她还要求各地区、各有关部门要把爱国卫生运动作为一项重要的工作，切实加强领导；要为爱国卫生运动创造一个良好的条件；爱卫会各组成部门和单位要各司其职，各尽其责，共同做好爱国卫生工作。

2003 年 5 月 14 日，中央精神文明建设指导委员会、全国爱国卫生运动委员会联合发出《关于在抗击"非典"斗争中积极开展讲文明讲卫生讲科学树新风活动的通知》。要求一要充分认识开展讲文明、讲卫生、讲科学、树新风活动的重要意义；二要迅速开展以防控"非典"为中心的夏季爱国卫生运动；三要围绕增强群防群控的意识和能力深入进行科普宣传；四要大兴珍惜自己、关爱他人、同舟共济、共度时艰的社会新风；五要加强对讲文明、讲卫生、讲科学、树新风活动的领导。

在全国爱卫会和各省（自治区、直辖市）爱卫会的领导下，全国各地开展了轰轰烈烈的爱国卫生运动，主要内容是大搞环境卫生，清除卫生死角，开展卫生宣传教育，倡导文明卫生习惯等。在抗击"非典"的斗争中，全社会对爱国卫生工作有了新的认识，提高了重视程度，也促进了地方爱国卫生法规的制定。重庆市和广东省分别于 5 月 29 日和 7 月 25 日颁布了《重庆市爱国卫生条例》和《广东省爱国卫生工作条例》。

2003 年 7 月 28 日，胡锦涛同志在全国防治非典工作会议上作了关于《把促进经济社会协调发展摆到更加突出的位置》的报告，并指出从长远发展看，要进一步加强公共卫生建设工作："公共卫生建设工作，关系到最广大人民切身利益，也关系到全面建设小康社会宏伟目标的实现，必须下大力抓好。各级卫生部门要更好贯彻预防为主的方针，把工作着力点放到加强公共卫生管理、加强卫生执法监督、保障人民身体健康上来，集中力量搞好公共卫生和基本医疗服务。要完善公共卫生政策，深化医疗卫生体制改革，有效整合卫生资源，增加政府对卫生事业的投入，加大公共卫生基础设施建设力度。要加强疾病预防控制，健全全国疫情信息网络，建立和完善疾病预防控制体系和医疗救治体系，建立应急卫生救治队伍，加强卫生执法监督体系建设，加强环境卫生体系建设，提高应对突发公共卫生事件能力。要大力推进农村卫生事业发展，加强农村疾病防治工作，深化乡镇医疗机构改革，加强基层卫生队伍建设，办好新型农村合作医疗，提高农民抵御疾病风险能力。要高度重视和逐步解决城乡低收入群众医疗卫生问题。要大力加强医疗卫生战线精神文明建设，弘扬良好医风医德，为人民群众提供更好医疗卫生服务。要广泛开展卫生科普知识宣传，深入开展爱国卫生运动，移风易俗，革除陈规陋习，倡导良好卫生习惯，增强全民健康素质。"

2003 年，根据《国务院办公厅关于深入开展毒鼠强专项整治工作的通知》，全国和各省（自治区、直辖市）爱卫办积极协助农业部门开展了剧毒农药毒鼠强专项整治行动。

2004 年初，我国部分地区出现人感染高致病性禽流感。为了有效控制疫情，2 月 11 日，《全国爱卫会关于大力开展春季爱国卫生运动切实做好人禽流感防治工作的紧急通知》印发，决定大张旗鼓地在全国范围内广泛发动群众，开展一次以预防和控制禽流感为重点的春季爱国卫生运动。

2006 年 2 月，为了更好地指导血吸虫病流行地区的农村改厕工作，全国爱卫办印发《血吸虫病流行地区农村改厕管理办法（试行）》和《血吸虫病流行地区农村改厕技术规范（试行）》。7 月，根据中共中央建设社会主义新农村建设的总体部署，《全国爱卫会关于加强农村爱国卫生工作推进社会主义新农村建设的指导意见》印发，提出了开展农村环境卫生现状调查，做好农村爱国卫生规划。加快农村改水、改厕进度，推动农村改厨改圈、改炉改灶进程，开展农村环境卫生整洁行动和健康教育，卫生创建活动，加强制度建设，开展督导检查等指导意见。11 月，全国爱卫会重新修订并下发了《国家卫生镇（县城）考核命名和监督管理办法（试行）》，次年修订了《国家卫生镇（县城）标准》。

为全面推进农村爱国卫生运动，把农村爱国卫生运动融入社会主义新农村建设之中，用农村爱国卫生运动的成果促进社会主义新农村建设，经国务院批准，全国爱卫会于2007年9月20日，在山西省晋城市召开了全国农村爱国卫生工作暨纪念爱国卫生运动55周年现场会。吴仪同志出席会议并作了重要讲话，强调要把爱国卫生运动的重点进一步放到农村，推进社会主义新农村建设。重点做好四项工作。一是综合整治农村环境卫生。抓好生活垃圾的处理，引导农民科学处理垃圾，做到集中收集、定点掩埋。有条件的地方要对生活垃圾实行村收集、乡镇运输、县处理；抓好农业面源污染治理，引导农民科学施肥施药，搞好农膜回收；加强水源保护，重点是严格乡村企业和各种养殖场、小作坊的排污监管；抓紧实施农村安全饮水工程，加快改水改厕步伐，大力推广卫生厕所和沼气池，切实减少肠道传染病和寄生虫病的发生。二是着力培养农民良好的卫生习惯。要通过各种喜闻乐见的形式，帮助农民群众了解环境与健康的关系，了解生活习惯与农村常见病、传染病、地方病的关系，逐步养成文明健康的生产生活方式和卫生习惯，提高自身素质。要大力弘扬健康文化，引导农民群众改陋习、讲文明、讲卫生、爱环境、树新风。三是充分运用现代科学技术做好工作。要善于运用新的科技成果和现代化装备，改进爱国卫生工作的方法，增加科技含量，提高工作效率。要加强适用技术研究、应用和推广；要加强工业污染、农业面源污染的监测，开展环境污染物与健康危害风险评价工作；要加强对地方病、多发病的科学研究，帮助基层更有针对性地做好群众性防病治病工作。四是高度重视农民工生产生活环境的改善和健康保障。加强对农民工居住比较集中的城中村、城乡接合部、建筑工地等的环境治理，改善卫生基础设施和饮食卫生条件。加强农民工及其子女的健康教育、计划免疫、妇幼保健、传染病和职业病防治，帮助他们养成良好的卫生习惯，提高文明卫生意识和自我保健能力。与会代表还参观了晋城市东四义村，听取了山西等地的经验介绍。

2007 年，为了深入贯彻《国务院关于加强爱国卫生工作的决定》，大力宣传爱国卫生运动成果，结合"迎奥运、讲文明、树新风"活动，深入开展爱国卫生运动，全国爱卫办在全国范围组织开展了"爱国卫生运动 55 周年纪念活动"。

2008 年 3 月 20 日，《全国爱卫会关于进一步把工作重点放到农村深入开展爱国卫生运动的决定》下发，要求用科学发展观统领爱国卫生运动，进一步把工作重点放到农村，不断提升爱国卫生管理水平，切实加强政府对爱国卫生工作的领导。

2008 年 4 月，国务院办公厅下发《关于调整全国爱国卫生运动委员会组成人员的通知》，由国务院副总理李克强任主任，卫生部部长陈竺、住房和城乡建设部部长姜伟新、环境保护部部长周生贤、中央宣传部副部长翟卫华、国务院副秘书长毕井泉、总后勤部副部长王谦任副主任。

2008 年 5 月 9 日，李克强同志主持召开新一届全国爱卫会第一次全体会议，针对我国部分地区发生的手足口病疫情，部署了夏季爱国卫生运动，并强调：一是充分认识开展爱国卫生运动的重要意义；二是大力开展夏季爱国卫生运动和传染病防治工作；三是切实加强对新时期爱国卫生工作的组织领导。5月12日，《国务院办公厅关于大力开展夏季爱国卫生运动进一步加强传染病防治工作的通知》发出，要求各地大力开展夏季爱国卫生运动，进一步加强传染病防治工作，广泛宣传普及预防疾病的卫生知识，积极动员组织基层单位和群众搞好环境卫生，依法科学防治各类传染病，切实加强组织领导。

2009年5月3日，全国爱卫会发出《关于深入开展爱国卫生运动做好防控甲型H1N1流感等传染病工作的通知》（简称"《通知》"），要求各地充分发挥爱国卫生运动的优势，各成员单位形成合力，发动群众、依靠群众、群策群力、群防群控，共同做好甲型H1N1流感等传染病防控工作。《通知》提出四项具体要求：一是认真贯彻落实党中央指示精神和国务院的统一部署；二是广泛宣传防控甲型H1N1流感等传染病的卫生知识；三是进一步加大城乡环境卫生整治力度；四是各级政府要切实加强对爱国卫生工作的领导。

2014年，我国广东省发生登革热疫情。2016年，巴西等南美洲国家暴发寨卡病毒疫情，引起全球广泛关注，同时我国也发现输入性寨卡病毒感染病例。为加强登革热和寨卡病毒病等蚊媒传染病防控工作，切实保障人民群众身体健康，全国爱卫办号召各地广泛深入开展一次"清洁家园、灭蚊防病"春季爱国卫生运动，采取环境卫生整治、病媒生物监测、集中灭蚊等一系列有效控制措施，将蚊媒密度控制在较低水平，降低登革热等蚊媒传播疾病发生的风险。

四、重大自然灾害应对中的爱国卫生运动

1998 年夏秋之际，全国范围发生特大洪水，长江流域、松花江流域灾情严重。为了预防大灾之后出现大疫，全国爱卫会和卫生部于 10 月 9 日召开全国爱国卫生灾后防疫电视电话会议，李岚清同志强调：发扬爱国卫生运动的优良传统，动员全社会，打一场除害防病的人民战争，以实现"大灾之后无大疫"的目标。全国范围，特别是在水灾波及的地区，各级爱卫会通过广泛地开展卫生宣传，深入地组织群众，开展了以清洁环境、饮水消毒、消灭四害为主要内容的爱国卫生运动，确保了大灾之后无大疫。

2008 年 5 月 12 日，四川省汶川县发生特大地震。为确保地震灾区实现"大灾之后无大疫"的目标，全国爱卫办向四川、重庆、云南、陕西和甘肃等省（直辖市）爱卫办发出《关于大力开展灾后爱国卫生运动的紧急通知》，灾区各级爱卫办积极组织发动群众，协调各相关部门，全面综合整治环境卫生，落实灾后卫生防疫措施，广泛宣传卫生防病知识，修建临时简易厕所，解决如厕难问题。特别是对饮用水和动物尸体进行消毒，开展灭鼠、灭蚊蝇等活动，确保了灾后震区未发生传染性疾病的流行。

为探讨重大事件中爱国卫生工作的意义和作用，进一步发挥爱国卫生工作的优势，全国爱卫办于 2008 年 10 月 23—24 日，在四川省成都市召开重大事件中的爱国卫生工作研讨会，围绕

"爱国卫生与重大自然灾害、爱国卫生与突发公共卫生事件、爱国卫生与重大社会活动"等问题进行研讨。会议提出了一些富有建设性的建议，如加强法制化建设、规范爱卫办的职能、制订重大事件的防制指南、出台重大事件中爱国卫生工作预案和标准等。

在做好应对重大突发事件的同时，2008年10月，全国爱卫会和卫生部召开了农村环境卫生战略研讨会，国内外有关部门的代表和专家学者参加了会议，陈竺同志在会上致辞。

2020年，长江流域发生严重洪涝灾害，水利血防设施损毁严重，汛后疫区水环境发生变化，存在钉螺孳生、扩散以及血吸虫病传播蔓延的风险。为统筹做好汛后的水毁修复工程和血吸虫病防治工作，水利部及时印发《关于进一步做好水利血防工作的意见》，指导地方尽快消除大汛过后血吸虫病蔓延的隐患。

2021年7月，河南多地遭遇极端天气影响，强降雨造成人居环境发生巨大变化，为防汛救灾，确保"大灾之后无大疫"，全国爱卫办迅速要求各地充分认识开展爱国卫生运动对救灾防病的重要意义，发挥爱国卫生运动部门协作和社会动员的优势，广泛动员全面开展灾后爱国卫生运动。河南省爱卫会及时下发紧急通知，全力以赴开展灾后环境卫生大清理和防病防疫科普知识宣传，使救灾工作取得了显著的成效。

五、保障重大活动中的爱国卫生运动

2008年，我国承办了第29届夏季奥林匹克运动会（简称"奥运会"）。为推动承办城市和主要旅游城市病媒生物防制工作、降低病媒生物的密度、预防和控制病媒传播疾病的发生和流行、保障奥运会期间的公共卫生安全，5月4日，全国爱卫办下发《关于对奥运承办城市和主要旅游市病媒生物防制工作进行技术指导的通知》，并组织技术力量分三个小组，对相关城市包括奥运会病媒生物控制技术方案与应急预案的制订、奥运会病媒生物危害调查与监测预警开展情况、奥运会病媒生物控制技术应用情况、奥运会病媒生物控制应急队伍的组建和应急药物与器械等储备情况、迎奥运病媒生物防制组织管理机制的运行与工作实施方案的落实情况、奥运场馆周边区域及重点行业等场所的病媒生物控制情况等内容进行技术指导。北京及相关城市各级爱卫会，根据全国爱卫办的要求，通过深入发动群众，大搞清洁卫生，消除四害孳生地；组织有关单位开展四害本底监测和危害预测，制订应对方案，依托有害生物防制专业技术公司，较好地完成了重大活动的保障工作。

通过借鉴北京奥运会保障工作的经验，在2009年中华人民共和国成立60周年庆祝活动、中国2010年上海世界博览会、2010年广州亚运会、2014年第26届亚太经济合作组织（Asia-Pacific Economic Cooperation，简称"APEC"）会议、2015年中国人民抗日战争暨世界反法西斯战争胜利70周年纪念活动、

2016年二十国集团领导人杭州峰会（简称"杭州G20峰会"）、2019年第二届"一带一路"国际合作高峰论坛、庆祝中华人民共和国成立70周年活动、庆祝中国共产党成立100周年大会、北京2022年冬奥会和冬残奥会等重大活动中，各地各级爱卫会组织群众积极做好清洁卫生工作，有效地降低了病媒生物密度，确保了各项重大活动的顺利进行，得到了各方面的高度评价。

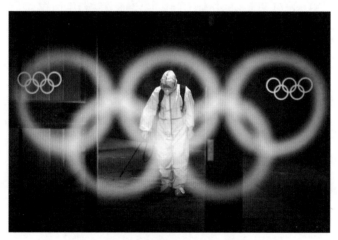

北京2022年冬奥会期间，防疫人员在
五棵松体育馆进行消杀工作

六、开展城乡环境卫生整洁行动

为进一步改善城乡环境卫生面貌，有效预防和控制疾病的发生和传播，提高群众的文明健康意识和自我保健能力，2010年4月7日，在全国爱卫会全体会议上，李克强同志对全国实施为期3年的城乡环境卫生整洁行动进行了部署。5月25日，经国务院同意，全国爱卫会印发了《2010—2012 年全国城乡环境卫生整洁行动方案》（简称"《方案》"）。要求各地迅速行动起来，突出重点，因地制宜，广泛深入地开展环境综合整治。

《方案》提出："通过综合整治环境卫生，宣传健康环境理念，着力解决城乡环境脏乱差问题，大力加强城乡特别是农村的环境卫生基础设施建设，逐步建立完善环境卫生管理机制，推动环境卫生管理城乡一体化进程，进一步提高城乡居民卫生意识、健康素质和生活质量。"通过开展 3 年的整洁行动，到 2012 年底，力争实现：城市生活垃圾无害化处理率达到 76%；城市生活污水处理率达到 80%；城市未达到管理规范标准的农贸市场减少一半；农村生活垃圾和污水处理率分别提高 10%，完成 2 万个村庄的环境综合整治；农村生活饮用水水质卫生合格率提高 15%；农村卫生厕所普及率提高 10%。

整洁行动主要包括八个方面的内容：集中开展清理整治活动；改善城市环境卫生基础设施；加强乡镇和农村环境卫生基础设施建设；做好重点场所、行业、铁路、公路和内河航道沿线的环境卫生整治工作；保障农村饮水安全，大力普及农村无害化卫生厕所；广泛开展病媒生物防制工作；推动环境卫生管理城乡一体化进程；开展多种形式健康教育活动等。并提出了加强领导、部门合作、宣传动员、典型引路、舆论监督和考核评估等六项保障措施。

为了切实落实《方案》提出的任务要求，7 月 1 日，《全国爱卫会办公室关于加紧落实全国城乡环境卫生整洁行动的通知》印发，要求各地加紧部署城乡环境卫生整洁行动，集中开展清理整治活动，广泛宣传普及卫生防病知识，开展城乡环境卫生本底调查和计划制订工作，建立健全整洁行动工作机制。组织有关部门检查、督导，建立规范的信息统计、数据汇总、资料收集工作机制，定期向社会公布行动进展情况。10月19日，全国爱卫会印发了《2010—2012全国城乡环境卫生整洁行动督查考核评估办法》，并依据办法对相关工作开展了督查。

为了掌握我国农村环境健康危害因素水平及其动态变化、评估我国农村环境综合整治行动的效果，全国爱卫办还建立了覆盖全国各省约700个县、1.4万个行政村的"农村环境卫生监测系统"。

通过首轮为期3年的整洁行动，全国城乡共开展环境卫生集中整治10万余次，参与人数1.2亿人次，32.7万个村庄开展了集中整治工作，城乡环境卫生状况有了明显改善，一些地方脏乱差的问题得到初步解决。整洁行动推动了城市基础设施建设向农村延伸，公共管理向农村覆盖，公共服务向农村倾斜，推进了公共服务均等化和城乡一体化进程。

2013年6月，国务院调整了全国爱卫会组成人员，由中央政治局委员、国务院副总理刘延东任主任，国家卫生计生委主任李斌、发展改革委副主任朱之鑫、住房和城乡建设部部长姜伟新、农业部部长韩长赋、环境保护部部长周生贤、中央宣传部副部长孙志军、国务院副秘书长江小涓、总后勤部副部长秦银河任副主任。

为进一步改善城乡环境卫生面貌，经国务院同意，全国爱卫会决定继续深入开展全国城乡环境卫生整洁行动。2015年2月，全国爱卫会印发了《全国城乡环境卫生整洁行动方案（2015—2020年）》，明确提出2015—2020年工作目标，确定重点工作任务和具体工作要求。2015年6月，全国爱卫办制订了《全国城乡环境卫生整洁行动任务分工方案》和《督导检查工作方案》。

2015年3月24日，全国爱卫会在安徽省马鞍山市当涂县召开2015年全国爱国卫生工作会议暨全国城乡环境卫生整洁行动现场会。国家卫生计生委主任李斌出席会议并讲话，强调《国务院关于进一步加强新时期爱国卫生工作的意见》和中央领导同志对爱国卫生工作的指示，从贯彻"四个全面"战略布局的高度，深刻阐述了新时期爱国卫生工作的重要地位和作用，指明了工作方向，明确了目标任务。她指出，2015年是全面深化改革的关键一年，也是贯彻落实国务院有关文件的第一年，各地、各成员单位要认真学习宣传贯彻国务院有关文件精神，全面启动新一轮城乡环境卫生整洁行动，从治脏、治乱、治差入手，以农村垃圾污水处理、农村改厕和城市卫生死角清理为重点，进一步改善城乡环境卫生面貌。深入推进卫生城镇创建活动，改革完善卫生城市评审工作，提高管理规范化、科学化水平，进一步完善退出机制，强化社会监督。全面启动健康城市建设，倡导将健康融入所有公共政策的理念，推进"健康细胞"工程建设。组织开展好第27个"爱国卫生月"活动。同时，要高度重视春夏季传染病防控工作，细化落实防控措施，防止出现大的疫情。李斌强调，各地、各成员单位要把"钉钉子"精神贯彻到全年工作中，加强组织领导，强化能力建设，落实保障措施，加强督查考核，确保完成全年工作任务，为做好"十三五"期间的工作打下扎实基础。会议对2012—2014周期新命名的国家卫生城市（区）、全国疾病预防控制工作先进集体和先进个人进行了表彰。

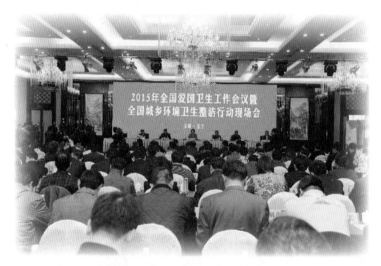

2015年，全国爱国卫生工作会议暨
全国城乡环境卫生整洁行动现场会

七、爱国卫生运动的法制化制度化建设

早在1933年，苏维埃政府颁布的《苏维埃区域暂行防疫条例》和《卫生运动纲要》中就有"开展群众性卫生运动"的规定，可以说这是中国共产党在中华人民共和国成立前关于群众性卫生运动最早的法规性文件。

1982年，中华人民共和国第五届全国人民代表大会第五次会议通过的《中华人民共和国宪法》第二十一条规定："开展群众性的卫生活动，保护人民健康"。明确了爱国卫生运动的法律地位，成为制定国家和地方爱国卫生运动法律法规的立法依据。

1989年第七届全国人民代表大会常务委员会第六次会议通过、2004年第十届全国人民代表大会常务委员会第十一次会议修订、2013年第十二届全国人民代表大会常务委员会第三次会议修正的《中华人民共和国传染病防治法》第十三条明确规定：各级人民政府组织开展群众性卫生活动，进行预防传染病的健康教育，倡导文明健康的生活方式，提高公众对传染病的防治意识和应对能力，加强环境卫生建设，消除鼠害和蚊、蝇等病媒生物的危害。各级人民政府农业、水利、林业行政部门按照职责分工负责指导和组织消除农田、湖区、河流、牧场、林区的鼠害与血吸虫危害，以及其他传播传染病的动物和病媒生物的危害。铁路、交通、民用航空行政部门负责组织消除交通工具以及相关场所的鼠害和蚊、蝇等病媒生物的危害。这是我国从传染病防治方面对爱国卫生运动提出的要求。

1989年，《国务院关于加强爱国卫生工作的决定》对爱国卫生运动的性质、任务、基本方针和方法、爱卫会办事机构建设等作了具体的规定和要求，并明确提出：加强卫生法治建设，制定爱国卫生工作条例和法规，把爱国卫生纳入法制管理轨道。

2014年，《国务院关于进一步加强新时期爱国卫生工作的意见》要求：适应新的形势需要，研究推进爱国卫生相关立法工作，将实践证明行之有效的经验和好的做法及时上升为法律，进一步完善法律法规制度和标准体系。

2015年1月，刘延东副总理在全国爱国卫生工作电视电话会议上讲话时指出：爱国卫生运动之所以长盛不衰，关键在于能够适应形势变化，不断创新发展。新的历史时期，爱国卫生运动必须主动适应时代发展的需要，进一步改革创新，切实推动事业取得新发展。一方面，要注重经验总结，将实践证明行之有效的经验和做法及时上升为法律、法规、标准和制度，加快推进爱国卫生相关立法。同时，大力加强爱国卫生相关法律法规普法教育，推动广大干部职工和群众自觉守法。另一方面，要与时俱进，不断拓展爱国卫生运动新内涵，创新群众动员方式方法。根据国务院文件和领导的要求，全国爱卫办已经启动了全国爱国卫生立法相关工作。

2019年12月28日，《中华人民共和国基本医疗卫生与健康促进法》经十三届全国人民代表大会常务委员会第十五次会议审议通过，2020年6月1日起施行。第七十二条规定："国家大力开展爱国卫生运动，鼓励和支持开展爱国卫生月等群众性卫生与健康活动，依靠和动员群众控制和消除健康危险因素，改善环境卫生状况，建设健康城市、健康村镇、健康社区。"

2020年11月，《国务院关于深入开展爱国卫生运动的意见》印发，针对爱国卫生运动面临的新形势、新任务和新挑战，提出要制定出台全国层面的爱国卫生法规，将实践证明有效的好经验、好做法凝练提升为法律制度。

各省（自治区、直辖市）为了更好地开展爱国卫生工作，从 20 世纪 90 年代起，开始制定地方的爱国卫生法规和规章，截至 2021 年，已制定省级法规 22 部、省级规章 5 个。

在工作制度方面，全国爱卫会制订了《全国爱国卫生运动委员会工作规则》《全国爱国卫生运动委员会成员单位职责分工》。

在病媒生物防制方面，制订了蚊、蝇、蜚蠊、鼠类的密度监测方法，密度控制水平，相关药物检测方法，技术指南，综合管理技术规范等数十个标准与规范。

在国家卫生城市创建方面，制订了《国家卫生城市标准》《国家卫生城市标准指导手册》《国家卫生城市评审与管理办法》《国家卫生城市暗访调研手册》《国家卫生城市技术评估量化评价办法》《国家卫生镇（县城）标准》《国家卫生镇（县城）考核命名管理办法》等。

在农村改水方面，制订了《农村实施〈生活饮用水卫生标准〉准则》《生活饮用水卫生标准》《关于加强农村饮水安全工程卫生学评价和水质卫生监测工作的通知》《农村饮水安全工程卫生学评价技术细则（试行）》等。

在农村改厕方面，制订了《农村户厕卫生标准》《粪便无害化卫生要求》《农村改厕管理办法（试行）》《血吸虫病流行地区农村改厕管理办法（试行）》《农村环境卫生工作指南》《中国农村卫生厕所技术指南》《农村学校卫生厕所建造技术要求与图集》《中国农村学校无害化卫生厕所技术指南》等。

在健康教育和健康促进方面，制订了《中国公民健康素养——基本知识与技能（试行）》及监测规范等。

在健康城市建设方面，制订了《关于开展健康城市和健康村镇建设的指导意见》《全国建设健康城市指标体系)》，印发了健康企业、学校、社区等"健康细胞"建设规范。

通过这些法规、制度、标准和规范的制定（订）与执行，爱国卫生正在逐步走向法制化、规范化、科学化的轨道。

第五节　爱国卫生运动的蓬勃发展

党的十八大以来，以习近平同志为核心的党中央，从全面建成小康社会、实现中华民族伟大复兴的高度，作出了推进健康中国建设的重大决策部署，明确把健康城市和健康村镇建设作为推进健康中国建设的重要载体和抓手，既对爱国卫生运动的历史成效给予了充分的肯定，也指出了今后爱国卫生运动的发展方向和具体的工作目标任务，推动爱国卫生运动进入社会健康治理新时代。

一、习近平总书记对爱国卫生运动的重要指示要求

（一）指明新时期爱国卫生运动的方向和任务

爱国卫生运动是党和政府把群众路线运用于卫生防病工作的伟大创举和成功实践。习近平总书记始终高度重视爱国卫生工作。2003年12月，时任浙江省委书记的习近平来到小营巷调研并肯定说，小营巷卫生工作的发展历程，是全

省群众性卫生工作取得显著成绩的生动写照，也是全省卫生事业不断发展的有力见证。党的十八大以来，以习近平同志为核心的党中央把维护人民健康摆在更加突出的位置，召开全国卫生与健康大会，确立新时代卫生与健康工作方针，印发《"健康中国 2030"规划纲要》，发出建设健康中国的号召，明确了建设健康中国的大政方针和行动纲领，人民健康状况和基本医疗卫生服务的公平性、可及性持续改善。在抗击新型冠状病毒感染疫情的斗争中，我国的医药卫生体系经受住了考验，为打赢疫情防控阻击战发挥了重要作用，为维护人民的生命安全和身体健康、恢复经济社会发展作出了重要贡献。

习近平总书记始终高度重视"厕所革命"，多次作出重要指示。2014 年 12 月，习近平总书记在江苏省镇江市考察农村工作，得知村里已全部完成了厕所改造，农民都用上了水厕，指出：厕改是改善农村卫生条件、提高群众生活质量的一项重要工作，在新农村建设中具有标志性，可以说"小厕所、大民生"。2015 年 4 月，习近平总书记就"厕所革命"作出重要指示，强调抓"厕所革命"是提升旅游业品质的务实之举，指出"冰冻三尺，非一日之寒"，要像反对"四风"一样，下决心整治旅游不文明的各种顽疾陋习。要发扬钉钉子精神，采取有针对性的举措，一件接着一件抓，抓一件成一件，积小胜为大胜，推动我国旅游业发展迈上新台阶。2015 年 7 月，习近平总书记在吉林延边考察时要求将"厕所革命"推广到广大农村地区。2017 年 11 月，习近平总书记再次就我国"厕所革命"

作出重要指示，强调厕所问题不是小事情，是城乡文明建设的重要方面，不但景区、城市要抓，农村也要抓，要把这项工作作为乡村振兴战略的一项具体工作来推进，努力补齐这块影响群众生活品质的短板。

2016年8月19—20日，全国卫生与健康大会在北京召开。习近平总书记出席会议并发表重要讲话。他强调，没有全民健康，就没有全面小康。要把人民健康放在优先发展的战略地位，以普及健康生活、优化健康服务、完善健康保障、建设健康环境、发展健康产业为重点，加快推进健康中国建设，努力全方位、全周期保障人民健康，为实现"两个一百年"奋斗目标、实现中华民族伟大复兴的中国梦打下坚实健康基础。习近平总书记指出：要继承和发扬爱国卫生运动优良传统，发挥群众工作的政治优势和组织优势，持续开展城乡环境卫生整洁行动，加大农村人居环境治理力度，建设健康、宜居、美丽家园。

2017年10月18日，习近平总书记在党的十九大报告中指出：坚持预防为主，深入开展爱国卫生运动，倡导健康文明生活方式，预防控制重大疾病。实施食品安全战略，让人民吃得放心。

（二）在新型冠状病毒感染疫情防控中多次对爱国卫生运动作出重要指示

在新型冠状病毒感染疫情防控斗争中，习近平总书记多次就深入开展爱国卫生运动作出重要指示批示，要求从人居环境改善、饮食习惯、社会心理健康、公共卫生设施等多个方面开展工作。总书记的系列指示批示为深入开展新时期爱国卫生运动、推动构建强大公共卫生体系提供了根本遵循和行动指南。

2020年2月23日，习近平总书记在统筹推进新冠肺炎疫情防控和经济社会发展工作部署会议上的讲话提出："要坚持预防为主的卫生与健康工作方针，大力开展爱国卫生运动，加强公共卫生队伍建设和基层防控能力建设，推动医防结合，真正把问题解决在萌芽之时、成灾之前"。

2020年3月2日，习近平总书记在北京考察新冠肺炎防控科研攻关工作时，再次强调，要坚持开展爱国卫生运动，从人居环境改善、饮食习惯、社会心理健康、公共卫生设施等多个方面开展工作，特别是要坚决杜绝食用野生动物的陋习，提倡文明健康、绿色环保的生活方式。

2020年3月29日—4月1日，习近平总书记在浙江考察期间，再次要求"要深入开展爱国卫生运动，推进城乡环境整治，完善公共卫生设施，提倡文明健康、绿色环保的生活方式"。

2020年4月10日，习近平总书记在中央财经委员会第七次会议上发表讲话，要求"要深入开展爱国卫生运动，倡导健康饮食文化和良好生活习惯"。

2020年5月6日，中共中央政治局常务委员会召开会议，主要听取疫情防控工作中央指导组工作汇报，研究完善常态化疫情防控体制机制。习近平主持会议并发表重要讲话，进一步提出"要坚持预防为主，创新爱国卫生运动的方式方法，推进城乡环境整治，完善公共卫生设施，大力开展健康知识普及，提倡文明健康、绿色环保的生活方式"。

2020 年 5 月 8 日，中共中央召开党外人士座谈会，就新冠肺炎疫情防控工作听取意见和建议。习近平总书记在讲话中深刻指出，"这次应对新冠肺炎疫情，暴露出我国在重大疫情防控体制机制、公共卫生体系等方面存在的一些短板"，要求"要改革完善疾病预防控制体系，建设平战结合的重大疫情防控救治体系，健全应急物资保障体系，加快构建关键核心技术攻关新型举国体制，深入开展爱国卫生运动，不断完善我国公共卫生体系，切实提高应对突发重大公共卫生事件的能力和水平"，首次明确把深入开展爱国卫生运动作为完善我国公共卫生体系的一项重要任务。

2020 年 5 月 11—12 日，习近平总书记在山西考察时提出，要加强社区建设和管理，加强社区环境整治，开展乡村精神文明建设和爱国卫生运动，确保群众既能住上新居所，又能过上新生活。

2020 年 5 月 22 日，习近平总书记在参加十三届全国人大三次会议内蒙古自治区代表团审议时强调，要抓紧完善重大疫情防控救治体系和公共卫生体系，加强城乡社区等基层防控能力建设，广泛开展爱国卫生运动，更好保障人民生命安全和身体健康。

2020 年 5 月 24 日，习近平总书记在参加十三届全国人大三次会议湖北代表团审议时指出，新时代开展爱国卫生运动，要坚持预防为主，创新方式方法，推进城乡环境整治，完善公共卫生设施，大力开展健康知识普及，倡导文明健康、绿色环保的生活方式，把全生命周期管理理念贯穿城市规划、建设、管理全过程各环节，加快建设适应城镇化快速发展、城市人口密集集中特点的公共卫生体系，深入持久开展农村人居环境整治。现在，出门佩戴口罩、垃圾分类投放、保持社交距离、推广分餐公筷、看病网上预约等，正在悄然成为良好社会风尚。这些健康文明的做法要推广开来、坚持下去。

2020 年 6 月 2 日，习近平总书记在北京主持召开专家学者座谈会并发表题为《构建起强大的公共卫生体系，为维护人民健康提供有力保障》的重要讲话。他指出，"爱国卫生运动是我们党把群众路线运用于卫生防病工作的成功实践"，要求"要总结新冠肺炎疫情防控斗争经验，丰富爱国卫生工作内涵，创新方式方法，推动从环境卫生治理向全面社会健康管理转变，解决好关系人民健康的全局性、长期性问题"。习近平总书记提出，"要全面改善人居环境，加强公共卫生环境基础设施建设，推进城乡环境卫生整治，推进卫生城镇创建。要倡导文明健康绿色环保的生活方式，开展健康知识普及，树立良好饮食风尚。要推广出门佩戴口罩、垃圾分类投放、保持社交距离，推广分餐公筷、看病网上预约等文明健康生活习惯。要推动将健康融入所有政策，把全生命周期健康管理理念贯穿城市规划、建设、管理全过程各环节，加快建设适应城镇化快速发展、人口密集特点的公共卫生体系"，并明确要求"各级党委和政府要把爱国卫生工作列入重要议事日程，在部门设置、职能调整、人员配备、经费投入等方面予以保障，探索更加有效的社会动员方式"。

2020 年 6 月 8—10 日，习近平总书记在宁夏考察时强调，"要推进城乡义务教育均衡发展，加快公共卫生体系建设，广泛开展爱国卫生运动"。

2020 年 9 月 8 日，习近平总书记在全国抗击新冠肺炎疫情表彰大会上强调，"深入开展爱国卫生运动，加强公共卫生设施建设，提升全社会文明程度，用千千万万个文明健康的小环境筑牢常态化疫情防控的社会大防线"。

2020 年 9 月 22 日，习近平总书记主持召开教育文化卫生体育领域专家代表座谈会，并在讲话中再次提出，要聚焦影响人民健康的重大疾病和主要问题，加快实施健康中国行动，深入开展爱国卫生运动，完善国民健康促进政策，创新社会动员机制，健全健康教育制度，从源头上预防和控制重大疾病，实现从以治病为中心转向以健康为中心。

2021 年 3 月 6 日，习近平总书记看望参加全国政协十三届四次会议的医药卫生界、教育界委员时指出，这次抗击新冠肺炎疫情的实践再次证明，预防是最经济最有效的健康策略。要总结经验、吸取教训，在做好常态化疫情防控的同时，立足更精准更有效地防，推动预防关口前移，改革完善疾病预防控制体系，完善公共卫生重大风险评估、研判、决策机制，创新医防协同机制，健全联防联控机制和重大疫情救治机制，增强早期监测预警能力、快速检测能力、应急处置能力、综合救治能力，深入开展爱国卫生运动，从源头上预防和控制重大疾病。

为贯彻落实习近平总书记系列重要讲话和指示精神，全国爱卫办、中央文明办、生态环境部、住房和城乡建设部、农业农村部、国家卫生健康委、全国总工会、共青团中央和全国妇联联合开展了第 32 个爱国卫生月活动，向全社会发出《动员广大群众积极参与爱国卫生运动的倡议书》，大力开展爱国卫生运动主题宣传活动，持续推进环境卫生综合整治行动，广泛开展群众活动，构筑群防群控、联防联控的严密防线，为全面打赢疫情阻击战奠定坚实基础。

（三）在爱国卫生运动 70 周年之际对爱国卫生运动作出重要指示

2022 年是爱国卫生运动 70 周年。12 月 26 日，在爱国卫生运动开展 70 周年之际，中共中央总书记、国家主席、中央军委主席习近平作出重要指示指出，70 年来，在党的领导下，爱国卫生运动坚持以人民健康为中心，坚持预防为主，为改变城乡环境卫生面貌、有效应对重大传染病疫情、提升社会健康治理水平发挥了重要作用。希望全国爱国卫生战线的同志们始终坚守初心使命，传承发扬优良传统，丰富工作内涵，创新工作方式方法，为加快推进健康中国建设作出新的贡献。

习近平强调，当前，我国新冠疫情防控面临新形势新任务，要更加有针对性地开展爱国卫生运动，充分发挥爱国卫生运动的组织优势和群众动员优势，引导广大人民群众主动学习健康知识，掌握健康技能，养成良好的个人卫生习惯，践行文明健康的生活方式，用千千万万个文明健康小环境筑牢疫情防控社会大防线，切实保障人民群众生命安全和身体健康。

二、党中央、国务院对新时期爱国卫生运动作出新部署

（一）十八大以来的重要决策部署

党的十八大报告提出"开展爱国卫生运动，促进人民身心健康"，对新时期爱国卫生运动提出了更高的要求。

2014 年 12 月 23 日，《国务院关于进一步加强新时期爱国卫生工作的意见》印发，这是自 1989 年《国务院关于加强爱国卫生工作的决定》以来，国务院再次出台爱国卫生工作的重要文件。该文件进一步明确了新时期爱国卫生运动的重要意义，确定了指导思想、总体目标、重点任务和政策保障。该文件指出：爱国卫生运动是党和政府把群众路线运用于卫生防病工作的伟大创举和成功实践，是中国特色社会主义事业的重要组成部分。做好新时期的爱国卫生工作，是坚持以人为本、解决当前影响人民群众健康突出问题的有效途径，是改善环境、加强生态文明建设的重要内容，是建设健康中国、全面建成小康社会的必然要求。各地区、各部门要进一步提高对爱国卫生工作重要性的认识，继承和发扬爱国卫生运动优良传统，适应新形势新任务，不断丰富工作内涵，完善工作机制，创新工作方法，以改革创新的精神切实加强新时期爱国卫生工作。该文件从四方面提出了爱国卫生工作的任务：一是努力创造促进健康的良好环境，包括深入开展城乡环境卫生整洁行动、切实保障饮用水安全、加快农村改厕步伐、科学预防病媒生物等四项重点任务。二是全面提高群众文明卫生素质，包括加强健康教

育和健康促进、推进全民健身活动和落实控烟各项措施三项重点任务。三是积极推进社会卫生综合治理，包括深入推进卫生城镇创建、探索开展健康城市建设两项重点任务。四是提高爱国卫生工作水平，包括积极发挥爱国卫生运动在疾病防控中的统筹协调作用、提高爱国卫生工作依法科学治理水平、改革创新动员群众的方式方法和加强组织领导四项重点任务。

2015 年 1 月 21 日，全国爱国卫生工作电视电话会议在京召开。李克强同志对会议作出批示，指出："爱国卫生运动对于预防和减少疾病、改善城乡环境卫生面貌、提高全民文明卫生素质，发挥了不可替代的作用。各地区、各部门要围绕解决影响群众健康的突出问题，结合深化医改，以改革创新的精神推进新时期爱国卫生运动，牢固树立公共卫生意识，加强爱卫会组织和基层医疗卫生服务体系建设。继续大力实施源头控制，坚持以人为本、群防群控；大力开展整治行动，推进卫生村镇、社区和城市建设；大力倡导健康生活方式，减少疾病发生和传播，为建设健康中国、造福广大人民群众作出新贡献。"刘延东在会上讲话指出，60 多年来，爱国卫生运动立足我国的政治、组织、文化优势和有效的社会动员，提高了全民族文明素质和健康水平。各地各部门要继承发扬爱国卫生运动的成功经验和优良传统，全面推进改革创新，切实维护人民群众健康权益，为经济社会协调发展提供有力保障。要深入开展城乡环境卫生整洁行动，加强垃圾、污水、雾霾、食品安全等综合整治，大力推进改水改厕，推动城乡面貌取得天蓝地绿水净宜居新变化。要坚持预防为先、标本兼治，抓源头，治未病，推动健康教育进农村、进社区、进学校、进企业、进部队、进家庭，提高群众防病意识和能力，倡导健康生活方式。要牢固树立社会"大卫生"观念，深入推进卫生城镇创建，探索开展健康城市建设，不断完善卫生综合治理的有效形式和制度保障。要拓展爱国卫生运动内涵，创新工作方法，健全组织体系，强化执法、舆论和社会监督，不断提高爱国卫生工作水平。

2016年2月29日，为认真贯彻落实中央领导同志重要批示精神、加大寨卡病毒病防控力度，全国爱卫会召开全国爱国卫生工作电视电话会议。李斌出席会议并讲话，她要求各地爱卫会要认真组织开展以"清洁家园、灭蚊防病"为主题的春季爱国卫生运动，有效防控寨卡病毒病等春夏季重点传染病。

2016年10月，中共中央、国务院印发《"健康中国2030"规划纲要》，将"共建共享、全民健康"作为建设健康中国的战略主题，强调统筹社会、个人、政府三个层面，形成维护和促进健康的强大合力。该纲要将"深入开展爱国卫生运动"单独作为一章，明确了两项重点任务：一是加强城乡环境卫生综合整治。持续推进城乡环境卫生整洁行动，完善城乡环境卫生基础设施和长效机制，统筹治理城乡环境卫生问题。加大农村人居环境治理力度，全面加强农村垃圾治理，实施农村污水治理工程，大力推广清洁能源。到2030年，努力把我国农村建设成为人居环境干净整洁、适合居民生活养老的美丽家园，实现人与自然和谐发展。实施农村饮水安全巩固提升工程，推动城镇供水设施向农村延伸，进一步提高农村集中供水率、自来水普及率、水质达标率和供水保证率，全面建立从源头到龙头的农村饮水安全保障体系。加快无害化卫生厕所建设，力争到2030年，全国农村居民基本都能用上无害化卫生厕所。实施以环境治理为主的病媒生物综合预防控制策略。深入推进国家卫生城镇创建，力争到2030年，国家卫生城市数量提高到全国城市总数的50%，有条件的省（自治区、直辖市）实现全覆盖。二是建设健康城市和健康村镇。把健康城市和健康村镇建设作为推进健康中国建设的重要抓手，保障与健康相关的公共设施用地需求，完善相关公共设施体系、布局和标准，把健康融入城乡规划、建设、治理的全过程，促进城市与人民健康协调发展。针对当地居民主要健康问题，编制实施健康城市、健康村镇发展规划。广泛开展健康社区、健康村镇、健康单位、健康家庭等建设，提高社会参与度。重点加强健康学校建设，加强学生健康危害因素监测与评价，完善学校食品安全管理、传染病防控等相关政策。加强健康城市、健康村镇建设监测与评价。到2030年，建成一批健康城市、健康村镇建设的示范市和示范村镇。

2016年12月27日，国务院印发《"十三五"卫生与健康规划》，规划提出要"推动爱国卫生运动与健康促进"，重点内容包括：一是着力改善城乡环境卫生面貌。深入推进卫生城镇创建，国家卫生城市比例提高到40%，国家卫生县城（乡镇）比例提高到5%。开展城乡环境卫生整洁行动，加快推进农村生活污水治理和无害化卫生厕所建设。加快实施农村饮水

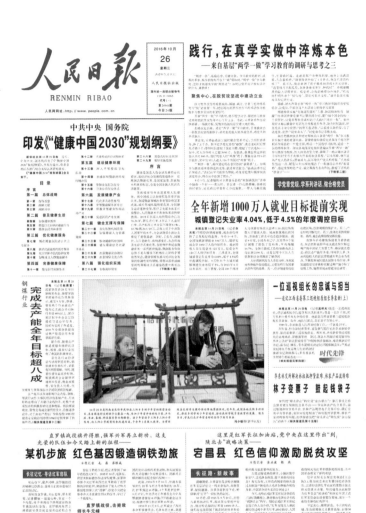

2016 年 10 月，《人民日报》刊登
《中共中央 国务院印发〈"健康中国 2030"规划纲要〉》

安全巩固提升工程，农村集中式供水卫生安全巡查覆盖 90%
以上的乡镇。科学防制病媒生物。二是全面推进健康城市和健
康村镇建设。开展健康城市综合示范建设，形成可推广的健康
城市建设模式。广泛开展健康社区、健康单位、健康学校、健
康家庭建设。开展健康城市建设效果评价，实现科学、动态管

理。推进健康村镇建设，提高农村居民卫生素质和健康水平。三是深入开展全民健康教育和健康促进活动。广泛开展全民健康素养促进行动和健康中国行等活动，提高全民健康素养。四是增强人民体质。推进基本公共体育服务体系建设，构建场地设施网络和城市社区15分钟健身圈，人均体育场地面积达到1.8平方米。开展国民体质监测和全民健身活动状况调查，为群众提供个性化的科学健身指导服务，经常参加体育锻炼的人数达到4.35亿人。

2017年5月4日，为了进一步加强新时期爱国卫生工作，《全国爱卫会关于调整全国爱国卫生运动委员会组成人员的通知》（全爱卫发〔2017〕2号）印发，根据工作需要，决定增加国家质检总局和中国铁路总公司为全国爱国卫生运动委员会成员单位。全国爱卫办主任由国家卫生计生委副主任、国家中医药局局长王国强兼任。

2017年，为了全面总结爱国卫生运动65周年的伟大历史成就、弘扬爱国卫生的优良传统、深入推进新时期爱国卫生运动的普及和发展，全国爱卫会组织各成员单位和省（自治区、直辖市）开展了一系列的纪念活动。

2017年5月12日，爱国卫生运动65周年暨全国爱国卫生工作座谈会在浙江省杭州市召开，刘延东副总理出席会议并做重要讲话。会议充分肯定了65年来爱国卫生运动取得的辉煌成就：城乡环境卫生状况明显改善；全民健康素养显著提升；疾病综合防控能力迈上新台阶；公共卫生国际影响力大幅提升。会议总结了爱国卫生运动五条宝贵的历史经验：始终坚持党和政府的领导；始终坚持走中国特色卫生与健康发展道路；始终坚持预防为主综合治理的基本策略；始终坚持人民群众的主体地位；始终坚持与时俱进、创新发展。会议提出了新时期爱国卫生运动的方针：以人民健康为中心，政府主导，跨部门协作，全社会动员，预防为主，群防群控，依法科学治理，全民共建共享。

会议明确了当前和今后一段时期的工作任务，提出要紧紧围绕健康中国建设主题，坚持预防为主、关口前移，更加注重全面的社会健康管理，促进城乡环境卫生质量、群众文明卫生素质、全民健康水平的"三个"全面提升。具体要做好五项重点工作：一是强化健康促进，倡导健康文明的生活方式；二是强化健康公平保障，持续改善重点人群的健康状况；三是强化防治结合，提高重大疾病防控水平；四是强化综合治理，营造绿色安全的健康环境；五是强化基层基础，加快建设美丽宜居的健康城市健康村镇。

2017年5月，全国爱卫办牵头各成员单位参与制作播出专题纪录片和公益广告；组织编写史册突出不同时期的重点工作内容；以"为了人民的健康——65年的历史与展望"为主题，在全国开展第29个爱国卫生月活动；征集了全国爱国卫生运动标识；组织召开爱国卫生运动论坛暨学术交流会。在全国爱卫会的支持下，浙江省杭州市在小营巷社区建设了全国爱国卫生运动（小营巷）纪念馆，或为全国爱国卫生运动教育基地。全国爱卫办与中央电视台"国家记忆"栏目共同制作了两集电视纪录片——《爱国卫生运动六十五年》，浓缩了65年来爱国卫生运动的发展历程和辉煌成就，分别于 5 月 29 日和 30 日在中央电视台中文国际频道播出，取得了非常好的收视效果。

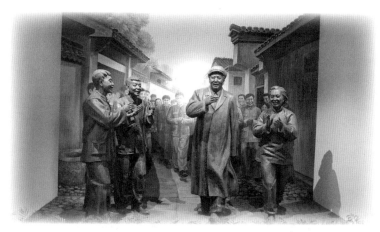

在杭州市全国爱国卫生运动（小营巷）纪念馆里，陈列的毛泽东主席考察小营巷时的塑像

2017 年 7 月 5 日，世界卫生组织向中国政府颁发"社会健康治理杰出典范奖"，以纪念中国爱国卫生运动开展 65 周年，并表彰爱国卫生运动取得的辉煌成就。世界卫生组织西太平洋区主任申英秀代表世界卫生组织颁奖，国家卫生计生委主任、全国爱卫会副主任李斌代表我国政府领奖并讲话，国家卫生计生委副主任、全国爱卫办主任王国强，住房和城乡建设部副部长倪虹等出席活动。

世界卫生组织西太平洋区主任申英秀在颁奖致辞时说，中国爱国卫生运动在其 65 年的历程中，为提高中国人民的健康水平作出了巨大贡献，为全球跨部门的健康行动提供了最早的典范之一。远在"健康融入所有政策"成为全球口号之前，中国就已经通过爱国卫生运动践行着这一原则；远在"健康城市"理念诞生之前，爱国卫生运动就已经通过更好的环境和个人卫生创造了它们；远在世界其他国家开始讨论健康的社会决定因素之前，中国就已经制定出了一套解决这些问题的框架；远在世界其他国家认识到以人为本的初级卫生保健的重要性之前，中国的"赤脚医生"就已经在为社区提供这种保健服务。在步入可持续发展时代之际，中国的爱国卫生运动能为全球提供许多重要的借鉴。

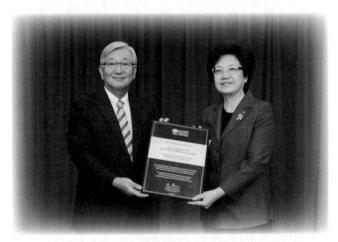

2017年，世界卫生组织向中国政府
颁发"社会健康治理杰出典范奖"

（二）十九大以来的重要决策部署

2017年，党的十九大胜利召开，十九大报告提出要"坚持预防为主，深入开展爱国卫生运动，倡导健康文明生活方式，预防控制重大疾病"，进一步明确了爱国卫生运动的重要性。

2018年10月12日，根据机构调整、人员变动和工作需要，

《国务院办公厅关于调整全国爱国卫生运动委员会组成人员的通知》（国办发〔2018〕102号）发布，对全国爱国卫生运动委员会组成人员作了调整，调整后的全国爱卫会成员单位共33个。由国务院副总理孙春兰任主任，国家卫生健康委主任马晓伟、生态环境部部长李干杰、住房和城乡建设部部长王蒙徽、农业农村部部长韩长赋、国务院副秘书长丁向阳、中央宣传部副部长梁言顺、发展改革委副主任连维良、中央军委后勤保障部副部长李清杰任副主任。全国爱卫办设在国家卫生健康委，承担全国爱卫会日常工作，规划发展与信息化司内设爱国卫生工作办公室，具体负责组织开展全国爱国卫生运动和《烟草控制框架公约》牵头履约等工作。全国爱卫办主任由国家卫生健康委副主任曾益新兼任，全国爱卫办副主任由规划发展与信息化司主要负责同志兼任。

2019年3月6日，根据人员变动和工作需要，经国务院领导同志批准，《全国爱卫会关于调整部分组成人员的通知》（全爱卫发〔2019〕3号），全国爱卫会对部分组成人员作了调整，全国爱卫办主任由国家卫生健康委副主任于学军兼任。

2019年6月24日，《国务院关于实施健康中国行动的意见》（国发〔2019〕13号）印发，聚焦当前和今后一段时期内影响人民健康的重大疾病和突出问题，实施疾病预防和健康促进的中长期行动，要求动员全社会力量广泛参与。同日，《国务院办公厅关于印发健康中国行动组织实施和考核方案的通知》印发，提出"依托全国爱国卫生运动委员会，国家层面成立健康中国行动推进委员会"，负责统筹推进组织实施、监测和考核相关工作。为落实上述要求，2019年7月9日，健康中国行动推进委员会印发《健康中国行动（2019—2030年）》（国健推委发〔2019〕1号），提出"继续发挥爱国卫生运动的组织优势，全社会动员，把健康融入城乡规划、建设、治理的全过程"以及"推进健康城市和健康村镇建设，打造健康环境"，爱国卫生运动成为推进健康中国建设的重要平台和载体。

2020年9月10日，全国爱国卫生运动委员会全体会议在京召开。中共中央政治局委员、国务院副总理、全国爱卫会主任孙春兰主持会议并讲话。全国爱卫会副主任，国家卫生健康委党组书记、主任马晓伟就爱国卫生工作进展作报告。全国爱卫办主任、国家卫生健康委党组成员、副主任于学军介绍了《关于深入开展新时代爱国卫生运动的意见（送审稿）》《全国爱国卫生运动委员会工作规则》《全国爱国卫生运动委员会成员单位职责分工》《2020年全国爱国卫生工作要点》起草情况。会议指出，党中央、国务院高度重视爱国卫生工作，各地各部门深入贯彻习近平总书记关于大力开展爱国卫生运动的重要指示，扎实推进城乡环境卫生整洁行动、卫生城镇创建、健康城镇建设和健康科普宣传等爱国卫生各项工作，城乡环境卫生面貌明显改善，社会健康治理水平持续提升，全民共建共享的良好社会氛围正在形成，为疫情防控奠定了坚实基础和良好氛围。会议要求，各地、各部门要发挥好爱国卫生运动的作用，进一步将爱国卫生工作融入大局，发挥好爱国卫生运动的统筹协调作用和社会动员作用，推动落实好各项重点任务，为健康中国建设奠定坚实基础。中宣部、生态环境部、住房和城乡建设部、农业农村部、中央军委后勤保障部有关负责同志在会上做交流发言。全国爱卫会全体委员参加会议。

2020年9月，为全面贯彻党的十九大和十九届二中、三中、四中全会精神，认真落实全国卫生与健康大会精神和《"健康中国2030"规划纲要》的要求，深入开展爱国卫生运动，结合新冠肺炎疫情防控常态化要求，根据各部门的设置和职能定位，全国爱卫办同全国爱卫会各成员单位修订印发《全国爱卫会关于印发全国爱国卫生运动委员会工作规则和成员单位职责分工的通知》（全爱卫发〔2020〕4号），明确了全国爱卫会的性质及组成、基本职能、工作方法、工作机构、会议制度和公文办理制度，进一步规范了全国爱卫会各项工作，并根据《深化党和国家机构改革方案》的要求，结合各成员单位在爱国卫生工作中承担的重点任务，明确了各成员单位工作职责。

2020年10月29日，中国共产党第十九届中央委员会第五次全体会议通过《中共中央关于制定国民经济和社会发展第十四个五年规划和二〇三五年远景目标的建议》，作出了"全面推进健康中国建设"的重大部署，提出到2025年人民"身心健康素质明显提高""卫生健康体系更加完善"，明确了到2035年"建成健康中国"的远景目标，要求坚持预防为主的方针，深入实施健康中国行动，完善国民健康促进政策，为人民提供全方位全周期健康服务，将"深入开展爱国卫生运动，促进全民养成文明健康生活方式"作为全面推进健康中国建设的重要任务。

为深入贯彻习近平总书记关于爱国卫生工作的重要指示精神，落实党中央、国务院决策部署，2020年11月14日，《国务院关于深入开展爱国卫生运动的意见》（国发〔2020〕15号）印发，这是自2014年12月23日《国务院关于进一步加强新时期爱国卫生工作的意见》以来，国务院再次出台爱国卫生工作的重要文件。文件针对爱国卫生运动面临的新形势、新任务和新挑战，全面总结长期以来特别是疫情发生以来的好经验、好做法，提出要突出问题和结果导向，进一步丰富爱国卫生工作内涵创新方式方法，强化大数据应用和法治化建设，围绕影响群众健康的全局性、长期性危害因素，将爱国卫生运动与传染病、慢性病防控等紧密结合。文件围绕"完善公共卫生设施，改善城乡人居环境""开展健康知识科普，倡导文明健康、绿色环保的生活方式""加强社会健康管理，协同推进健康中国建设""创新工作方式方法，提升科学管理水平"以及"强化组织实施"等明确了具体任务。落实习近平总书记关于"各级党委和政府要把爱国卫生工作列入重要议事日程，在部门设置、职能调整、人员配备、经费投入等方面予以保障"的重要指示，针对各地普遍存在组织机构弱化、人员队伍弱化、协调功能弱化等问题，文件特别强调要健全完善体制机制，加快构建职能科学、事权清晰、指挥顺畅、运行高效的爱国卫生工作体系，要求"街道（乡镇）、社区（村）、机关、企事业单位要明确专兼职爱国卫生工作人员，推动爱国卫生各项工作落实到城乡基层"。

2021年1月4日，《全国爱卫会关于贯彻落实〈国务院

关于深入开展爱国卫生运动的意见〉的通知》（全爱卫发
〔2021〕1 号）明确了《国务院关于深入开展爱国卫生运动的
意见》任务分工方案，要求切实加强组织领导，将爱国卫生工
作纳入各地"十四五"规划重要议事日程。

2021 年 3 月，《中华人民共和国国民经济和社会发展第
十四个五年规划和 2035 年远景目标纲要》正式发布，在 20 项
"十四五"时期经济社会发展主要指标中，有 3 项卫生健康指
标，包括：人均预期寿命、每千人口拥有 3 岁以下婴幼儿托位
数、每千人口拥有执业（助理）医师数，在"第四十四章　全
面推进健康中国建设"部分，将"深入开展爱国卫生运动"单
独列为一节，提出要"丰富爱国卫生工作内涵，促进全民养成
文明健康生活方式。加强公共卫生环境基础设施建设，推进
城乡环境卫生整治，强化病媒生物防制。深入推进卫生城镇创
建。加强健康教育和健康知识普及，树立良好饮食风尚，制
止餐饮浪费行为，开展控烟限酒行动，坚决革除滥食野生动
物等陋习，推广分餐公筷、垃圾分类投放等生活习惯。"为
"十四五"时期爱国卫生工作明确了具体任务。

（三）二十大以来的重要决策部署

2022 年 10 月，党的二十大胜利召开，党的二十大报告提
出"深入开展健康中国行动和爱国卫生运动，倡导文明健康生
活方式"。开展爱国卫生运动是以人民为中心发展思想的重要
体现，是全面推进健康中国建设的重要抓手，是实现中国式现
代化的内在要求。

2022 年 12 月，在爱国卫生运动开展 70 周年之际，国务院

总理李克强作出批示指出，爱国卫生运动 70 年来，开展了卓有成效的群众性卫生活动，为保障人民健康发挥了重要作用，是一项重大惠民工程。要以习近平新时代中国特色社会主义思想为指导，贯彻党中央、国务院决策部署，坚持预防为主，创新机制和工作方式，深入推进城乡环境卫生治理，扎实开展健康教育和促进，为健康中国建设作出新贡献。当前新冠疫情防控优化调整措施在有序推进落实，要发挥优势，调动各方面科学防控积极性。各级政府要进一步加大工作力度，切实保障群众就医和防疫用品需求，守护人民生命安全和身体健康。

2022 年 12 月 31 日，全国爱卫会印发《贯彻落实习近平总书记关于开展爱国卫生运动重要指示精神的通知》（全爱卫发〔2022〕5 号），要求各地以习近平总书记重要指示精神为指引，创新工作方式方法，高位统筹推进新时期爱国卫生工作；强化城乡环境卫生综合治理，全面打造健康美丽宜居环境；全面推进卫生城镇创建和健康城镇建设，不断提高社会健康综合治理水平；全方位倡导文明健康绿色环保生活方式，有效提升全人群健康素养。

2022 年，全国爱卫办组织开展了纪念爱国卫生运动 70 周年系列活动，设计完成爱国卫生运动云展馆，组织起草《家国同行　共建共享——爱国卫生运动 70 年史册》和《家国同行　共建共享——爱国卫生运动 70 年画卷》，制作爱国卫生运动宣传片，开展了一系列线上线下宣传活动。12 月 24 日，为表彰先进，进一步推动全国深入开展爱国卫生运动，全国爱卫会决定授予北京市西城区爱国卫生运动委员会办公室等 184 个集体

"爱国卫生运动 70 周年先进集体"荣誉称号；授予曲德鑫等294 名同志"爱国卫生运动 70 周年先进个人"荣誉称号。

2023 年 1 月 13 日，全国贯彻落实习近平总书记关于爱国卫生运动重要指示精神电视电话会议在京召开。会议深入学习贯彻习近平总书记关于爱国卫生运动的重要指示和李克强总理对爱国卫生工作的重要批示，对做好下一步爱国卫生工作作出部署。会议强调，各地、各部门要全面学习领会习近平总书记重要指示精神，深入总结爱国卫生运动的历史成就与经验，深刻理解爱国卫生运动的新形势新内涵新任务，扎实推进新时期爱国卫生运动各项工作，着力提升全民健康素养水平，补齐环境卫生短板，提升社会健康治理能力，推动卫生健康事业高质量发展。全国爱卫会、国家卫生健康委有关负责同志出席会议并讲话。教育部、住房城乡建设部、农业农村部、全国妇联和北京、浙江、江西、云南爱卫会有关负责同志在会上交流发言。全国爱卫会各成员单位、各省（区、市）及新疆生产建设兵团爱卫会负责同志及相关部门负责同志在线参加会议。

2023 年 2 月 16 日，全国爱卫会暨健康中国行动推进委办公室会议在京召开。全国爱卫办主任，健康中国行动推进委秘书长、推进办主任，国家卫生健康委党组成员、副主任于学军同志出席会议并讲话。会议听取了各部门 2022 年工作进展情况的汇报，审议通过了爱国卫生运动及健康中国行动 2023 年工作要点，并对 2023 年重点任务进行了部署。会议指出，近年来，爱国卫生运动和健康中国行动取得了显著成效，融合推进优势进一步凸显，主要健康指标明显提升，群众主动参与的积极性显著提高。会议要求，各成员单位要进一步提高思想认识，以贯彻落实习近平总书记重要指示为指引，坚持需求导向、目标导向、问题导向，持续深入开展好爱国卫生运动和健康中国行动，助力健康中国建设再创佳绩。全国爱卫会、健康中国行动推进委各成员单位在会上交流发言，委机关相关司局和直属单位负责同志参会。

2023 年 2 月 22 日，国家卫生健康委员会主任、党组书记马晓伟在《人民日报》发表《谱写新时代爱国卫生运动新篇章（深入学习贯彻习近平新时代中国特色社会主义思想)》，回顾爱国卫生运动开展以来取得的辉煌成就，阐述新时代开展爱国卫生运动重大意义，部署加快落实新时代爱国卫生运动各项重点任务。

2023 年 3 月 2 日，全国爱卫会《关于印发全国爱国卫生运动 2023 年工作要点的通知》（全爱卫发〔2023〕1 号）明确了 2023 年爱国卫生各成员单位需要研究制订的文件、推动落实的重点工作、组织开展的活动。2023 年爱国卫生工作的总体要求是：以习近平新时代中国特色社会主义思想为指导，全面贯彻党的二十大精神，认真落实党中央、国务院决策部署，落实《国务院关于深入开展爱国卫生运动的意见》要求，扎实开展爱国卫生各项重点工作，为加快推进健康中国建设作出新的贡献。

三、健康中国建设中的爱国卫生运动

2016 年 7 月 18 日，为了更好地推动健康中国建设，经国务院同意，全国爱卫会印发《关于开展健康城市健康村镇建设的指导意见》（简称"《指导意见》"），正式启动健康城市和健康村镇建设工作。《指导意见》要求，要牢固树立并切实贯彻创新、协调、绿色、开放、共享的发展理念，以保障和促进人的健康为宗旨，将健康融入所有政策，通过建设健康城市、健康村镇，营造健康环境、构建健康社会、优化健康服务、发展健康文化，提高人群健康水平，促进经济社会可持续发展，推进健康中国建设，为全面建成小康社会作出贡献。《指导意见》明确了"到 2017 年，建立健全健康城市和健康村镇建设管理机制，形成一套科学、有效、可行的指标和评价体系，推动各省（自治区、直辖市）开展建设试点，基本形成可推广的建设模式。到 2020 年，建成一批健康城市健康村镇建设的示范市和示范村镇，以典型示范带动全国健康城市和健康村镇建设广泛深入开展，为建设健康中国奠定坚实基础"的工作目标，并确定了健康城市和健康村镇建设的重点任务。7 月 29 日，《全国爱卫办关于做好健康城市健康村镇建设相关工作的通知》印发，进一步部署健康城镇建设工作，要求各省（自治区、直辖市）爱卫会尽快研究制订健康城市健康村镇建设工作指导意见，抓紧研究编制本地区健康城市健康村镇发展规划，研究确定省级健康城市试点和市级健康村镇试点。11 月 1 日，《全国爱卫办关于开展健康城市试点工作的通知》印发，确定了 38 个国家卫生城市（区）作为全国健康城市建设首批试点城市，提出了探索可推广的健康城市建设模式、开展理论创新和实践探索、承担全国健康城市试点工作三项工作内容。11 月 6 日，全国爱卫会在杭州市召开全国健康城市健康村镇建设座谈会暨健康城市试点启动会，健康城市建设试点正式启动。

2016 年 11 月 21 日，第九届全球健康促进大会在上海召开，李克强总理出席大会并讲话，大会通过了《2030 可持续发展中的健康促进上海宣言》（简称"《上海宣言》"）。同时，在大会期间召开了 2016 年国际健康城市市长论坛，包括国内外 123 位市长在内的 1 000 多名代表参加了论坛，刘延东同志出席论坛并发表主旨演讲，指出建设健康城市是千百年城市发展的必然选择，应树立大健康理念，把健康融入所有政策，建设可持续发展的健康城市，让人民共享公平可及的健康服务。论坛发表了《健康城市上海共识》，提出了健康城市治理五大原则和十个健康城市建设行动领域，为全球健康城市建设提供了遵循。

2017 年 5 月 17 日，全国爱卫会办公室、共青团中央、中央文明办、民政部、国家卫生计生委等 5 部门联合印发《关于在健康城市健康村镇建设中充分发挥青少年事务社会工作专业人才和青年志愿者作用的通知》。

2018 年 3 月 28 日，全国爱卫办委托中国健康教育中心、复旦大学、中国社会科学院 3 家单位，在多次征求全国爱卫会成员单位及有关部门、各地爱卫办及各领域专家的意见和建议的基础上，制订印发《全国健康城市评价指标体系（2018 版）》。

2019 年 10 月 21 日，全国爱卫办、国家卫生健康委、工业和信息化部、生态环境部、全国总工会、共青团中央、全国妇联联合印发《关于推进健康企业建设的通知》，发布《健康企业建设规范（试行）》，指导各地开展健康企业建设，促进各地"健康细胞"建设广泛开展，夯实健康中国建设的微观基础。

2021年11月24日，全国爱卫办、健康中国行动推进办联合印发《关于印发健康村等"健康细胞"和健康乡镇、健康县区建设规范（试行）的通知》，发布了健康村、健康社区、健康机关、健康学校、健康促进医院、健康家庭和健康乡镇、健康县区建设规范（试行），加快推进健康城镇、"健康细胞"建设。

四、抗击新型冠状病毒感染疫情中的爱国卫生运动

2020年新年伊始，新型冠状病毒感染疫情成为中华人民共和国成立以来传播速度最快、感染范围最广、防控难度最大的一次突发重大公共卫生事件。以习近平同志为核心的党中央统筹全局、果断决策，坚持把人民群众的生命安全和身体健康放在第一位，领导全国上下迅速打响了疫情防控的人民战争。习近平总书记多次就深入开展爱国卫生运动作出重要指示批示，指出爱国卫生运动是我们党把群众路线运用于卫生防病工作的成功实践。

2020年2月22日，《全国爱卫办关于深入开展爱国卫生运动　做好新冠肺炎疫情防控工作的通知》印发，要求各地爱卫办充分发挥爱国卫生运动的统筹协调作用，广泛动员各部门、各单位和广大人民群众深入持久参与爱国卫生运动，做实

做细做好环境卫生整治、病媒生物防制和科普宣传等当前重点工作，为早日全面战胜疫情营造良好环境。3月18日又下发了《关于开展第32个爱国卫生月活动　为全面打赢新冠肺炎疫情阻击战营造良好环境的通知》，并发出了《动员广大群众积极参与爱国卫生运动的倡议书》，会同中央文明办、生态环境部等八部门开展了以"防疫有我，爱卫同行"为主题的第32个爱国卫生月活动。此后，《全国爱卫办关于深入开展爱国卫生运动强化市场环境整治的通知》《全国爱卫办关于开展冬春季爱国卫生运动　助力常态化疫情防控的通知》印发，为全面打赢疫情阻击战奠定了坚实基础。

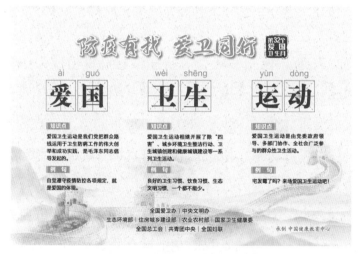

第32个爱国卫生月宣传海报

2020年4月17日，中央文明办印发《关于在精神文明创建活动中深入开展爱国卫生运动的通知》，要求各地结合复工复产的情况，进一步做实做细做好爱国卫生运动重点工作。

2020年11月6日，李克强总理在国务院常务会议上强调

"当前要把爱国卫生运动与冬季疫情防控、流感等其他流行病防治结合起来"。11月12日，国务院应对新型冠状病毒肺炎疫情联防联控机制举行新闻发布会，国家卫生健康委副主任李斌介绍了加强冬季疫情防控和深入开展爱国卫生运动有关情况，全国爱卫办会同各成员单位重点开展了三方面工作。一是加强顶层设计，起草《国务院关于深入开展爱国卫生运动的意见》。二是完善工作机制，印发了《全国爱国卫生运动委员会工作规则》《全国爱国卫生运动委员会成员单位职责分工》《2020年下半年全国爱国卫生工作要点》，进一步明确了爱卫会各成员单位的职责分工与重点工作任务。三是推进重点任务落实，部署各地以提升环境卫生质量、培养文明卫生习惯、强化病媒生物防制等为重点，持续开展冬春季爱国卫生运动，助力常态化疫情防控工作。

2021年1月9日，全国爱卫会、中央文明委、健康中国行动推进委员会联合下发《关于开展倡导文明健康绿色环保生活方式的意见》（全爱卫发〔2021〕4号）。4月，全国爱卫办、中央文明办、健康中国行动推进办联合开展第33个爱国卫生月活动，引导群众培养文明健康、绿色环保生活方式，筑牢疫情防控常态化防控社会大防线。

2021年4月13日，全国贯彻落实《国务院关于深入开展爱国卫生运动的意见》暨推进倡导文明健康绿色环保生活方式活动电视电话会议在京召开。会议传达了国务院副总理、全国爱卫会主任孙春兰的批示，要求坚持以人民健康为中心，不断提升人民群众的健康意识和健康素养，助力推动疫情防控和健康中国建设。全国爱卫会副主任、国家卫生健康委主任马晓伟出席会议并讲话，对相关工作进行了部署。

2022年，全国爱卫办、中央文明办、健康中国行动推进办联合开展以"文明健康　绿色环保"为主题的第34个爱国卫生月活动，进一步倡导文明健康绿色环保生活方式。

2022年9月30日，"爱卫70载　健康中国行——倡导文明健康绿色环保生活方式、助力常态化疫情防控"系列活动启动会在北京举行。活动以线下活动与线上直播相结合的形式开展，由全国爱卫办、健康中国行动推进办主办，北京市爱卫办、北京市海淀区人民政府、中国广播电视社会组织联合会健康中国宣传委员会协办，全国爱卫办、健康中国行动推进办有关负责同志，全国爱卫会、健康中国行动推进委部分成员单位有关负责同志，北京市爱卫办、北京市卫生健康委相关负责同志出席会议。

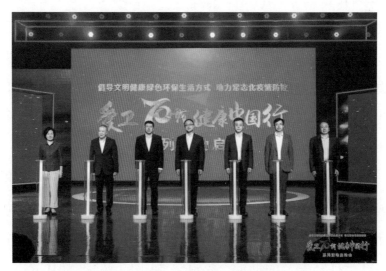

"爱卫70载　健康中国行——倡导文明健康绿色环保生活方式、
助力常态化疫情防控"系列活动启动仪式

2022 年 12 月 27 日，"爱卫 70 载　健康中国行——倡导文明健康绿色环保生活方式、助力常态化疫情防控" 2022 年度全国爱国卫生运动大会在京召开。活动由全国爱卫办、健康中国行动推进办指导，全国爱国卫生运动大会组委会主办。全国爱卫办有关负责同志、全国爱卫会部分成员单位有关负责同志及部分地方政府、社会组织、媒体等社会各界代表和专家学者分别以现场和线上方式出席大会。

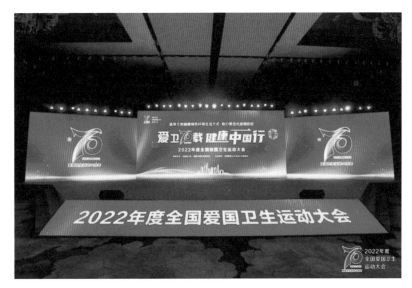

2022 年度全国爱国卫生运动大会现场

各地各部门爱国卫生工作各具特色。中宣部、中央文明办印发《关于在精神文明创建活动中深入开展爱国卫生运动的通知》，引导推动各地各部门把精神文明创建与爱国卫生运动有机结合，推动爱国卫生运动各项任务落地落实。国家发展改革委印发实施《公共卫生防控救治能力建设方案》和

《"十四五"优质高效医疗卫生服务体系建设实施方案》，积极推进公共卫生防控救治能力提升工程，支持疾病预防控制机构、国家重大传染病防治基地和国家紧急医学救援基地建设，全面提升各地疾病防控水平，构建强大公共卫生体系。教育部印发《关于深入开展新时代校园爱国卫生运动的通知》，丰富新时代校园爱国卫生运动的内容和形式，推动校园爱国卫生运动从环境卫生治理向师生健康管理转变。生态环境部大力推进农村饮用水水源地保护、生活污水垃圾治理和禽畜养殖污染防治工作，有效解决村庄脏乱差问题，农村居民获得感、安全感和幸福感显著增强。住房和城乡建设部在全国范围组织开展城市道路大清扫、"城市家具"大清洗、市容环境大清理行动，整治背街小巷等管理薄弱区域，清除违法违规城市户外广告设施。交通运输部出台港口、客运场站和交通工具疫情防控工作指南，指导和督促各地认真落实通风换气、消毒、清洁卫生、人员防护等防控措施，切实落实水运口岸高风险岗位人员集中居住、高频次核酸检测等要求，统筹做好疫情防控和安全生产、运输服务保障工作。农业农村部广泛开展村庄清洁行动，发动农民群众开展"清理农村生活垃圾、清理村内塘沟、清理禽畜养殖粪污等农业生产废弃物和改变影响农村人居环境的不良习惯"活动。中央军委后勤保障部持续推进爱国卫生运动军民深度融合，科学指导部队积极参与驻地城乡环境卫生整洁行动；全国妇联开展绿色家庭创建行动、"美丽庭院"建设工作，发动各级巾帼志愿者、美丽家园建设队、"街巷小管家"等积极开展宣传动员，引领广大妇女和家庭做文明健康绿色环保生活方式的践行者。

浙江省人民政府印发《关于高水平推进爱国卫生运动的实施意见》，提出了"十四五"期间全省创新发展的目标、任务。云南省在全省开展以"清垃圾、扫厕所、勤洗手、净餐馆、常消毒、管集市、众参与"为主题的爱国卫生7个专项行动。北京市充分发挥各级爱卫会和居（村）民委员会公共卫生委员会的作用，开展党员到社区报到，发挥党员模范先锋作用，完善爱国卫生工作网络。河北省全面启动国家卫生城镇创建活动，实现了地级市国家卫生城市零的突破。江苏省命名"爱卫号"地铁专列，广泛宣传卫生防病知识。河南省组织开展了"一科普六行动"活动。广东省在全省范围采取"全面部署、部门联动、网格管理、科学指导、暗访巡查、督促整改、效果评估"爱国卫生闭环式管理工作模式，全面强化重点部位、关键场所环境综合整治，力求爱国卫生运动精准、高效落到实处。广西壮族自治区人民代表大会常务委员会通过了《广西壮族自治区爱国卫生条例》，将爱国卫生运动纳入法制管理。中华预防医学会爱国卫生技术指导工作委员会成立大会暨第一届学术研讨会在北京顺利召开。京津冀健康城市建设联盟、北京健康教育协会举办爱国卫生领导力专题培训班。

随着健康中国战略的确立和实施，健康中国行动的启动和推进，新时代的爱国卫生运动正在不断向纵深化发展，焕发出勃勃生机。

第二章

病媒生物防制

家国同行
共建共享
——爱国卫生运动

病媒生物防制是爱国卫生运动的主要内容之一，其发展大致经历了中华人民共和国成立初期的群众式除四害运动、改革开放后的科学除害活动和新时期以标准法规为基础的可持续控制三个阶段。当前，病媒生物防制法规和标准日益健全，监测体系不断完善，防制技术持续提高，在防病除害、保障人民健康、改善城乡环境以及重大活动的保障与重大灾害的卫生防病中都发挥了重要作用。

第一节　除四害运动的兴起

中华人民共和国成立初期，我国的病媒生物防制工作基础非常薄弱。在党和政府的领导下，这一时期的工作基本上围绕两个中心。一是动员和发动全国广大人民群众积极参与由反击美军细菌战为开端的以消灭病媒害虫为重点的爱国卫生运动。这是我国在特殊时期开展卫生宣传和实施卫生工作的一种特有的工作方法，是当时爱国卫生运动的核心。二是通过以除四害、讲卫生为主要内容的爱国卫生运动，控制当时危害十分严重的鼠疫、疟疾、血吸虫病等传染病，有效降低了这些传染病的发生与流行。

一、早期的除害防病工作

（一）中华人民共和国成立初期的除害防病工作

中华人民共和国成立初期，由于受多年战争和长期封建思想的影响，人民群众对健康的科学认识不够，防疫意识十分淡薄，加上缺医少药、医疗设施缺乏，致使疫病到处蔓延，严重危害人民群众的健康。1950 年 8 月，中华人民共和国成立后的第一届全国卫生工作会议首先把威胁人民群众健康程度最大的 20 种传染病作为防治目标，并将严重危害经济建设和国防建设的天花、鼠疫、霍乱等烈性传染病作为重点加以防治。

据中央人民政府卫生部副部长贺诚于 1951 年 9 月写给党中央的《二十一个月来全国防疫工作的综合报告》记载：为了控制鼠疫的蔓延，卫生部门在 8 个鼠疫中心地区，均设立了防疫所，发动群众捕鼠减蚤，并进行预防注射。1951 年首先在内蒙古自治区、东北及察蒙地区（即察哈尔省，中国原省级行政区）控制了鼠疫的流行，1—6 月全国发病人数较 1950 年同期发病人数减少 78%，鼠疫患者的治愈率也比 1950 年提高了 17%。霍乱自 1820 年传入我国便年年发生。为了制止霍乱及其他传染病的流行，我国加强了交通检疫，以防霍乱从国外传入；加强检验以期及早发现患者；厉行饮水消毒和改善环境卫生，以杜绝传染途径；早期预防注射以增强免疫力。

为了做好卫生防疫工作，卫生部在全国组织了 125 个防疫队，机动使用防疫力量，共派出 6 000 余名卫生工作者赴灾区、疫区、治滩工程区，开展群众性的卫生防疫工作。据统计，1951 年 1—6 月，天花、霍乱、斑疹伤寒、回归热、伤寒和痢疾得到控制；黑热病、疟疾等传染病的防制也取得一定的成效。

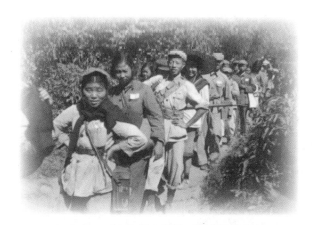

1950年，"抗疟队"深入千村万寨宣传
防疟和抗疟的卫生知识

（二）反细菌战中的除害防病工作

在党和政府的号召下，自1952年起，全国人民掀起了以反对美军细菌战为中心的爱国卫生运动。这一运动规模宏大，在我国历史上是空前的，全国各阶层人民都积极地参加了这个运动。这不仅给细菌战以有力回击，并且大大改善了城乡卫生环境，使人们受到了深刻的清洁卫生教育。

人民群众在运动中提出了"八净"（孩子、身体、室内、院子、街道、厨房、厕所、牲畜圈都要干净），"五灭"（灭蝇、蚊、虱、蚤、臭虫），"一捕"（捕鼠）的要求，男女老幼，上下一致，取得了辉煌成绩。运动到6月进入高潮，在许多地方已真正成为全民性的爱国运动。据不完全统计，仅山东省和北京、天津、重庆三市，参加环境卫生大扫除的人民群众即达1 400余万人。吉林省50%~60%的农民都能够定期进行环境卫生大扫除。为了有组织地开展这一运动，许多地方都训练了卫生工作骨干，仅浙江一省和沈阳、济南、昌潍（今潍坊市）

三个城市即在群众中训练了 64 万余卫生工作人员。各地还通过工人、农民夜校，对群众进行卫生常识教育。仅沈阳、安东（今丹东）、南京、济南、杭州等市，受到卫生教育的人民群众就达 200 万以上。

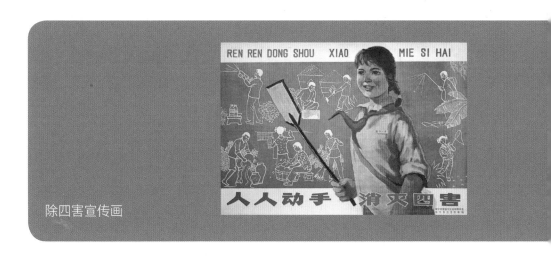

除四害宣传画

在党和政府的领导下，1952 年全国清除垃圾、粪便 1.6 亿多吨，填平污水坑 4 000 余万立方米，修下水道 33 000 余千米，疏通沟渠 28 万余千米，建设和改良水井 130 余万口，捕鼠、灭蝇灭蚊难以计数。爱国卫生运动使各地传染病的发病率和死亡率显著下降。如湖南省衡山县洋塘乡 1952 年 4—9 月患病人数比 1951 年同期减少 78.5%，陕西省长安县尚村患病人数减少了 90% 以上。

爱国卫生运动不仅有效提高了人民群众的健康水平，改善了城乡环境卫生，也使人们受到深刻的卫生教育，起到了移风易俗的作用。

二、发动群众开展除四害运动

（一）除四害的提出和演变

为迅速改善我国卫生落后状况，提高人民的健康水平，保障国家建设顺利进行，1952年12月31日《中央人民政府政务院关于一九五三年继续开展爱国卫生运动的指示》要求：继续加强一切反细菌战的措施，更加普遍深入地发动群众，清除垃圾、疏通沟渠、填平洼地、改善饮水、合理处理粪便，要捕鼠、灭蝇、灭蚊、灭蚤、灭虱、灭臭虫，加强对病媒生物防制。

1957年10月，全国人民积极响应中共八届三中全会的号召，再次掀起以除四害为中心的爱国卫生运动。许多地方党政负责人向群众作宣传、参与除四害工作。

1958年，伴随着我国工农业生产的发展，爱国卫生运动也达到高潮。同年1月，《中共中央关于开展以除四害为中心的冬季爱国卫生运动的通知》印发，并提出具体要求。1月5日，毛泽东主席考察杭州市小营巷的卫生情况，推动了更大规模爱国卫生运动的开展。全国各地都广泛征集除四害的谚语歌谣，总结交流除四害经验，树立典型，同时以检查、评比等方式促进除四害运动的开展，有效控制了影响工农业生产的传染性疾病。如吉林省1958年通过除四害运动使全省各种传染病的总发病率比1957年同期降低76.3%，其中痢疾的发病率下降了88.8%，出血热发病率下降了20%。1958年8月，中央要求把除四害与生产建设相结合，除四害与科学技术相结合。为克服除四害技术落后、杀虫灭鼠药物和器械缺乏的困难局面，全国各地采取土法上马、土洋结合、洋为中用等方式，除了引进双对氯苯基三氯乙烷（DDT，又称"滴滴涕"）、六氯环己烷（又称"六六六"）、马拉硫磷等化学杀虫剂，还在中草药中广泛筛选灭蚊蝇、灭老鼠的药物，除四害的科学技术有了长足的发展。

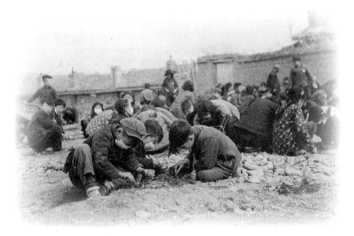

1958 年，小学生进行灭蝇挖蛹活动

为了保护生态平衡、控制林木虫害，1960 年 3 月 16 日，《中共中央关于卫生工作的指示》中指出：今后麻雀不用打了，代之以臭虫。在 20 世纪 70 年代末，由于蟑螂逐渐成为主要的家庭害虫，"臭虫、蟑螂"被并列成为四害之一。后来，由于臭虫的危害逐渐减少，在四害中臭虫被蟑螂所取代。现在通常所说的"四害"，特指蚊类、蝇类、鼠类和蟑螂。

（二）除四害的工作方式

中华人民共和国成立初期，由于我国经济落后，技术力量薄弱，除四害多采用土药、土工具、土办法。这一时期除四害工作的突出特点是自上而下的政府领导、群众参与的工作方式，突出"爱国""突击"和"群众运动"等特点，成效显著，从而得到广大人民群众的积极响应。此后，随着经济和社会发展，除四害被纳入国家建设规划，与农业生产相结合，并组织评比、检查、经验交流与技术推广，同时大搞技术革新。

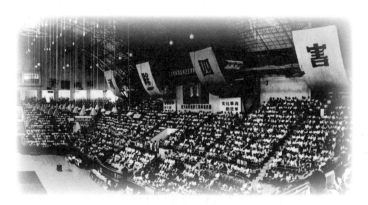

1957 年，北京市召开除四害讲卫生动员大会

1. 除四害与群众运动相结合

1952 年兴起的爱国卫生运动，开创了我国独具特色的卫生工作与群众运动相结合的卫生工作新方式，并在党和政府的领导下逐步发展成为一项群众性的、经常性的卫生工作。1952 年，周恩来总理在第二次全国卫生工作会议上特别强调，要把"卫生工作与群众运动相结合"作为卫生工作的

四项原则之一，发挥群众在爱国卫生运动中的积极性和主动性，把各行各业广大群众的积极性发动起来。1953年1月4日，《人民日报》发表题为《卫生工作必须与群众运动相结合》的社论，进一步推动了除害防病群众运动的开展。群众性的爱国卫生运动开展最普遍、最经常的是除四害、清除垃圾和处理污水。为了使除四害、讲卫生、除害防病得到持续有效地开展，各地在传染病多发的春、夏、秋三季，并利用春节、五一国际劳动节、端午节、国庆节等节假日，坚持常年和突击相结合的形式，开展卫生大扫除和消灭四害的运动。据统计，参加爱国卫生运动的群众在城市约占90%，在农村约占60%。

1958年，为了使爱国卫生运动在经济建设和国家发展中发挥更大作用，党和政府各级领导纷纷考察卫生工作现场，召开形式多样的誓师大会，以调动广大群众的积极性。各地还通过组织检查评比，树立先进典型，用广播、图画、漫画等多种方式开展爱国卫生运动宣传。吉林、安徽、山东、河北、浙江、河南、四川、北京、上海等9个省（直辖市）的负责人主持召开了全民性誓师大会。有些省（自治区、直辖市）则通过广播动员宣传，召开电话会议、负责干部会议、先进积极分子代表会，通过评比、奖励、树立模范典型等形式进行动员。在实际工作中，各级党和政府负责同志以身作则，亲临一线，及时解决运动中存在的问题，提出运动口号和奋斗目标，大大鼓舞了群众的热情，推动了除四害运动的深入发展。

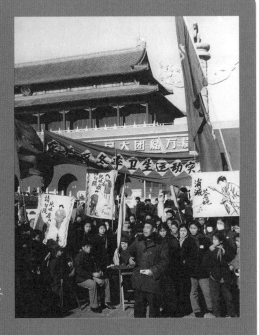

1957年，在北京天安门前开展冬
季爱国卫生宣传活动

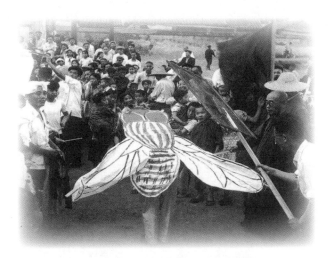

1958年，群众演出街头活报剧
《苍蝇大坏蛋，打死你》

各地广大干部群众不顾严寒、不分昼夜地消灭四害，掀起爱国卫生运动的高潮。如河北省安国县按地区划分了 170 个"战区"，提出了"百鼠百雀要搞净，不让蚊蝇过今冬"的口号，随后又提出"海陆空军总动员，不让残鼠败雀过年关，男女老幼齐上阵，不让苍蝇蚊子过今冬"的爱国卫生运动新口号，形成春节前爱国卫生运动的新高潮。

2. 除四害与生产相结合

1954 年 2 月，政务院强调："爱国卫生运动必须结合生产，适应当地人民的生活和文化条件，因地制宜地在群众自觉自愿的基础上进行。"1955—1965 年，是我国进行社会主义改造和全面建设社会主义时期，这一时期的爱国卫生运动也发展到以改善农村卫生环境、保护劳动力为主要目标。1958 年 8 月 29 日，《中共中央关于继续开展除四害运动的决定》文件指出，"除四害、讲卫生、消灭疾病是增强人民体质、保护劳动力、提高生产效率的一项根本性的重要措施。"

3. 除四害要突击与经常相结合

1958 年 2 月，《中共中央　国务院关于除四害讲卫生的指示》，强调除四害运动要保持经常与突击相结合。1958 年，《中共中央关于继续开展除四害运动的决定》指出除四害应该作为一项经常性的工作，将群众力量和技术力量相结合。1958 年发布的《中共中央关于继续开展除四害运动的决定》要求，爱国卫生运动要突击工作与经常工作相结合，还特别指出，老鼠、苍蝇、蚊子、臭虫是活东西，孳生很快，今天打得不见了，稍一放松，过一个时期它又繁殖起来了。因此，除四害、讲卫生应该成为经常性的工作，一年到头都不能放松。

第二节　除四害活动的深入推进

1978 年党的十一届三中全会后，中央爱卫会先后发布了开展爱国卫生和灭鼠达标等通知，随后又开展了灭鼠和单项达标考核，并将蚊、蝇、蟑螂和鼠的防制扩展到病媒生物的防制，并且以创建卫生城市（简称"创卫"）为抓手，带动了除四害工作的深入开展。1978 年 12 月，卫生部、中央爱卫会在江苏无锡召开了全国除四害、农村环境卫生科研协作会议（简称"无锡会议"），会议再次强调科学除害的重要性，并组织专家进行科研攻关。自此，我国的病媒生物防制工作揭开了崭新的一页，全国也掀起了爱国卫生运动的新高潮。

在这一时期，各级政府要求将爱国卫生工作纳入社会发展规划，开展爱国卫生运动、卫生达标评比、卫生城市创建等活动。创卫达标作为一种有效的载体，促进了城市卫生状况、市容市貌和环境质量的改善，减少了各类病媒生物孳生场所，加强了综合防治工作，引导广大市民养成讲卫生、守公德的行为习惯，在不断提升城市综合质量、文明程度和市民的健康素质方面发挥了积极作用。

1989 年 2 月通过并实施的《中华人民共和国传染病防治法》，首次从法律层面提出病媒生物的概念，阐释了病媒生物控制的意义。随后，各地市依法颁布了爱国卫生管理条例、除四害管理办法等，将病媒生物防制纳入法制化管理范畴，保证病媒生物防制工作的开展有法可依、有据可查、有章可循，病媒生物防制工作也由此进入科学防治、综合防治的阶段。

一、除四害达标活动

（一）单项达标

20世纪80年代初期，我国的鼠类危害相对较重。中央爱卫会在《关于当前鼠害情况的报告》中指出，1981—1982年，全国各地鼠害严重，出血热等鼠传疾病有蔓延趋势，严重危害群众健康和各项生产建设；农田受灾面积高达上亿亩，估计每年由于鼠害损失的粮食高达320亿斤（160亿千克），比我国从国外进口粮食还多20亿斤（10亿千克）；畜牧业也遭到严重破坏，青海、新疆、内蒙古等省（自治区）的部分草场草根被鼠咬断变成一片"黑土"；林业生产也因鼠类盗食树籽、毁坏幼苗、咬断树根等直接危害影响林木更新，造成严重的经济损失；城镇居民区、工厂以及畜禽场鼠情也不容乐观，经分析导致鼠害严重发生的原因主要是环境差、缺乏灭鼠设施、全国灭鼠行动不统一、宣传工作不到位等。

为迅速控制鼠害、防病保粮，中央爱卫会会同农牧渔业部、林业部、商业部、化工部以及卫生部向国务院提交了灭鼠申请，要求组织一次全国性的群众灭鼠活动。1983年3月8日，《国务院关于开展春季灭鼠活动的通知》，要求全国城乡结合"五讲四美三热爱"活动，发动群众进行一次至几次突击性的灭鼠活动。在中央爱卫会的统一领导下，以灭鼠工作为重点的全国性除四害活动在各地广泛开展。各地因地、因时制宜，不断总结经验，产生了许多先进典型。广东省水东镇在发动群众，依靠科学，开展除四害、讲卫生活动，城镇卫生综合治理以及垃圾粪便无害化处理等方面的经验得到中央爱卫会的肯定，中央爱卫办于1986年5月28日在广东省电白县水东镇召开全国城镇爱国卫生运动经验交流会，推广水东镇的做法。至此，全国迎来了病媒生物防制达标的新时期。

早在1958年，大连海港因其出色的灭鼠工作曾被称为"无鼠害港"，随后因多种原因造成鼠密度回升。1978年全国除四害、农村环境卫生科研协作会议后，大连灭鼠工作重新启动，成效显著。截至1982年5月，大连海港通过中央爱卫办组织的科学鉴定，成为我国第一个无鼠害单位。1985年6月，铁路丹东站经过中央爱卫办、卫生部和铁道部联合作出的技术鉴定，达到了无鼠害的技术标准，成为我国第一个无鼠害车站。1985年12月，中央爱卫办和民航局联合对首都机场进行无鼠害航空港技术鉴定，首都机场成为我国第一个灭鼠达标的机场。

在灭鼠工作中，内蒙古自治区赤峰市取得显著成效。1985年11月，中央爱卫办组成专家组对赤峰市的鼠密度进行现场考核鉴定，确认赤峰市鼠密度全面达标，成为灭鼠工作第一个"一役达标"的城市，开创了城市除害达标的先例。同时，各系统也纷纷积极推动系统内"无鼠害"单位的创建活动。1987年11月，海军某军港通过海军爱卫会的实地考核鉴定，成为海军第一个创建的无鼠害、无蟑螂害军港。

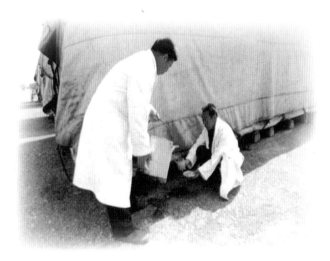

1987 年，港口码头库场坚持
投药巩固灭鼠成果

　　在病媒生物防制工作者多年的精心研究和科研攻关下，制订了符合我国国情的无鼠害市、县（区）单位考核、鉴定办法。1987 年，中央爱卫会《关于下发无鼠害市、县（区）、单位考核、鉴定、命名试行办法的通知》正式下发，文件规定了无鼠害市、县（区）单位的考核、鉴定和命名标准，使我国除害工作有了国家考核检查标准。1988 年，中央爱卫办印发《关于印发〈灭蚊、蝇、臭虫、蟑螂考核鉴定标准及办法〉的通知》，规定了蚊、蝇、臭虫和蟑螂的考核、鉴定标准，县、市、单位可以申请单项达标考核。1989 年 4 月，为使考核结果更加客观，全国爱卫会发出《关于改革灭鼠工作考核、鉴定程序有关问题的通知》，将"无鼠害"改为"灭鼠先进"。上述标准的实施，推动了我国病媒生物单项达标活动的开展。我国病媒生物防制工作者联合攻关，使我国常见的病媒生物防制水平有了标准可依，为推动我国病媒生物控制法制化、规范化建设奠定了基础。

1989 年，全国爱卫会发出通知，经考核鉴定，沈阳市、银川市、石家庄市、兰州市、宁波市、重庆市、成都市先后被授予"灭鼠先进市"荣誉称号；哈尔滨市、大连市、包头市、呼和浩特市城区达到文件规定的灭蟑螂先进标准，授予"灭蟑螂先进城区"称号；赤峰市、吉林市、台山市城区达到第 177 号文件《关于印发〈灭蚊、蝇、臭虫、蟑螂考核鉴定标准及办法〉的通知》规定的灭蝇标准，授予"灭蝇先进城区"称号，病媒生物控制达标活动在全国范围内得到广泛开展。

（二）单位达标

在鼠类"一役达标"的带动下，蚊、蝇、蟑螂的整体控制水平也达到了一个新高度。鉴于车站、港口、机场及旅客列车、客轮、客机的卫生状况，不仅直接反映我国物质文明与精神文明建设水平，也直接关系到客运的安全、人民的健康和国家的声誉，全国爱卫会与铁道部、交通部、民航局商定，在全国开展检查、评比、命名"卫生车站""卫生港口""卫生机场"以及"卫生列车""卫生客轮""卫生客机"活动。

1989 年，全国爱卫办发布《车站、港口、机场卫生检查考核标准、项目和内容》的通知，通知对媒介生物控制效果做了明确的规定，灭鼠、灭蚊、灭蝇、灭臭虫、灭蟑螂均需达到全国爱卫会规定的先进单位标准。1991 年，全国爱卫办发布《关于组织对申报"卫生车站、港口、机场旅客列车客轮客机"的单位和交通工具进行卫生检查考核的通知》，于 7—9 月由全国爱卫办与铁道部、交通部、民航局主管部门组成 4 个专业检查考核组，分别对铁路系统申报的 11 个火车站、12 列旅客列车，交通系统申报的 5 个港口、8 艘客轮，民航系统申报的 6 个机场、8 架客机进行了检查考核。经考核，这些单位和交通工具均已达到相关标准，分别授予"全国卫生车站""全国卫生旅客列车""全国卫生港口""全国卫生客轮""全国卫生机场"和"全国卫生客机"的称号。

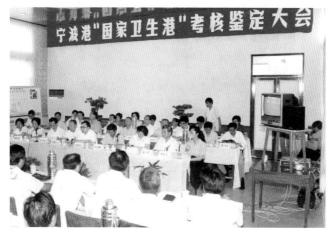

1991 年，宁波港"国家卫生港"考核鉴定大会

（三）卫生创建中的除四害工作

为贯彻落实《国务院关于加强爱国卫生工作的决定》，全国爱卫会决定开展创建国家卫生城市活动，并于 1989 年 10 月 19 日发出《关于开展创建国家卫生城市活动的通知》，同时下发《国家卫生城市检查、考核标准》。创建国家卫生城市活动从此拉开帷幕，将病媒生物防制作为卫生城市创建的必要条件和重要内容纳入创建国家卫生城市工作之中。

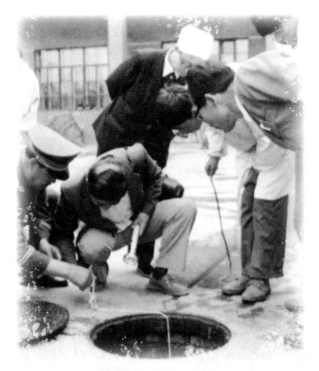

1990 年，全国城市卫生检查团
在西宁检查下水井灭鼠效果

《国家卫生城市标准》中对基础设施有一套硬性要求，组织管理特别是长效机制切实可行，除四害要达到全国爱卫会印发的《灭鼠、蚊、蝇、蜚蠊标准》和《灭鼠、蚊、蝇、蜚蠊考核鉴定办法》标准要求，即灭鼠必须达标，灭蚊、灭蝇、灭蟑中要有两项达到标准要求，另一项不超过标准的 3 倍。为了保证除四害达标活动的科学性和可行性，全国爱卫会还配套发布了《灭鼠、蚊、蝇、蜚蠊现场考核办法》，使达标考核体系得到规范完善。

随着国家卫生城市创建工作的深入开展，病媒生物控制工作也得到了扎实推进。主要表现在两个方面，一方面是从政府层面上推进了爱卫、疾控系统病媒生物防制工作机构、人员、经费的落实；另一方面是城市卫生基础设施，特别是垃圾收纳体系、公厕建设等得到了完善，防鼠、防蝇设施得到了加强，孳生地治理水平得到提高，四害密度进一步下降，其危害得到一定程度的控制。

二、科学指导除四害

（一）科研攻关

1978年，全国科学大会开创了科技发展的崭新时代。中央爱卫会重新成立之后，认识到以除害灭病为中心的爱国卫生运动单纯依靠群众性的、轰轰烈烈的活动，没有科学指导是不行的，因此，卫生部、中央爱卫会于1978年12月14—20日召开了无锡会议。会议旨在贯彻《1978—1985年全国医药卫生科学研究重点规划》草案中有关除四害、农村环境卫生项目，以及1978年8月全国爱国卫生运动烟台地区现场经验交流会关于加强科研工作、实现卫生工作纲要的精神。会议总结交流了除四害、农村环境卫生科研工作的经验；讨论制订了1979—1985年除四害、农村环境卫生科研协作规划及1979—1980年实施计划，组织落实了协作单位；研究并提出了除四害、农村环境卫生关键性技术课题，包括"蚊、蝇、鼠的种类和分布调查及生态学的研究""杀灭方法的研究""臭虫、蟑螂、虱子的生态及杀灭方法的研究""除四害试点区和先进地区经验总结推广"四项共27个独立的研究课题；成立了灭蚊、灭蝇、灭鼠、灭臭虫蟑螂、沼气卫生、农村"两管五改"、新农村规划卫生、粪便无害化卫生评价标准等 8 个专题组，分别由该领域研究较深的专家学者牵头进行科研攻关，解决我国除害灭病中急需解决的科研问题。此后，形成了以中央爱卫会为领导、各协作单位共同参与的全国性科学除害防病的协作模式。

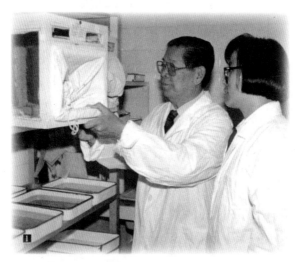

中国科学院学部委员、军事医学科学院
陆宝麟教授（左）指导蚊虫防制研究

经过各协作组多年的科研攻关，病媒生物控制方面取得了可喜成果，基本摸清了一些重要的病媒生物本底和抗药性的情况，在新的药械开发方面也取得了进步。全国爱卫会、卫生部对攻关成果进行了两次评奖活动，共评出一、二、三等奖 63 项，鼓舞了科研工作者的干劲，推动了媒介生物控制工作的发展。特别是对于协作组的项目，全国爱卫办提供专项资金给予支持，并要求基层给予相应的配套扶持。在人员培训、奖励鼓舞、经费支持等方面，全国爱卫会给予了全方位的支持，也由此迎来了我国除四害科研工作的一个繁荣时期。

（二）学术交流

为落实 1978 年无锡会议任务，中国医学科学院流行病研究所牵头的灭鼠新药研究协作会议于 1979 年 3 月 13—15 日在北京举行，协作组成员单位共 17 人出席。各单位汇报了情况，共同拟定了统一的试验方法，排出了新药供应顺序和月份。同时，代表们一致认为，应加强情报交流，建议年内出版灭鼠资料文集。

1979 年 12 月 17—22 日，第一次全国鼠类科研协作会议在厦门召开，负责鼠类科研协作项目的各单位汇报了工作进展。鼠类科研有了一定的进展，12 个省（自治区、直辖市）初步查清鼠类及其体外寄生虫的区系分布，但在生态、杀灭等方面存在发展不平衡等问题。会议共收到论文 90 篇，包括鼠类区系 12 篇、生物学 17 篇，与疾病的关系 13 篇、灭鼠 34 篇、体外寄生虫 14 篇。1983 年 11 月和 1984 年 9 月，分别在浙江宁波和山西襄垣举行全国灭鼠科研协作交流会，与会人数也逐年增加。

与此同时，全国性的经验总结交流会议时常召开。如 1981 年 11 月在郑州市召开全国除四害科研经验总结交流会、1982 年 12 月在涿县（今河北省涿州市）召开了全国灭鼠学术讨论会、1989 年 7 月在吉林召开全国鼠害监测防治学术讨论会、1990 年 5 月在大庸召开南方灭鼠科研协作会议、1990 年 7 月在北京召开了灭鼠技术研讨会、1990 年 8 月在二连浩特召开北方鼠类防制技术研讨会、1993年10月在青岛市召开第一次中国鼠害与卫生虫害防制协会学术年会、1994年3月在重庆—武汉江轮上举行全国除四害达标与巩固成果的组织与技术研讨会等。其他蚊类、蝇类、蟑螂、臭虫学组活动也定期开展，初步摸清了我国常见媒介生物的生物学特性、抗药性水平、防控方法与措施。杀虫药械学组紧密产学研关系，将科研与应用结合，推进了我国杀虫药械学科发展。全国学术交流会议的举行成为国内同行交流经验、提高业务水平的契机。

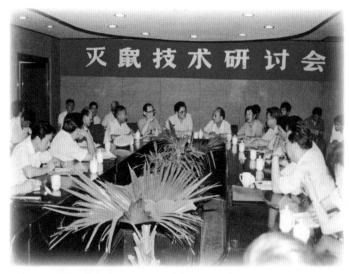

1990年，全国灭鼠技术研讨会召开

1985年9月，《中国鼠类防制杂志》创刊，经中央爱卫办研究，《中国鼠类防制杂志》更名为《中国媒介生物学及控制杂志》，并增加蚊、蝇等内容。为促进我国卫生杀虫药械学科的发展，《卫生杀虫药械》于1995年2月创刊出版，2001年更名为《中华卫生杀虫药械》，刊载内容包括卫生杀虫灭鼠药械和病媒生物防制研究、应用与管理的新成果、新产品和新技术等。病媒生物控制方面专业杂志的创建，对提高病媒生物控制科研水平、普及防控知识、培养专业人员起到了促进作用。

（三）科普培训

根据 1978 年 12 月无锡会议和 1979 年 6 月中央北方地方病办公室在沈阳召开的北方地方病科研工作会议的精神，中国医学科学院流行病学微生物学研究所委托郑州铁路中心防疫站于 1979 年 12 月 3—26 日在郑州市举办了全国灭鼠技术学习班，来自地方和铁路防疫站及科研院所的 88 名学员参加了培训。培训内容为灭鼠研究方法、啮齿动物生态学、啮齿动物分类学、啮齿动物防制、医学蜱螨学、蚤类及其防制。

自 1982 年起，全国爱卫办在中国昆虫学会的支持下，由北京昆虫学会先后举办 6 期医学昆虫进修班，从常见医学昆虫的形态学、生态习性及其与疾病的关系和防治措施等方面进行培训。

为了更好地指导基层病媒生物防制工作，在全国爱卫会的组织和领导下，相关专家和教授结合自身的实践工作经验，编制《卫生害虫及其防治教程》，指导基层工作。

针对城市卫生害虫控制中存在的问题，全国爱卫会在 20 世纪 80 年代末组织鼠类、蚊类、蝇类、蟑螂、臭虫协作组分别编写了《城市灭蚊》《城市灭蝇》《城市灭蟑》《城市灭鼠》四本读物。根据基层的要求，为配合城市卫生达标活动，全国爱卫办将四本读物合并为《除四害指南》并于 1994 年出版发行。此书提供了一些符合我国国情的除四害方针策略和科学方法，满足了当时我国除四害工作的需求，既有很强的指导性，又具有科学性和指示性，深受灭鼠、杀虫这一领域的实际工作者及广大群众的欢迎。根据基层的要求，在对部分章节进行补充修订的基础上，该书于1998年再版，对指导基层科学的除害工作起到了积极的作用。2010年，随着社会的发展，一些病媒生物的技术、方法和药械等都发生了很大变化，《除四害指南》及其增补版已难以满足病媒生物控制工作的需要。为满足我国病媒生物防制实用技术的实际需求，全国爱卫办再次组织专家，充分消化、吸收国内外的最新技术和成熟经验，编撰了《病媒生物防制实用指南》一书。

1979年6月11日，中央爱卫会、卫生部发出通知，要求迅速将各级爱卫会办公室建立健全起来，配备专职干部。随后各级政府采取的一系列有效措施，使各地爱国卫生运动获得了蓬勃发展，病媒生物控制工作在行政管理层面也得到了加强。1989年，国务院发布了《国务院关于加强爱国卫生工作的决定》，要求各级政府把爱国卫生工作纳入社会发展规划，切实加强领导，使卫生条件的改善及卫生水平的提高与四化建设同步发展。全国爱卫会第八次扩大会议确定，自1989年起，每年4月为"爱国卫生月"，进行爱国卫生的宣传工作，普及卫生常识，发动群众积极参与爱国卫生月的活动，深入开展城乡环境卫生整洁行动。随着爱国卫生月活动的开展，病媒生物孳生环境得到有效清除，群众除害防病知识得到提高，对控制春季病媒生物孳生、做好传染病防治工作起到了重要的促进作用。

（四）专家指导

为了更好地指导全国科学除害工作、提高我国除四害工作科学技术水平和防制效果，1996 年 4 月 23 日，《全国爱卫会关于成立除四害专家委员会的通知》下发。1996 年 6 月 21 日，全国爱卫会除四害专家委员会在张家港市召开了成立大会和专家委员会第一次会议，通过了《全国爱卫会除四害专家委员会章程》和《全国爱卫会除四害专家委员会开展技术咨询活动的方案》。

全国爱卫会除四害专家委员会成立后，协助全国爱卫办拟定了《灭鼠、蚊、蝇、蜚蠊标准》和《灭鼠、蚊、蝇、蜚蠊考核鉴定办法》等四害防制标准及检查考核办法、开展除四害技术指导、调查研究及咨询活动、进行四害防制适宜技术推广、负责除四害科研课题论证、科研成果评审等工作，充分发挥了专家的作用，推动了四害防制技术的不断发展。

（五）规范用药

1. 规范蚊香的生产与使用

20 世纪 80 年代，国内某些蚊香厂采用 DDT 作为有效成分生产蚊香，对环境污染严重，对人民群众健康造成危害。1983 年，中央爱卫会邀请相关专家和主要蚊香厂家代表在北京召开座谈会，会上提出禁止 DDT 在蚊香上的使用，同时成立全国蚊香科研课题专题组。随后，中央爱卫会、轻工业部、商业部于 1986 年 9 月在北京召开了蚊香卫生管理办法座谈会，商讨蚊香市场监督管理事宜。为改变国内蚊香用药混乱的局面并依法加强监督、规范市场，1986年12月，中央爱卫会和卫生部联合印发了《蚊香卫生监督暂行规定》，对监督、规范蚊香的生产和销售，保障人民的身体健康发挥了积极作用。由于中央爱卫会的重视，全国蚊香科研专题组积极行动，蚊香生产企业按要求规范生产，各级卫生防疫部门则对市场进行规范监督，短时间内扭转了蚊香销售市场的乱象，使我国蚊香生产与销售步入了法制化轨道，同时也为其他卫生杀虫剂的生产、销售、监督管理起到了示范作用。随着国家法律法规体系的规范完善，1997年农业部颁布了《农药管理条例》，条例中明确规定了蚊香等卫生杀虫剂属农药管理范畴，划归农业部门统一管理。2004年10月全国爱卫会发布通知，废止《蚊香卫生监督暂行规定》。

2. 整治急性鼠药的生产和销售

四亚甲基二砜四胺（俗称"毒鼠强"）、氟乙酰胺等剧毒类鼠药，因其易引发二次中毒和对人畜的高毒性，国家早已明令禁止生产、经营、使用，但由于部分违法商贩受到利益驱动私下生产剧毒鼠药，造成中毒事件时有发生，严重威胁着人民群众的生命安全和社会的稳定。为彻底解决毒鼠强乱象，2003年7月发布的《国务院办公厅关于深入开展毒鼠强专项整治工作的通知》，决定在全国范围内深入开展毒鼠强专项整治工作。全国爱卫会作为重要部门参与市场整顿组和灭鼠试点宣传组的具体工作，各省市爱卫会负责杀鼠剂经营资格核准、经营地指导、培训及统一灭鼠工作，为规范灭鼠市场起到了积极作用。

三、社会力量参与除四害工作

（一）学会与协会

1. 中华预防医学会媒介生物学及控制分会

1981 年 11 月，全国除四害科研经验总结交流会在郑州召开，会上成立了全国消毒、杀虫、灭鼠专题委员会，并召开了第一届全体委员会议，主要在科研规划、干部培养、成果鉴定、情报交流等方面提出了建议。

1983 年 6 月，消毒、灭鼠、杀虫专题委员会第二次会议在北戴河举行。会议明确了蝇类组、蚊类组、蟑螂臭虫组、鼠类组和杀虫药械组的科研主攻方向，提出《除四害技术措施（草案）》的修订意见，建议创办刊物和筹建学会。由于消毒和杀虫、灭鼠在学科上无关联性，除四害规划中也无消毒内容，为与世界卫生组织有关部门接轨，会议建议将消毒、灭鼠、杀虫专题委员会名称改为媒介生物学及控制委员会或医学动物专题委员会。1985 年 8 月，消毒、灭鼠、杀虫专题委员会正式向卫生部提交更名报告。1985 年 11 月，中央爱卫办下发《关于调整"消毒、杀虫、灭鼠专题委员会"》的文件，将"消毒、杀虫、灭鼠专题委员会"更名为"卫生部医学科学委员会媒介生物学及控制专题委员会"。1988 年 7 月，经上级批准，以医学科学委员会媒介生物学及控制专题委员会为基础，在中华预防医学会设立媒介生物学及控制分会。

1989 年 2 月，中华预防医学会媒介生物学及控制分会成立大会在郑州召开，会上产生了第一届委员会，设置鼠类防制学组、蚊类防制学组、蝇类防制学组、蟑螂臭虫防制学组、杀虫药械学组5个学组。2002年，中华预防医学会媒介生物学及控制分会又增设了有害生物治理行业（简称"PCO"，后称"PMP"）学组。各学组定期召开学组会议，促进了学科的建设与发展，为全国从事媒介生物学及控制工作的同行创造了一个广泛交流本领域新进展、新技术、新方法、新成果的学术平台。随着时代的发展，群众对环境卫生需求日益提高，病媒传播疾病跨境、跨地区联防联控的新形势，都对病媒生物的控制提出了更高的要求。为了适应这种新的形势，分会于2006年牵头发起举办了"媒介生物可持续控制国际论坛"，为相关专业同行们交流科学成果提供了更大更广泛的平台。

2. 中国卫生有害生物防制协会

1990年7月18日，时任中共中央政治局委员、国务委员、国家教委主任、全国爱卫会主任李铁映同志在全国灭鼠技术研讨会上提出要成立鼠害防制协会。为此，全国爱卫会于1990年10月12日向李铁映同志提交《关于申请成立中国鼠害及医学昆虫防制协会的请示报告》，同时申请成立协会筹备小组。1992年9月8日，民政部同意成立中国鼠害与卫生虫害防制协会。1992年10月20日，全国爱卫办下发了《关于召开中国鼠害与卫生虫害防制协会成立大会的通知》。同年11月，中国鼠害与卫生虫害防制协会成立，来自全国142个行业的代表出席了成立会议。2009年7月2日，民政部批准"中国鼠害与卫生虫害防制协会"更名为"中国卫生有害生物防制协会"，以便更好地反映行业所从事防制服务工作的扩展。

协会成立后围绕除四害开展了大量的工作，自 1993 年 10 月第一次中国鼠害与卫生虫害防制协会学术年会召开以来，至今已召开了 20 余届，成为我国有害生物防制行业年度重要的会议。为了适应行业快速发展的需要，自 2015 年开始，协会学术年会更名为"中国卫生有害生物防制大会"。

1998 年 4 月，经外交部和卫生部批准，中国鼠害与卫生虫害防制协会加入亚大区杀虫管理联盟协会。1999 年 9 月，第 11 届亚大区杀虫管理联盟协会年会在北京举行，来自 19 个国家和地区的代表参会。2009 年 11 月，第 21 届亚大区杀虫管理联盟协会年会在北京成功召开。

为了引起各国政府、公众、媒体等社会各界对害虫问题的重视，并统一行动消除疾病传播危害、传播科学防制理念，提升对有害生物防制从业群体的职业尊重，呼吁人们关注身边的"小害虫"带来的"大危害"，中国卫生有害生物防制协会联合世界卫生组织媒介生物监测与管理合作中心、亚大区杀虫管理联盟协会、美国害虫管理协会、欧洲害虫管理协会等，共同发起了设立"6 月 6 日世界害虫日"的倡议，每年以主题日的形式开展系列宣传，得到了全球多国害虫防制相关组织的积极响应和支持。2017 年 6 月 6 日，中国卫生有害生物防制协会在北京举办了"世界害虫日"发布大会，来自数十个国家和地区的 300 多位代表参加了发布会。

（二）市场化服务

随着我国经济社会的发展，除四害运动由以往的群众运动向专群结合转变，催生了我国有害生物防制市场的发展和壮大，而创建卫生城镇工作的深入开展，使各种形式的公共卫生服务需求应运而生，政府购买服务也推动了有害生物防制服务市场化的发展。有害生物防制服务业在我国正逐渐形成规模化的PCO服务产业。2016年，我国大陆地区专业有害生物防制企业已发展到1.0万~1.2万家，从业人员约20万，有害生物防制服务市场规模已达40多亿元。

为进一步加强和规范病媒生物市场化服务行为，积极引导有害生物防制服务业健康有序发展，全国爱卫会、卫生部在2009年发布的《病媒生物预防控制管理规定》中提出鼓励有害生物防制服务业提供优质服务，引导和规范有害生物防制服务业公平竞争、健康发展的市场化原则。许多省（自治区、直辖市）也出台了相关病媒生物控制管理规定，倡导行业自律，规范行业行为，提升企业管理与服务水平，改善市场环境，对促进行业良性发展起到了积极的引导作用。

为进一步提升有害生物防制服务机构市场化服务水平和能力、满足社会日益增长的规范化服务需求，在全国病媒生物控制标准专业委员会秘书处的指导和推动下，中国卫生有害生物防制协会于2016年发布了《有害生物防制服务机构服务能力等级评定》团体标准，对指导有害生物防制服务机构规范化服务和技术能力的提升起到了积极的推进作用。早在2004年，劳动和社会保障部就将有害生物防制员纳入了我国职业资格目录，成为我国众多职业工种之一。2017年9月12日，有害生物防制员再次被确认列入人力资源和社会保障部140项职业资

格目录清单。同时，协会于 2004 年受劳动和社会保障部委托
制订了《有害生物防制员职业标准》，进一步规范了有害生物
防制人员的职业标准，并根据标准制订了《有害生物防制员》
（初级、中级和高级）培训教材。自 2007 年有害生物防制员培
训教程和技能鉴定题库开发完成后，全国有 20 多个城市（北
京、上海、广州、重庆等）开展了有害生物防制员的培训和
技能鉴定工作，获得有害生物防制员职业资格的有近 2 万人。
2019 年 12 月 10 日，由中国卫生有害生物防制协会联合相关
单位创办的首个全国性有害生物防制培训及科普教育基地——
北京市朝阳区卫健功成职业技能培训学校正式揭牌，学校主要
开设有害生物防制技术及标准应用培训、媒介传染病防制管
理、企业管理及相关服务行业课程，开展配套人才交流与学员
就业指导等工作，也面向全社会提供专业有害生物防制科普教
育展示及交流。

第三节 病媒生物防制的持续发展

新时期病媒生物防制主要表现为发展和提高，创建国家卫
生城市活动取代了前期的病媒生物防制单项达标活动。随着全
球气候、生态环境的变化和经济发展与人民生活水平的不断提
高，病媒生物控制的可持续发展成为新时期亟须解决的问题。
目前，我国已将病媒生物控制纳入疾病预防控制的总体规划，
逐步出台了相关法规和标准，建立完善了病媒生物监测体系，
大力提倡科学有效的综合防制技术。所有这些，都促进了病媒

生物控制的常态化、法制化、标准化和科学化，有利于以可持续发展的理念开展日常生活、重大活动、自然灾害与媒介传染病防治中的病媒生物控制工作。

一、健全法规和标准

在中华人民共和国成立初期，我国开展了全国范围的除四害和病媒生物控制活动，初步形成了具有中国特色的相关法规框架，但是在法规制定和执行层面仍有很多工作需要完善。进入 21 世纪，随着《中华人民共和国传染病防治法》《病媒生物预防控制管理规定》等法律法规的制定实施，我国病媒生物防制工作逐步进入法制化轨道，各地爱卫办也制定发布了具有地方特色、切实有效的病媒生物防制法规。

（一）病媒生物控制相关法规

长期以来，全国各省（自治区、直辖市）均将四害等病媒生物控制工作列为爱国卫生工作内容之一，全国各级爱卫会纷纷制定了病媒生物控制相关法规，对有效降低病媒生物密度和控制媒介生物传染病起到了积极的作用。

2010 年以前，我国涉及病媒生物防制的法律法规主要有《中华人民共和国传染病防治法》《中华人民共和国食品卫生法》《中华人民共和国国境卫生检疫法》《农药管理条例》《餐饮业食品卫生监督管理规定》以及《化妆品管理条例》等，但由于分散在不同的专业，缺乏明确的法规条例加以统一，而病媒生物控制有其专业特点，所以病媒生物控制在实施过程中存在诸多问题。

　　病媒生物控制强调综合治理，需调动各部门、各社群的参与，强调预防性的卫生监督。由于缺乏国家层面的病媒生物控制的法律法规，从而造成病媒生物控制的实施缺乏有力的法律依据，一些技术控制措施也难以在法律法规的框架内予以落实，限制了病媒生物控制工作的发展，使其难以适应卫生防病工作特别是媒介传染病防制工作的需要，同时，原有的病媒生物防制模式也随着社会经济的快速发展而面临着调整。

　　为进一步加强和规范病媒生物预防控制工作、有效防控媒介生物性传染病的发生和流行、保护人民群众的身体健康，全国爱卫会、卫生部于 2009 年 10 月 29 日发布了《病媒生物预防控制管理规定》，具有里程碑意义。《病媒生物预防控制管理规定》是在总结概括实践经验的基础上制定的，力求适应当前形势的需要，是开展除四害活动几十年来国家层面上发布的第一个病媒生物防制相关规章，不仅适用于全国城乡的病媒生物治理的实际工作，也涵盖了病媒生物控制所涉及的行业与学科。

　　《病媒生物预防控制管理规定》统一了病媒生物的概念，明确了病媒生物是指能够将病原体从人或者其他动物传播给人的蚊蝇鼠蟑等生物；明确了爱卫会、爱卫会成员单位、疾病预防控制机构、机关、企业、事业单位和居民委员会、村民委员会以及病媒生物预防控制服务机构的职责分工；确立了病媒生物预防控制工作遵循以环境治理为主的综合预防控制原则，坚持政府组织与全社会参与相结合、鼓励个人和家庭搞好居家卫生的方针；提出鼓励有害生物防制服务业提供优质服务、引导和规范有害生物防制服务业公平竞争、健康发展的市场化原则。

随着各级政府对虫媒病和病媒生物控制工作的重视，省、市两级政府开始颁布专门的病媒生物控制规章。2002年以政府令形式发布的《辽宁省病媒生物预防控制管理办法》是中国最早的省级病媒生物控制政府规章。在2010年全国《病媒生物预防控制管理规定》实施前，有过半的省（自治区、直辖市）人民代表大会制定了地方性爱国卫生条例，包含对除四害的相关规定。

2010年后，各省（自治区、直辖市）为了加强和规范病媒生物防制工作、有效预防和控制病媒生物传播疾病的发生与流行、保障人民群众身体健康，依据《中华人民共和国传染病防治法》和《病媒生物预防控制管理规定》，结合本地实际，陆续制订了病媒生物预防控制管理办法。截至目前，各省发布爱国卫生法规规章27部，涵盖了病媒生物防制的相关内容。北京、重庆、辽宁、安徽、广东等省（直辖市）专门制订了针对四害等病媒生物的预防控制管理规定与办法，许多城市如广州、成都、宁波、沈阳、苏州、杭州、贵阳、银川、郑州、福州、合肥、石家庄、南昌、青岛、长沙、海口、乌鲁木齐等还结合实际制订了本市的病媒生物预防控制管理规定。

为防止国境口岸传染病传入传出、保障人民健康安全、促进我国对外经济贸易的发展，国家质检总局自2012年起连续出台多项规章制度，如《国境口岸卫生处理监督管理办法》等，规范了国境口岸卫生处理工作，以保障卫生处理工作依法、有效、安全地实施。

（二）标准体系的建立与应用

2003 年以前我国对病媒生物控制工作缺乏相应的技术标准。为解决我国病媒生物控制标准领域的空白、满足病媒生物控制工作的需求，卫生部结合科技部"十五"国家重大科技专项课题"我国重要病媒生物控制技术标准的研究"，组织北京市疾病预防控制中心（简称"北京市疾控中心"）等单位研制了病媒生物控制标准 29 项，填补了我国病媒生物控制领域无标准可依的空白，并以此为基础基本建立起了一套病媒生物控制标准体系。2006 年 11 月 23 日，卫生部成立全国病媒生物控制标准专业委员会（简称"标委会"），秘书处设在北京市疾控中心，是我国病媒生物控制标准化工作的组织和审查机构，行政上隶属于卫生部政策法制司，业务上隶属于卫生部疾控局，其主要职责与任务是提出我国病媒生物控制标准化工作的方针、政策和技术措施；制订国家（行业）标准的长期规划和年度计划并组织实施；审查和复审国家（行业）标准；负责标准技术咨询和宣传贯彻培训工作；组织国内外标准化交流与合作活动；收集整理国内外标准信息；组织标准研究课题的立项申报和技术攻关，推动科研成果的转化等有关工作。

根据《"健康中国 2030"规划纲要》要求，病媒生物控制工作对象也扩大为包括传播疾病的病媒生物和经常出现在室内或人居环境中，叮咬、骚扰或影响人类生活，与人类健康密切相关的有害生物。2019 年 6 月，随着第八届国家卫生健康标准委员会的成立，"病媒生物控制标准专业委员会"正式更名为"卫生有害生物防制标准专业委员会"（简称仍为"标委会"），其工作范围相应调整为：负责有健康风险的有害生物的监测、检测、控制、评估标准，重大活动及突发事件中有害生物监测控制标准，有害生物防制服务及产品控制效果评价标准；业务上由国家卫生健康委疾病预防控制局和规划发展与信息化司共同指导。

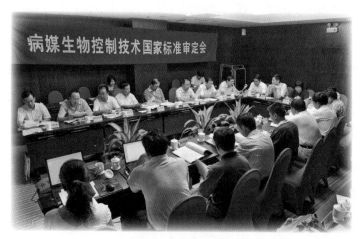

2010 年，标委会召开病媒生物控制技术
国家标准审定会

自 2006 年标委会成立以来，病媒生物控制标准经历了从无到有并快速发展的过程，组织制订了较为完善的病媒生物控制标准体系。截至 2021 年 5 月，共发布标准 66 项，涵盖了病媒生物监测、控制和评估的急需标准，包括：密度监测方法类 7 项，抗药性检测类 7 项，卫生杀虫（鼠）器械实验室效果测定及评价 4 项，现场药效测定及评价 8 项，采样规程类 3 项，综合管理技术规范类 11 项，防治技术指南类 6 项，防制操作规程类 9 项，应急监测与控制类 3 项，控制水平类 4 项，风险评估原则及指南类 2 项，基础类标准 2 项。

为了更好地推广应用已颁布的病媒生物控制相关标准，标委会创新了多种标准宣传贯彻推广的形式。2010 年，标委会组织专家编写了《病媒生物密度监测方法系列标准理解、应用与实施》一书，受到基层爱卫办和疾控中心等专业人员的欢迎。2014 年，受国家卫生计生委卫生监督中心委托，标委会先后组织拍摄了《病媒生物化学防治技术指南空间喷雾》和《病媒生物化学防治技术指南滞留喷洒》，用于指导现场实际操作。为规范全国灭蚊操作，有效预防控制登革热等蚊虫传播疾病，规范创建国家卫生城市防鼠防蝇设施的建设，全国爱卫办组织标委会拍摄了《灭蚊操作指南》《防鼠防蝇设施技术要求》等视频，并制作了光盘。视频生动直观，对操作性较强的标准进行了展示，使这些标准得到了大范围的推广和使用。

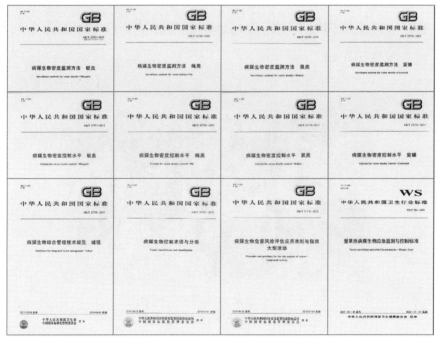

标委会部分已发布标准

随着标准的推广实施，2014年，12项病媒生物控制标准列入《国家卫生城市标准指导手册》，其中4项病媒生物控制水平成为衡量创建国家卫生城市病媒生物密度的评价依据。2014年，有10项国家标准纳入《有害生物防制员》教材中，成为有害生物防制从业人员应知应会内容，对有害生物防制服务规范化、科学化建设起到助推作用。风险评估、操作规程、综合管理技术规范等标准在各类大型活动保障、救险救灾以及现场操作中也发挥了积极作用。蚊虫、蝇类、鼠类、蜚蠊4项病媒生物密度监测方法国家标准自发布以来，广泛应用于全国各级疾控机构的日常病媒生物监测工作中，并于2016年与抗药性监测方法系列标准一同纳入国家卫生计生委下发的《全国媒介生物监测方案》中，监测方法以及抗药性检测方法系列标准在推进全国病媒生物密度与种群监测和抗药性监测工作中起到了规范化作用。

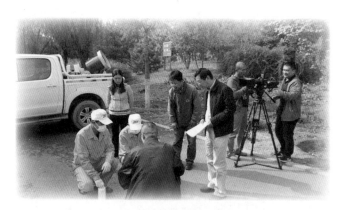

2014年，专家指导病媒生物化学防治
技术宣传贯彻视频拍摄现场

2016年，在标委会秘书处的指导和推动下，中国卫生有害生物防制协会成功申请注册为国家标准委员会团体标准管理平台的团体用户，并发布了《有害生物防制服务机构服务能力等级评定》和《卫生杀虫剂、杀鼠剂采购指南》两项团体标准，这是全国卫生系统第一个成功申请平台团体用户并发布团体标准的行业协会。截至2021年5月，由中国卫生有害生物防制协会发布的团体标准共11项，其中与病媒生物控制相关的有9项，包括服务能力评定、服务质量要求、不同环境类型中卫生有害生物防制服务指南，以及服务质量评估，与国家标准、行业标准相比，团体标准侧重于规范服务质量、引领行业发展。

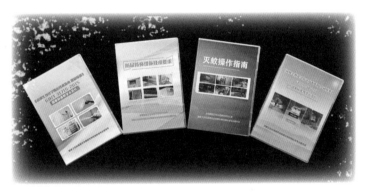

《灭蚊操作指南》等视频光盘

二、完善监测体系

病媒生物监测是病媒生物控制工作的重要组成部分，通过生态学监测工作的开展，可以了解病媒生物发生的种类、密度、分布、季节消长，为媒介生物性传染病的预测预警和科学防控提供依据；抗药性监测工作的开展，能够了解不同区域病媒生物对常用杀虫剂的敏感性，为科学有效使用杀虫剂提供依据；病媒生物病原携带情况的监测，能及时了解媒介生物性传染病的发生动态，为早防早控奠定基础。

（一）病媒生物监测概况

2003年，我国暴发"非典"疫情后，政府加强了重点传染病及重要病媒生物监测体系建设。自2005年起，在我国19个省（自治区、直辖市）建立了43个国家监测点，针对蚊、蝇、鼠、蟑四类重要病媒生物进行监测。2015—2016年，国家卫生计生委、全国爱卫办针对媒介监测中存在的监测点覆盖面小、监测靶标媒介生物种类少、抗药性上升等问题，完善了全国病媒生物监测方案。新方案增加了监测覆盖面、增补了监测项目和监测靶标，并对监测系统进行督导、培训。同时利用现代通信手段，在全国逐步建立统一、高效、快速、准确的病媒监测网络。

根据我国重要病媒生物及其相关传染病的发生情况，2016年在全国开展了重要病媒生物监测（密度监测、抗药性监测）、重点传染病监测中的媒介宿主监测（密度监测、病原学监测）、登革热媒介伊蚊专项监测（密度监测）、病媒生物应急监测（密度监测、病原学监测）、农村环境卫生监测（密度监测）。在国家级病媒生物监测点中，蚊、蝇、鼠、蟑的监测点90个以上，蜱的监测点47个、臭虫的监测点24个、抗药性监测点46个。

（二）媒介生物监测体系的完善

2003年8月和10月，为加强应对突发公共卫生事件的能力，卫生部委托中国疾病预防控制中心传染病预防控制所和上海市疾病预防控制中心，分别在沈阳和上海承办突发公共卫生事件应急机制建设媒介生物监测与控制培训。自 2005 年开始，根据监测系统的需要，每年举办全国病媒生物分类鉴定、监测技术与操作、抗药性监测与控制技术等培训班，对媒介监测技术、理论进行培训，交流监测中存在的问题和改进措施等。

2014 年，鉴于全国登革热疫情形势严峻，为及时掌握疫点、疫区媒介伊蚊密度的动态变化，评估疫情传播风险和蚊媒控制效果，调整应对措施迅速遏制疫情，中国疾病预防控制中心在全国登革热风险区（21 个省份）开展登革热媒介伊蚊的监测和控制工作。

2015 年 12 月 7—15 日，国家卫生计生委责成中国疾病预防控制中心派出 5 个专家组，调查山东、河南、陕西、辽宁、上海、江苏、四川等省、直辖市媒介生物监测情况，了解媒介生物监测工作中的问题。根据监测工作的需求，2016 年 3 月 9 日，国家卫生计生委正式发布了《全国病媒生物监测方案》。同年 5 月 4 日，中国疾病预防控制中心发布了《全国病媒生物监测实施方案》配套方案。《全国病媒生物监测方案》扩大了病媒生物监测覆盖面，强化了病媒生物监测工作管理，增加了病媒生物监测类群和重要病媒生物抗药性监测，完善、更新了病媒生物监测方法。为促进监测数据的规范化收集和数据分析利用的及时性，更好地为病媒生物防制及相关传染病的预防控制提供决策支持，中国疾病预防控制中心传染病预防控制所于

2020 年 8 月正式启用全国病媒生物监测系统（网络直报系统）用于病媒生物监测数据上报。

（三）重要媒介专项监测

2014 年起，根据我国登革热媒介——伊蚊的分布、登革热的发生风险，中国疾病预防控制中心启动了登革热媒介伊蚊监测专项，并分成三类风险区域监控，对我国登革热、寨卡病毒病和黄热病的预防都具有非常重要的作用。

（四）国境口岸病媒生物监测

2001 年，国家质检总局下发了《关于印发〈国境口岸及出入境交通工具病媒生物监测规定〉的通知》，以 4 年为一个周期开始对口岸鼠、蚊、蝇、蜚蠊、蚤、蜱、螨和蠓八大类病媒生物开展监测，基本上摸清了全国口岸蚊类、鼠类及其体表寄生媒介的地区分布、种群组成、季节消长规律和病原体携带情况，明确了鼠类、蚊类、蜱类等重点病媒生物种类和重点控制区域。2016 年，国家质检总局对该规定又进行了修订，下发了《国境口岸病媒生物监测规定》，将输入性病媒生物监测范围扩大至鼠、蚊、蝇、蜚蠊、蚤、蜱、螨、蠓、臭虫、白蛉、蚋、虻、锥蝽、虱等 14 类。

（五）重大疫情防控救治体系建设项目

为做好公共卫生体系建设和重大疫情防控救治体系建设工作，2020 年，国家卫生健康委、财政部和国家中医药局在中央抗疫国债支持的"公共卫生体系建设和重大疫情防控救治体系建设"项目中设立"新冠肺炎等疫情防控能力提升项目"，其中包括病媒生物监测及能力提升专项，要求在全国 31 个省

（自治区、直辖市）的 185 个监测点开展病媒生态学监测，同时在蚊虫监测点和鼠类监测点开展病原学监测，在 109 个监测点开展病媒抗药性监测；为承担监测任务的县区级机构配备病媒生物监测通用设备，为承担监测任务的地市级机构配置开展病媒生物分子生物学鉴定、抗药性分子监测和病媒病原检测等任务的设备。

三、病媒生物专项防制活动

（一）三峡工程库底卫生清理和大规模灭鼠

三峡工程是举世瞩目的大型水利项目。为防止水库蓄水期间鼠传疾病的发生与流行，国家将三峡库底灭鼠列为工作内容之一。三峡库区库底卫生清理分为一至四期四个阶段，从 1992 年开始到 2008 年 8 月完成国家验收，历时 16 年。重庆段的灭鼠工作主要从 2001 年 11 月开始，先后实施了二、三、四期蓄水库底卫生清理和大规模灭鼠。灭鼠全部使用抗凝血灭鼠毒饵，共投放鼠饵 430.5 吨，灭鼠面积达到 160 960.9 万平方米。通过大规模的灭鼠工作，各期灭鼠后的鼠密度均远低于 1% 的验收合格标准，二期灭鼠后鼠密度由 4.22% 降至 0.11%，三期灭鼠后鼠密度由 2.52% 降至 0.48%，四期灭鼠后鼠密度由 3.61% 降至 0.56%。三峡库区库底大规模灭鼠把鼠传疾病发生的风险降到了最低，有力地保障了三峡库区居民的身体健康。

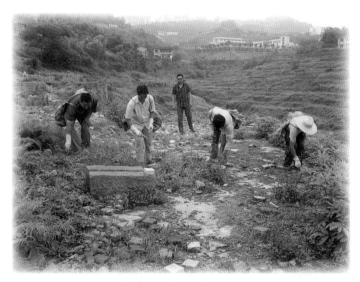

在三峡库底进行卫生清理，投放抗凝血杀鼠剂

（二）2008 年健康北京灭蟑行动

为积极落实北京市政府为百姓办实事的惠民政策、解决困扰北京市居民家庭蟑螂危害的问题，北京市爱卫会运用奥运期间病媒生物保障的成功经验和模式，利用冬季蟑螂主要集中于热源处的有利灭蟑时机，于 2008 年 12 月 6 日启动了为期 3 个月的健康北京灭蟑行动，取得成功并受到群众赞许。此后，又在 2009—2010 年连续开展了百万户灭蟑行动，累计完成 246 万户家庭的灭蟑工作，有效缓解了居民家庭被蟑螂困扰的问题，全市蟑螂密度下降了 85.7%，侵害率下降了 64.3%。问卷调查结果显示：居民对灭蟑效果满意率为 90.1%，对入户灭蟑人员的服务满意率为 95.5%。北京市大规模灭蟑行动形成了城市大规模灭蟑的有效组织模式：政府出资支持，爱卫会组织协调，专家技术指导，街道社区具体实施，群众自愿参与，专业人

员上门服务。北京在全国率先推出了"套餐式"灭蟑技术和方法，建立起了居民家庭蟑螂危害监测网络，为居民家庭蟑螂适时防控提供了科学依据。

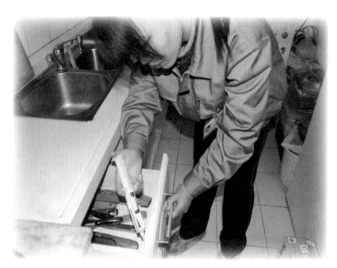

在 2008 年健康北京灭蟑行动中，
专业技术人员在居民家中布放胶饵

（三）2014 年世界卫生日暨爱国卫生月主题活动

2014 年世界卫生日的主题是"病媒传播的疾病"，宣传口号是"小叮咬，大威胁"，这是世界卫生日主题首次定为病媒生物相关内容。全国爱卫办将 2014 年全国爱国卫生月的主题定为"远离病媒生物侵害，你我同享健康"。4 月 4 日，在北京西城区人定湖公园举行了 2014 年世界卫生日暨爱国卫生月启动活动，国家卫生计生委副主任崔丽，世界卫生组织驻华代表施贺德，国家卫生计生委有关司局、北京市爱国卫生运动委员会、北京市西城区相关同志出席活动。活动现场组织了形式多样的科普宣传咨询和入户灭蟑等互动活动，通过宣传展板介绍爱国卫生除害灭病历史、中国爱国卫生运动取得的突出成效以及鼠、蚊、蝇、蟑螂等病媒生物的传播疾病和防制知识等。宣传活动进一步提高了居民对病媒和病媒传播疾病威胁的认识，并将病媒生物防制的核心内容、信息及时向家庭、社区传播，促进了全社会形成共同关注病媒危害，有效掌握防控方法的共识。

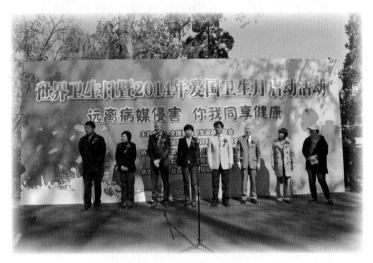

2014 年，世界卫生日暨 2014 年
爱国卫生月启动活动合影

（四）2014 年广东登革热疫情防控

2014 年，广东省暴发登革热疫情，全省共报告登革热45 189 例，死亡 6 例。广东省爱卫办 10 月 8 日要求各地爱卫会全面开展以整治环境卫生和清除积水为主要内容的群众性爱国卫生运动，充分发动群众翻盆倒罐，清除各类积水，对蚊虫孳生地进行全面清理。12 月 30 日，广东省人民政府发布《关于全面深化爱国卫生运动的实施意见》，明确提出要以卫生防

病为核心，强化病媒生物防制工作，进一步加强组织领导，明确职责分工，完善财政保障，严格落实责任，对疫情控制发挥了积极作用。2015 年、2016 年全省登革热病例数量显著降低，未发生重大疫情。

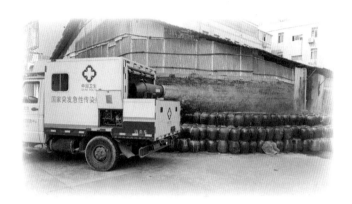

2014 年登革热疫情期间，广东省广州市
开展空间喷雾灭蚊

（五）2016 年"清洁家园灭蚊防病"行动

2016 年伊始，我国发现输入性寨卡病毒感染病例。为加强寨卡病毒病、黄热病和登革热等蚊媒传染病防控工作，切实保障人民群众身体健康，2016 年 2 月 18 日，全国爱卫办下发《关于开展"清洁家园、灭蚊防病"春季爱国卫生运动的通知》，并附文发布《防蚊灭蚊宣传知识要点》，要求各地广泛深入开展以"清洁家园、灭蚊防病"为主题的春季爱国卫生运动；坚持"早部署、早动员、早落实、见实效"的原则，于 2—4 月，在蚊虫活跃季节来临前统一部署集中开展以灭蚊为主题的专项环境卫生整治活动，翻盆倒罐，清除室内和庭院积水，铲除蚊虫孳生环境。各地加大社会宣传力度，充分利用报纸、电视、

宣传海报等传统媒体及微博、微信等各类新媒体，有针对性地加强爱国卫生宣传，普及寨卡病毒病、黄热病和登革热等蚊媒传染病防治知识。

2016年2月29日，为认真贯彻落实中央领导同志重要批示精神、加大寨卡病毒病防控力度，全国爱卫会召开全国爱国卫生工作电视电话会议，部署"清洁家园、灭蚊防病"春季爱国卫生运动。会议明确要求，浙江、福建、江西、广东、广西、海南、云南等重点省份在3月3日要实施区域联动，在全省（自治区）统一组织开展爱国卫生专题现场活动，增强整治活动效果。强调要做好宣传教育和舆论引导，加强防蚊灭蚊和传染病防治知识的科普宣传，让"清洁家园、灭蚊防病"的口号家喻户晓，提高群众的卫生防病意识和自我防护能力，确保寨卡病毒病等春夏季传染病的防控取得全面胜利。

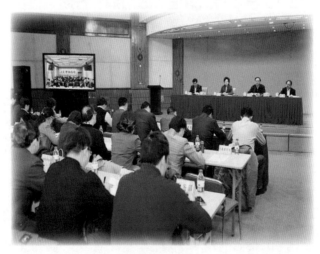

2016年，召开全国爱国卫生工作电视电话会议

为深入推动"清洁家园、灭蚊防病"春季爱国卫生运动，

2016 年 3 月 25 日，全国爱卫办下发《全国爱卫办关于开展第
28 个爱国卫生月活动的通知》，要求于 2016 年 4 月，即第 28
个全国爱国卫生月，深入开展"清洁家园、灭蚊防病"春季爱
国卫生运动；要求各地动员群众开展家庭卫生大扫除，对室内
和房前屋后的环境进行清理，铲除蚊虫孳生环境，从源头上控
制蚊虫孳生；要求中部和北方省份原则上于 4 月 9 日组织开展
"清洁家园、灭蚊防病"春季爱国卫生运动专题现场活动，形
成区域联动、部门联动、上下联动的春季爱国卫生运动良好氛
围。同时，全国爱卫会还配发了第 28 个全国爱国卫生月"灭
蚊防病 健康你我"的主题宣传画。

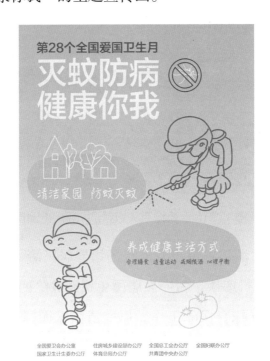

第 28 个全国爱国卫生月
"灭蚊防病 健康你我"主题宣传画

按照全国爱卫办的统一部署，浙江、福建、江西、广东、广西、海南、云南等7省（自治区）于3月3日在省、市、县范围同时集中开展"清洁家园，灭蚊防病"春季爱国卫生运动，并开展形式多样的现场专题活动。4月22日，北京市爱国卫生运动委员会启动"2016健康北京灭蚊行动"，动员广大市民积极行动起来，从自家做起，翻盆倒罐，清洁家园，减少蚊虫孳生，防止蚊传疾病的发生流行。还聘请影视演员为"2016健康北京灭蚊行动"宣传大使，借力公众人物助推宣传灭蚊防病知识。

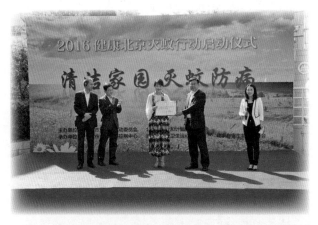

北京市"2016健康北京灭蚊行动"活动启动现场

2016年，浙江省组织专家现场指导居民清除蚊虫孳生地，与社区居民进行座谈，为广大居民免费发放除四害药物，同时结合杭州G20峰会保障工作，以"清洁家园除四害，安全健康保峰会"为主题，开展了持续8个月的专项治理活动。

福建、广东和江西等省份从城乡环境卫生薄弱地段、农贸市场和农村垃圾污水处理入手，持续推进城乡环境卫生整洁行动。充分发挥基层组织作用，深入发动群众，把以灭蚊防蚊为重点的环境卫生整治落实到社区、单位和家庭，清理生活垃圾和杂草，消除卫生死角，设立爱卫宣传咨询台，发放灭蚊防病科普宣传材料，专家现场指导灭蚊消杀活动。

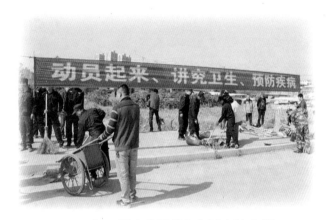

2016 年，福建省福州市在城乡接合部
开展环境卫生整洁活动现场

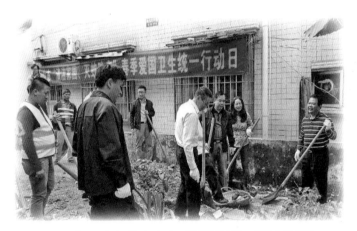

2016 年，广东省中山市"清洁家园、灭蚊防病"
春季爱国卫生统一行动日现场

广西壮族自治区和海南省开展了灭蚊消杀示范、消杀器械及卫生杀虫药剂应用指导、有奖知识问答等工作，并通过科普知识展板宣传、义诊咨询等活动广泛普及灭蚊防病的知识。云南省组织专业人员到棚户区和城乡接合部开展集中消杀灭蚊活动。

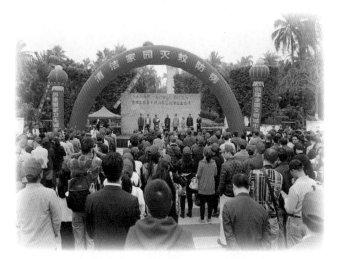

2016 年，海南省海口市启动
"清洁家园灭蚊防病"活动现场

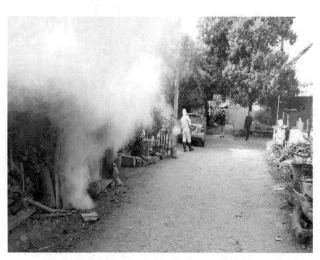

2016 年，云南省景洪市棚户区灭蚊活动现场

全国各地积极响应全国爱卫办的号召，认真筹划，精心安排，采用贴近生活、喜闻乐见的多种活动形式，广泛宣传动员干部群众主动参与到活动中来。各地有针对性地进行爱国卫生宣传，普及寨卡病毒病、登革热、黄热病等蚊媒传染病防治知识，提高了群众防蚊灭蚊、预防疾病的能力和主动就医的意识，取得了良好效果，形成了区域联动、部门联动、上下联动的春季爱国卫生运动良好氛围。

（六）2018 年健康北京灭蚊行动

为有效降低居民生活环境蚊虫密度，降低蚊媒传染病暴发流行风险，结合"疏解整治促提升"专项行动，北京市爱卫会、北京市卫生计生委于 2018 年 5—9 月开展了主题为"清洁家园，灭蚊防病"的健康北京灭蚊行动，6—9 月开展了四次统一灭蚊活动。行动涵盖 16 个区 247 个街道，1 518 个社区，出动各级工作人员 5 000 人次，使用各类器械 4 383 台次，处理孳生地 16.9 万处，处理外环境约 1 亿平方米，全市蚊虫密度比 2017 年显著降低，6—9 月全市小型积水蚊幼虫路径指数（0.24）比 2017 年同期（0.33）降低了 27.3%，成蚊停落指数（0.91 只 / 小时）比 2017 年同期（1.37 只 / 小时）降低了 70.6%，蚊幼虫孳生地得到了有效控制，成蚊密度显著下降。北京市疾控中心组织了 7 次居民蚊虫防制知识知晓率调查和灭蚊满意度调查。调查结果显示，居民灭蚊知识知晓率在统一灭蚊活动前仅为 37%，通过 4 个月的灭蚊行动，群众灭蚊知晓率提升到了 80%。居民对全市采取统一灭蚊的行动方式满意率为 93.3%，对灭蚊专业人员服务的满意率为 92.2%，71.1% 的受访者对"健康北京灭蚊行动"灭蚊的效果满意。

四、重大活动病媒生物保障

大型活动中人群的大量聚集，使媒介生物性传染病传入、传播和暴发的风险性加大，病媒生物控制在大型活动保障中发挥着越来越重要的作用，对有效预防和控制病媒生物传染病和其他危害的发生具有重要作用。

（一）2008 年北京奥运会

病媒生物防制在 2008 年奥运会中发挥重大作用。"有效控制城市奥运涉及区的病媒生物种类及数量"是北京奥运会与残奥会公共卫生安全保障四大总体目标之一。从 2005 年起，北京市爱卫办就开始实施"健康奥运行动规划"，提出了核心区、缓冲区、外围区"三个圈"的工作理念，采用综合防制策略，开展奥运会期间病媒生物监测与防制。2008 年，全市设立了3 005 个监测点，将全部 88 个奥运场馆、首都机场、奥运签约饭店、奥运定点医院、公共外环境和重点行业纳入监测体系，开展了病媒生物密度监测、抗药性监测和病原监测，完成了《2008 年北京主要病媒生物危害预测及应对措施》并上报市政府。同时，开展大量防制技术研究，根据安全、绿色、环保的原则，筛选了杀虫灭鼠药械，发布了《北京 2008 年奥运会病媒生物综合防制技术指南》，重点保障鸟巢、水立方、运动员村等核心区域。与 2007 年相比，在奥运会期间各奥运场馆主要病媒生物密度显著下降，均处于低密度水平，蚊密度下降率为 89.26%，蝇密度下降率为 81.63%，鼠密度下降为 0，蟑螂密度下降率为 99.98%。全市法定传染病报告比往年下降了 40%，肠道传染病下降 51%，创下了中华人民共和国成立以来最高水平。奥运会病媒生物防制的成功经验和技术措施，首次作为一个独立章节列入国际奥委会和世界卫生组织共同出版的《北京奥运会健康遗产——成功的建议与经验》专著之中，并获"北京市科学技术奖三等奖"，成为重大活动的病媒生物保障范例。

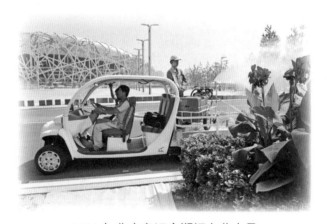

2008 年北京奥运会期间专业人员
对鸟巢外围开展病媒生物防制

（二）2009 年庆祝中华人民共和国成立 60 周年活动

2009 年，为保障首都北京庆祝中华人民共和国成立 60 周年活动顺利举行，北京市爱卫会与北京市疾控中心共同制订了《首都 60 周年庆祝活动病媒生物密度监测方案》，北京市疾控中心组织各区县疾控中心和有害生物防制机构相关专业人员对相关区域进行了 4 次病媒生物密度监测，掌握了大量第一手

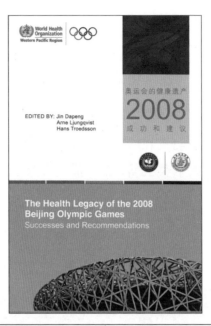

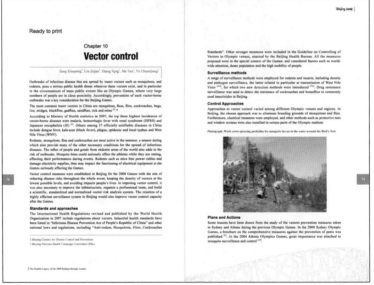

国际奥委会和世界卫生组织编写的《北京奥运会健康
遗产——成功的建议与经验》将"病媒生物控制"列为第十章

资料，为活动期间病媒生物控制提供了科学依据，并根据监测结果，对天安门地区、游行沿线、游园活动重点公园和阅兵村周边等进行了 9 轮全面统一的防制行动，使各类病媒生物密度显著降低。

同时，为确保天安门地区庆典活动不受鼠类的危害和影响，经北京市爱卫会及首都 60 周年庆祝活动群众游行总指挥部的多次协调，北京市疾控中心与北京市爱卫会及天安门地区管委会会同相关部门对天安门地区全部各类管井进行了大规模拉网式的统一灭鼠工作，使天安门地区特别是天安门广场以及周边地区的鼠类密度得到全面控制，有效地降低了鼠传疾病暴发和流行的风险，并减少了因鼠类啃咬电缆等带来的危害和损失，有力保障了天安门地区庆祝中华人民共和国成立 60 周年群众游行和晚会活动的顺利举行。

（三）2010 年上海世界博览会

2010 年 5 月 1 日—10 月 31 日，第 41 届世界博览会——中国 2010 年上海世界博览会（Expo 2010 Shanghai China，简称"上海世博会"）在上海市举行，会期 184 天，246 个国家和国际组织参展。为了防范病媒生物传播疾病和由病媒生物引起的重大事件的发生，国家质检总局印发了《2010 年上海世博会检验检疫工作方案》；上海市制订了《上海世博会病媒生物控制保障工作方案》，以及《病媒预防与控制技术规范》等方案和地方标准，印发了中英文版的《上海市病媒生物预防与控制技术指南》，举办了病媒生物监测和应急处置演练等。2010 年上海世博会会议召开期间正值病媒生物繁殖高峰期，参观者来自世界和全国各地，经过爱卫系统、疾控系统和有害生物防制服务机构的共同努力，未发生媒介传播疾病和其他危害。

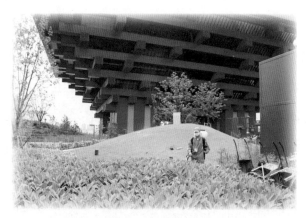

2010 年上海世博会召开期间，专业人员
在中国馆外环境进行病媒生物现场防制

（四）2010 年广州亚运会

2010 年 11 月，第 16 届亚运会和第 10 届亚洲残运会在广州市召开。围绕办好亚运会这项中心工作，广州市制订周密的工作方案，全力以赴开展病媒生物防制保障，实现了"四无"目标：一是无鼠虫害骚扰。亚运场馆病媒生物密度控制在国家标准，参会人员受鼠虫害骚扰事件实现了零投诉。二是无病媒生物危害。全市没有发生病媒生物污染食品事件，也未发生老鼠对运动场馆电缆、仪器等基础设施和基本设备的危害。三是无专业服务的遗漏。全市 159 个亚运场馆的病媒生物防制保障工作全部实现专业化运作，保证了防制质量和效果。四是无登革热等媒介传染性疾病发生流行。

据不完全统计，广州市共投入亚运会病媒生物防制经费近4 000万元，先后举办各类大型群众性宣传咨询活动5次，印制《人人动手，消灭蚊子——致全体市民的一封信》60万份，灭蚊防控登革热海报9万张等；举办亚运病媒生物防制培训班共132期，培训不同层面人员14 003人次；成立170人的亚运会病媒生物控制应急队伍；亚运会场馆共使用22 224件（套）监测物资进行监测与调查工作等。

（五）2014年APEC会议

2014年APEC会议在北京怀柔雁栖湖举办，应组委会要求，北京市爱卫办、北京市疾控中心开展了病媒生物控制专项行动。专业人员对雁栖湖国际会议中心和雁栖酒店室内外环境采用安全、绿色、环保的综合防制技术，有效降低了鼠、蚊、蝇等重要病媒生物密度，确保了APEC会议的顺利召开。

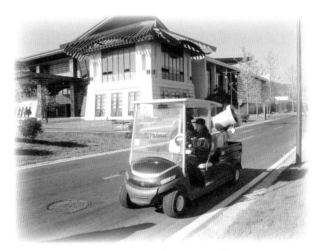

2014年，专业人员在北京怀柔雁栖湖
进行病媒生物控制

（六）2015 年纪念世界反法西斯战争暨中国抗日战争胜利 70 周年庆祝活动

为确保 2015 年纪念世界反法西斯战争暨中国抗日战争胜利 70 周年庆祝活动，北京市爱卫办联合天安门地区管理委员会，在北京市疾控中心的协助下，对天安门地区的病媒生物密度进行了全面的监测与预警，根据监测情况先后 2 次开展了集中统一的防制活动。集中统一的防制活动有效地降低了天安门地区蚊、蝇、鼠等主要病媒生物的密度，使庆祝活动免受病媒生物侵害，也降低了媒介生物性传染病流行和暴发的风险。

（七）2016 年杭州 G20 峰会

2016 年杭州 G20 峰会举办场所水源丰富、蚊虫密度高、控制难度大。为此，杭州 G20 峰会组委会将消除蚊、鼠等媒介生物作为公共卫生重要保障任务之一，以应对鼠类啃咬电缆和蚊虫叮咬传染病的威胁。全国爱卫办组织专家制订了《杭州市 G20 峰会病媒生物综合防制技术方案》，中央保健局、国家卫生计生委疾控局（全国爱卫办）组织专家多次对 G20 峰会主会场、《印象西湖》表演现场等重点场所进行病媒生物现场督导，对病媒生物监测与防制技术进行了全面摸排和现场指导。此外，杭州市通过"清洁家园除四害、安全健康保峰会"专项行动、爱国卫生百日大行动、病媒生物孳生地调查和消除行动、杭州市"人人动手、清洁家园"爱国卫生月活动等专题行动的推进和宣传氛围的营造，全市共开展清理活动 36 438 次，参与单位 17 126 个（次），参与人数 436 027 人次，治理主干道和背街小巷 49 778.1 千米，清理杂物 237 613.8 吨等，实现环境清理工作基本到位。

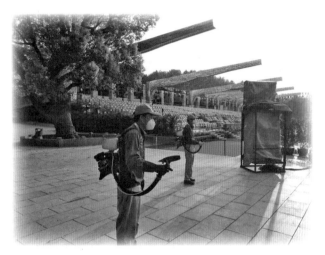

2016 年，专业人员在杭州 G20 峰会
《印象西湖》表演现场进行病媒控制

由于组织合理、方案科学、技术可靠、分工明确、执行有力，峰会实现了"主要场馆病媒生物控制关键指标优于国家最高水平、城市层面病媒生物密度整体控制在较低水平、部分核心场馆重要区域主要病媒生物侵害率降低为零"的病媒控制目标，达到了"未发生病媒生物侵害事件、未发生病媒生物性传染病、未发生病媒生物侵扰投诉、未发生媒体不良信息传播"的最终保障目标，相关工作得到了国家与当地政府部门的肯定。

（八）2017 年第十三届全国运动会

为做好第十三届全国运动会的病媒防控保障工作，有效预防控制病媒生物相关疾病的传播，减少赛事期间病媒生物对参赛人员的健康危害，天津市爱卫办、天津市疾控中心联合专业防制服务机构在各项赛事举行之前对各场馆及全运村进行详尽的现场勘查，根据现场勘查结果对不同的比赛环境精准地制订有针对性的方案，积极准备各种物资，开赛前结合病媒生物习性对比赛场馆、餐饮驻地等核心区及缓冲区进行连续监测与防制作业，按照保障标准及时对作业效果做出评估，将病媒生物控制到不足以影响比赛活动的水平，达到赛事期间的保障要求。

（九）2018 年第一届中国国际进口博览会

2018 年 11 月 5—10 日，第一届中国国际进口博览会在国家会展中心（上海）举办，会期 6 天，172 个国家、地区和国际组织参会，3 600 多家中外企业参展，40 万名境内外采购商到会。为了防范病媒生物传播疾病和由病媒生物引起的重大事件，上海市制订了《2018 年中国国际进口博览会病媒生物控制保障工作方案》等方案，市、区两个层面举办了多场病媒生物调查和应急处置演练等活动。2018 年中国国际进口博览会举办期间，病媒生物密度仍处于一定水平，在来自世界和全国各地参观者和展商众多的情况下，经过爱卫系统、疾控系统和有害生物防制服务机构的共同努力，未发生病媒生物侵害事件、媒介传播疾病和虫害舆情。

（十）2019 年"一带一路"国际合作高峰论坛

为保障 2019 年第二届北京"一带一路"国际合作高峰论坛举办地雁栖岛免受病媒生物侵扰，避免媒介生物性传染病的暴发流行，北京市爱卫办联合北京市疾控中心、怀柔区疾控中心于 2019 年 4 月对雁栖国际会议中心、雁栖酒店等核心区进行了病媒生物风险排查和现场应急防制,调动了两支专业技术队伍对雁栖岛核心区和外环境进行了全面的应急处置,经过多部门持续系统的监测防制与及时的应急处置,确保了论坛举办期间未发生因各类虫鼠害问题导致的危害发生。

(十一) 2019 年中国北京世界园艺博览会

为保障 2019 年中国北京世界园艺博览会(简称"世园会")免受病媒生物侵扰,避免媒介生物性传染病的暴发流行,北京市卫生健康委组织北京市爱卫办和北京市疾控中心,协同延庆区卫生健康委分别于 2019 年 4 月 1 日和 14 日对世园会内部核心区进行了病媒生物防制技术指导与现场应急防制。根据世园会举办区域的监测结果,对内部核心区域中国馆、国际馆、妫汭剧场、园艺小镇、生活馆及其他重点区域采用多种方法开展全面防制。同时协调园区其他部门及时清除垃圾和临时性积水,减少蚊蝇孳生地。延庆区爱卫办对世园会外围进行病媒生物防制工作,其中灭鼠工作以世园会围墙和 10 个出入口为基点向外延伸 2 公里,将世园会外围病媒生物防制共划分为 10 个责任区进行防制。针对前期彩排飞虫密度较高的情况,北京市疾控中心于 4 月 18 日针对世园会开幕式首次全要素彩排进行了现场监测和防制,大幅降低了摇蚊等飞虫的密度,彩排当晚妫汭剧场目测未见飞虫活动,保障了活动顺利进行。

(十二) 2019 年庆祝中华人民共和国成立 70 周年大会病媒生物防制

为保障庆祝中华人民共和国成立 70 周年庆祝活动的顺利

举行，有效降低重点区域病媒生物密度，预防和控制媒介生物性传染病的暴发和流行，北京市爱卫办和北京市疾控中心制订了《中华人民共和国成立七十周年庆典活动病媒生物综合防制工作方案》。根据工作方案，对天安门地区、长安街沿线和阅兵村周边等庆典重要区域进行了病媒生物密度监测与综合防制，分别于 2019 年 7 月 18 日、8 月 13 日、9 月 10 日和 9 月 23 日对重点区域开展病媒生物危害监测、评估和防制。监测结果显示，活动重点区域的病媒生物密度被控制在低密度水平，其中天安门地区蚊密度下降 56.1%，未发生鼠类危害。核心区病媒生物总体控制到位，实现了重要核心区病媒生物"零密度，无危害"的保障目标，圆满完成了中华人民共和国成立 70 周年庆祝活动病媒生物防制保障任务。

（十三）2021 年庆祝中国共产党成立 100 周年大会

为全面做好中国共产党成立 100 周年庆祝活动病媒生物防制保障工作，北京市爱卫办会同北京市疾控中心组织专业防制公司共同对天安门地区、中山公园、劳动人民文化宫和长安街沿线开展病媒生物防制工作。召开工作调度会，协调东城区、西城区、天安门地区落实属地责任，做好辖区四害防制；组织北京市疾控中心专家对参与保障任务的防制人员，进行了全面的技术培训。2021 年 6 月 22 日晚，根据统一部署，在天安门地区、长安街沿线、中山公园、劳动人民文化宫等庆祝活动核心关区域进行地下管井灭鼠专项行动。6 月 5—30 日，组织病媒生物专业防制队伍，每天持续进行蚊蝇孳生地巡查清除，开展消杀防制，降低蚊蝇鼠密度。累计投入防制人员 1 660 人次，车辆 218 台次，防制器械 560 台次，累计完成作业面积 2 975 万平方米。防制活动期间，市疾控中心组织对天安门核心区域开展了 4 次病媒生物密度监测。监测结果显示，核心区域蚊、蝇、鼠的密度均达到了国家标准 A 级，圆满完成了保障任务。

五、重大自然灾害中的病媒生物防制

在重大自然灾害发生时，病媒生物防制对于确保"大灾之后无大疫"发挥着重要作用，并逐步形成了重大自然灾害病媒生物控制的规范模式。在应对 1976 年唐山大地震、1998 年特大洪水、2008 年"5·12"汶川大地震、2021 年河南郑州"7·20"特大暴雨灾害等重大自然灾害中，通过发动群众、动员社会力量开展系列救灾防病行动，为实现"大灾之后无大疫"作出了重要贡献。在应对灾后传染病控制中，加强防病宣传、环境治理、病媒生物防制等措施，形成群防、群控、群治的工作格局，对切断传播途径、防止疾病蔓延发挥了重要作用，我国重大自然灾害中病媒生物控制策略基本成熟。

（一）1976 年唐山大地震

1976 年，唐山大地震震后环境恶劣，蝇蚊大量孳生，震后三四天肠炎、痢疾大量发生，居民健康受到严重威胁。因此，震后大力开展消毒杀虫工作，消灭蝇、蚊、虱，并控制其孳生地，成为防止灾后发生大疫的有效措施。1976 年 8 月 5 日，为了控制蚊蝇，国务院抗震救灾办公室下达命令，调动灭虫飞机 4 架赶到灾区灭虫。灭虫飞机于 8 月 9 日、8 月 16 日、8 月 23 日和 9 月 5 日，先后 4 次对唐山市区、郊区、东矿区和丰南县城进行药物喷洒，处理面积达 282.7 平方千米，喷洒灭蚊蝇药物 45.29 吨。飞机喷药灭蚊蝇效果非常显著，蚊蝇密度较喷药前下降 52%~95%。为迅速把蝇蚊密度压下去、防止其传播疫病，在地震过后的 8—9 月，连续开展了除四害、讲卫生、消灭疾病的群众卫生运动。仅唐山市区就出动人员 100 多万人次，各类车辆 4 万多台次，清除垃圾 90 多万吨，疏通下水道 3 700 多处，修建厕所 2 600 多个，消灭大量蝇蚊。在农村地区，340 多万人次投入除害灭病运动，清除垃圾 400 多万吨、疏通沟渠 20 多万米。

（二）1998 年特大洪水

1998 年，我国长江流域和嫩江、松花江流域遭受了历史上罕见的大洪水。这次洪涝灾害波及面广，持续时间长，生态环境破坏严重，在受灾群众集中的生活区域，大量的生活垃圾、人畜粪便得不到及时地收集处理，蚊蝇及鼠密度较高，肠道传染病和媒介生物性传染病随时有可能暴发流行。为确保"大灾之后无大疫"，全国爱卫会于 1998 年 10 月 8 日召开了全国爱国卫生灾后防疫电视电话会议，要求灾区各地开展环境卫生突击活动，清理灾区的垃圾、积水等蚊蝇孳生地，组织卫生防疫专业队伍对受灾群众安置点、公厕和垃圾点等重点环境进行灾后消毒、杀虫、灭鼠工作。与此同时，全国爱卫会和卫生部调拨了大批的消毒、杀虫药械到各个灾区，包括有机磷杀虫剂（敌敌畏）80 吨，菊酯类杀虫制剂 102 吨，灭鼠毒饵 15 吨，灭鼠、杀虫药物14 477箱，向受灾省（自治区、直辖市）调运了机动背负式喷雾粉（烟）机4 415台。受灾省（自治区、直辖市）各级政府和卫生部门还自筹下拨消杀灭药品价值11 592.3万元，北京、上海、广东、浙江、天津、山东等9个省（直辖市）对口支援灾区消杀灭药品总价值为145.6万元。通过开展环境清理、消毒杀虫灭鼠工作，灾区蚊、蝇、鼠等病媒生物得到了有效控制，鼠疫、流行性出血热（肾综合征出血热）、钩端螺旋体病、流行性乙型脑炎、黑热病、疟疾和登革热等媒介生物性疾病与灾前5年（即1993—1997年）发病率的中位数基本持平，而且在1999年稍有下降。这充分证明，媒介生物性疾病在灾期和灾后都得到了有效控制。

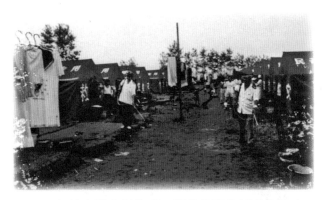

1998年特大洪水发生后，湖北省嘉鱼县卫生防疫
人员为受灾村民生活区进行环境消杀

（三）2008年"5·12"汶川大地震

2008年5月12日，四川省汶川县发生特大地震。四川省卫生厅制订了《汶川地震灾区病媒生物监测方案（试行）》和《汶川地震灾区病媒生物防制（杀虫、灭鼠）方案》。据不完全

统计，截至 2008 年 5 月 25 日，卫生部累计派出抗震救灾卫生防疫队伍 3 655 人，从全国各地调拨 595 辆防疫车，1 672 吨消杀药品、32 789 台喷雾器，完成消杀面积约 5.8 亿平方米。全国质检系统先后派出 382 人组成的卫生检疫技术服务队，累计出动人员 4 897 人次，处理面积 3 448 万平方米，灾区无重大传染病疫情和突发公共卫生事件报告。

在 2010 年青海玉树地震、2013 年四川雅安地震和 2014 年云南鲁甸地震后，也都迅速地开展了简单易行的病媒生物现场监测和及时的风险评估指导防制，通过健康教育和现场培训，迅速组织当地有生力量投入病媒生物防制工作，利用高效、环保、合理的方式，有效开展病媒生物控制，确保"大灾之后无大疫"。

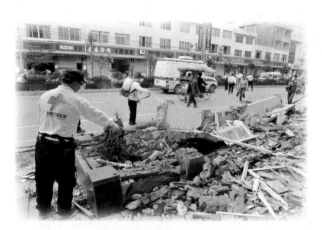

2013 年四川雅安地震后，疾控人员在震后
开展现场消杀活动

（四）2021 年河南郑州"7·20"特大暴雨灾害

2021 年 7 月，河南省多地遭遇极端天气，特别是 7 月 20 日

郑州市遭受特大暴雨灾害，造成重大人员伤亡和财产损失。强降雨造成人居环境发生改变，为防汛救灾，确保"大灾之后无大疫"，全国爱卫办迅速要求各地充分认识开展爱国卫生运动对救灾防病的重要意义，发挥爱国卫生运动部门协作和社会动员的优势，广泛动员全面开展灾后爱国卫生运动。河南省爱卫会及时下发紧急通知，全力以赴开展灾后环境卫生大清理和防病防疫科普知识宣传，使救灾工作取得了显著成效。

第三章

农村环境卫生与改水改厕

家国同行
共建共享
——爱国卫生运动

中华人民共和国成立以来，改变农村环境卫生和生活环境落后面貌，促进人民群众健康，根据我国社会经济发展水平，国务院作出了系统的部署和安排，着力改善农村环境卫生状况和生活环境质量。通过持续和深入开展农村环境卫生与改水改厕工作，我国农村环境卫生、饮用水状况得到极大改善，有效地控制了介水传播疾病和地方病的发生与流行，促进了农村社会文明的发展和群众卫生习惯的形成，提高了农民的生活质量和健康水平。

第一节　中华人民共和国成立初期的
农村环境卫生与改水改厕

农村卫生厕所的建设和排泄物的无害化处理是综合防病、改善生活环境条件的根本措施，农村肠道传染病发病率的下降与持续改造厕所等基础卫生设施密不可分。中华人民共和国成立初期，农村环境卫生工作的重点是做好粪便、垃圾、污水管理，特别是做好人畜粪便的管理和利用，这不仅是除害防病的重要措施，也是爱国卫生运动中备受关注的重要工作。这一时期农村以"两管五改"为中心的改水改厕工作取得了很大成绩，初步改变了我国农民世世代代饮用江、河、湖、塘、土井水的历史，在一定程度上控制了粪便对水源和土壤的污染，为农村环境卫生相关疾病的预防控制和农村社会经济的发展打下了一定的基础。

一、早期的城乡环境改善

（一）发动群众清洁城乡环境

1952 年初，美军在朝鲜战场上发动了细菌战并扩大至我国东北和沿海地区，对我国的人民健康和国家安全造成了极大威胁。为此，中央防疫委员会于 1952 年 3 月发布了《关于反细菌战的指示》，发动群众订立防疫公约 12 条，其中第 4 条、第 5 条提出要"保护水源、加强自来水管理"和"保持室内外及厕所清洁"，动员全国各阶层人民积极参与，开展了群众性的爱国卫生运动。全年城乡共清除垃圾粪便 1.6 亿吨，新建和改造水井 130 余万口，城乡环境卫生状况得到了有效改善。1952 年 12 月 31 日又发布了《中央人民政府政务院关于一九五三年继续开展爱国卫生运动的指示》，提出要"改善饮水、合理处理粪便"，并通过爱国卫生突击运动将工作落到实处，各地传染病的发病率和死亡率明显降低。

（二）改造环境卫生设施

1958 年，在党中央的号召下，全国掀起了以"除四害讲卫生"为重点的爱国卫生运动新高潮，加强厕所改造和粪便污水管理成为控制蚊蝇孳生的主要手段，消除蚊蝇孳生的污水坑、粪坑工作成效显著。如内蒙古自治区在农村结合积肥工作，狠抓粪便管理、厕所与畜圈修建，在牧区修建了厕所和棚圈，实行人畜分居。河南省登封县修建了 6 万多个"气死蝇"厕所，创造出卫生与积肥相结合的办法，成为全省"除害"的一面旗帜。山东省平原县开展了包括室内外洁净、挖厕所、挖栏圈等的"三洁五挖"运动，实行粪便管理，改良5.43万个厕所，新建厕所1 000多个。江西省和安徽省等结合血吸虫病防治，修建厕所和畜圈，清理垃圾和明暗沟渠。

随着全国各地广泛开展清除垃圾粪便、填平污水沟、疏通沟渠、修建和改良厕所等工作的开展，城乡环境卫生面貌大大改观，有效控制了蚊蝇孳生，一些肠道传染病的发病率也明显下降。

（三）在疫区开展改水管粪

血吸虫病是流行于长江中下游的人畜共患寄生虫病。1953年9月27日，毛泽东同志在全国政协副主席、最高人民法院副院长沈钧儒有关血吸虫病的材料上批示："血吸虫病危害甚大，必须着重防治。"1955年11月，党中央在杭州召开中央工作会议，毛泽东同志指出：对血吸虫病，一定要全面看，全面估计，它是危害人民健康最大的疾病，发出了"大搞群众运动，一定要消灭血吸虫病！"的号召。根据毛泽东同志的提议，成立了中央防治血吸虫病领导小组，并于同年11月22—25日在上海召开了第一次全国防治血吸虫病工作会议，会议决定7年消灭血吸虫病，并把消灭血吸虫病列入《一九五六年到一九六七年全国农业发展纲要（草案）》。据统计，1957年有12个省（市）的1亿多人口受到血吸虫病的威胁，是当时长江流域及其以南地区流行病中影响范围广、危害最大的一种传染病，消灭血吸虫病已成为当时一项重要的政治任务。为从根本上消灭这一病害，制订了采取以灭钉螺为主的综合性措施：在疫病流行地区的村庄周围消灭钉螺；实行人粪管理，达到积肥灭卵的目的；
同时开展了安全用水和个人防护的卫生宣传教育。

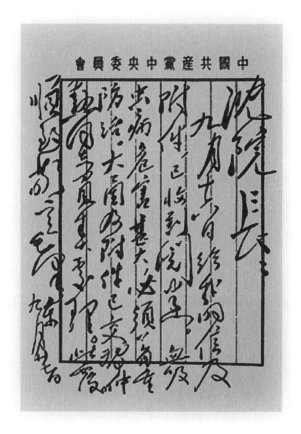

1953 年 9 月，毛泽东同志亲笔复函

通过在疫区改水管粪，有效切断传播途径，阻断血吸虫病
通过疫水和粪便感染的机会，全国血吸虫病流行地区大面积下
降，血吸虫病患病人数明显降低。在血吸虫病重疫区江西省余
江县，经过两年实行消灭钉螺与农田水利建设相结合、粪便管
理消灭虫卵与积肥相结合的苦战，于 1958 年基本消灭了血吸
虫病。毛泽东同志在得知这一消息后激动不已、夜不能寐，于

1958 年 7 月 1 日提笔创作了脍炙人口的《七律二首·送瘟神》，赞扬了血吸虫病防控工作在预防血吸虫病和保护人群健康方面所取得的巨大成功。这是毛泽东同志诗词中专门以民生问题、卫生事业为主题的作品，彰显了毛泽东同志心系百姓、情注民生、为人民抒怀的领袖情怀。

二、推广"两管五改"活动

（一）加强粪便管理和利用

做好粪便、垃圾、污水的管理，特别是人畜粪便的管理和利用，既是除害灭病的重要措施，又能服务于农业生产。随着农业生产对肥料需求的增多，在粪便的管理和利用中加强疾病防控工作的理念得到了进一步落实，人畜粪便无害化处理后的资源化利用也得以广泛推广。各地卫生防疫部门和研究机构纷纷深入基层，研究粪便、垃圾、污水的管理与资源化利用中的技术难题，为农村有效管理和利用粪便提供了技术支持。1958 年，河北省就提出粪便泥封、堆肥发酵的无害化处理技术。到 1960 年秋，全省有 1 万余个村庄实施了粪便无害化处理和资源化利用。不仅是河北省，许多其他省份也开始利用无害化粪便施肥，并以召开现场会和举办粪便管理培训班等形式进行推广。在当时我国化肥的生产还不能满足农业生产需求的情况下，无害化处理后的人畜粪便成为宝贵的有机肥资源，同时还解决了农村由于粪便渗漏而污染地下水的问题。中央爱卫会通过倡导改厕，形成了很好的生态处理模式，为当时我国的粮食生产和供给保障作出了贡献。据报道，1952年我国大约70%的人粪被回收利用，1956年这个数字增加到90%。粪便管理和资源化利用已初见成效，主要表现在：一是大部分地区基本做到了人有厕、畜有圈，改善了城乡环境卫生面貌；二是群众初步养成管理粪便和垃圾的习惯，随地大小便、乱丢垃圾的现象大大减少；三是许多地区改变露天堆放粪便和直接使用的陋习，采用堆肥和修建卫生厕所的方法，不仅减轻粪便对水源、土壤和空气的污染，控制传染病的发生流行，还较好地利用了粪肥这一有机资源，促进了农业生产。

20世纪60年代初期，按照毛泽东同志关于"沼气又能点灯，又能做饭，又能作肥料，要大力发展，要好好推广"的指示，各地开始探索推进农村沼气建设。到20世纪70年代中期，全国累计建设农村沼气700多万户，但由于当时农村沼气技术尚不成熟，部分沼气工程未能得到延续，到20世纪80年代初，全国基本稳定在400万户以内。

（二）改善农村饮用水状况

进行水源防护和改善饮用水水质是预防传染病，特别是介水传播疾病的重要手段，对减少疾病的发生和流行起到关键性作用。在我国农村爱国卫生工作实践中，各地结合实际采取了多种新技术、新方法，因地制宜地开展改水工作，并总结推广成功经验。北方地区因地制宜，创造性地开展改水工作。河北保定地区建造各种形式的压水井，改良水质。吉林省的引泉入村、新疆维吾尔自治区的滤水管井和涝坝水改良、辽宁省的"六有水井"和陶瓷管小口井等形式，在解决饮用水困难问题和保障水质方面也取得了很好的效果。

南方各地根据不同的水源类型采取了不同的改水方式。在地下水源丰富、水质好的地区采用手压机井、竹管井、小口井、灶边井供水；在地表水源丰富的河网地区采用岸边砂滤井、河床潜井、砂滤池、简易自来水；在山区则采取引用山泉水等方式，如上海市崇明的小型简易净水塔、湖北省的简易竹管井和下底盘建井法、云南省的引泉竹筒砂滤等，都有效地改善了当地的饮水卫生状况。

（三）总结推广工作经验

随着农村爱国卫生工作的不断深化，为保护人民健康和促进农业生产，基层卫生工作人员注重标本兼治，提出粪便无害化处理、推广科学积肥等初步的治本要求。以抓住粪便垃圾和饮用水源管理为核心，具体方法包括对厕所、畜圈、禽舍和水井、水池等加以改良，使其既便于积存肥料、保护肥效以适应农业生产的需要，又能避免对环境和饮用水的污染。

从 20 世纪 60 年代中期开始，各地在做好粪便、垃圾、污水管理的基础上，逐渐形成了以"两管五改"为中心内容的爱国卫生运动新形势。改良水井以便达到饮用水的卫生要求；改良厕所和畜圈，使人畜粪便经过无害化处理，既不污染环境，又能防止传染病、寄生虫病的发生与流行；改良炉灶是为了使炉灶烟囱不倒烟，节约柴草煤炭，减少环境污染；改善环境则贯穿于改良水井、厕所、畜圈和炉灶之中，互相联系，互相促进。此外，填坑洼、消灭蚊蝇孳生地、平整道路、植树造林、家家户户养花、庭院绿化美化也是改良环境的重要内容。

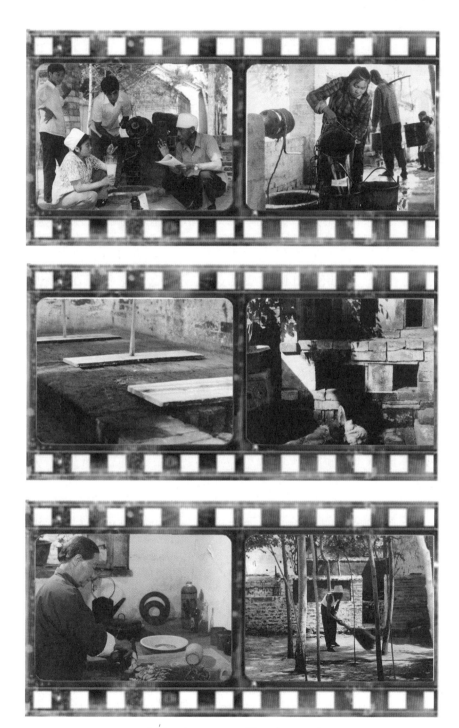

农村深入开展"两管五改"活动

1974 年，在周恩来总理的关怀和指导下，卫生部在安徽省界首县和广东省电白县分别举办了"两管五改"学习班，广泛交流、总结和推广了两地经验，并提出了统一粪便无害化标准和检验方法、加速粪便无害化处理、寻找地下水源、水质净化技术的研究改进等建议。在改水方面，主要是通过大口井、小口井等形式进行分散式改水。在改厕方面，各地结合地方特点开展工作，北方地区有天津市郊区的高温堆肥、河北省遵化县的混合发酵堆肥、山东省日照县的颗粒造肥、辽宁省的高温积肥发酵房、北京市郊区的双墙通风式堆肥、黑龙江省的黑曲霉冬季发酵堆肥；南方地区包括浙江省的马桶式三格化粪池、江苏省的灰土建造三格化粪池等，对粪便无害化处理起到了很好的示范作用。

（四）"两管五改"工作取得成效

"两管五改"工作符合当时我国农村的实际情况，对改善农村环境卫生、防病灭害的效果十分明显。由于"两管五改"抓住农村卫生工作管水管粪两个主要环节，互相联系，互相促进，既控制蚊蝇孳生场所，又防止水源污染，从而取得防控疾病的主动权，是减少疾病、改善农村环境、提高人民健康水平的治本措施。

到 20 世纪 70 年代末，全国各地掀起了建设农村饮水工程的高潮。各地普遍对大口水井和各种饮水设施进行了改善，一些县集中式供水达到了 50% 以上，全国已有 3.5 亿农民吃上了比较清洁卫生的水。改水工作有效控制了介水传播疾病的发生和流行，对一些地方病的防治也起到了很大作用，受到了亿万农民的欢迎。烟台地区的经验表明，通过开展"两管五改"加强粪便管理，可以增加农家肥，少施化肥，增产节支；大连市金县由于加强了粪便管理，猪囊尾蚴检出率由原来的 7.00% 下降到 0.13%，防病效果明显。此外，山西省农村的深井密闭发酵厕所、江苏省的三格化粪池式厕所、天津市和东北的泥封堆肥、四川省的沼气厕所建设，都适应了当地的需求，取得了较好的示范效果。

第二节　改革开放初期的农村环境卫生与改水改厕

党的十一届三中全会以后，爱国卫生运动重新焕发了生机和活力，各级政府加强了对以改水改厕为重点的农村爱国卫生运动的领导，极大地改善了农村的卫生面貌，进一步有效地预防和控制了环境卫生相关疾病的发生与流行，有效地改善了农村环境卫生状况，保障了农民群众的身体健康。

一、推进农村改水改厕

（一）高度重视农村改水改厕

1980 年 2 月，第四次全国爱国卫生工作会议研究并审定了新时期爱国卫生运动的 5 条具体任务，其中第 4 条要求"把爱国卫生纳入国民经济和社会发展的总体规划和各行各业的规划，结合城市发展和新农村建设，有计划、有步骤、因地制宜地加快城乡卫生基本建设，农村以'两管五改'为重点，城市以搞好垃圾、粪便、污水、污物的清理和无害化处理为重点。"会议明确了各成员部门的分工和措施,并由中央爱卫会负责规划、组织和协调工作,提出要加强爱国卫生宣传和科研工作,开展国际合作,重视技术指导和培训。

1980年11月10日,第35届联合国大会发起了从1981—1990年的"国际饮水供应和环境卫生"活动,目标是解决全球一半以上人口的饮水安全和环境卫生设施问题。1981年4月,我国决定由中央爱卫会负责我国的"国际饮水供应和环境卫生十年"活动,提出:争取通过十年或更长的一些时间的努力,使我国人民的饮水和卫生条件有较为显著的变化,为实现"国际饮水供应和环境卫生十年"奋斗目标,作出中国人民的贡献。

为了切实保证这一阶段性目标的实现,1983年10月,国务院批转中央爱卫会第六次委员会扩大会议纪要,其中《全国农村饮水供应发展规划纲要》提出:"六五"计划期间初步解决5 000万人的饮水问题,到1990年力争80%的群众能吃上符合要求的安全水,这是中央爱卫会第一次提出解决农村改水的阶段目标。1986年4月,第六届全国人民代表大会第四次会议通过了国民经济和社会发展第七个五年计划,其中第50章中规定"1990年争取使80%的农村人口饮用安全卫生水",为我国从根本上改变饮水状况确定了国家目标。1987年6月,国务院批转了中央爱卫会《关于落实"七五"期间农村改水报告》,要求各级人民政府要重视这项工作,并纳入各地的经济和社会发展规划,切实做好。此后的"八五""九五""十五"

计划均包含了饮用安全卫生水目标，要求到 2000 年，农村改水率达到 90%，其中集中式供水占 50% 以上，农村改厕达到 40% 以上。历次五年计划和完成情况分别为："七五"改水受益计划目标 80.00%，完成 75.50%；"八五"计划 85.00%，完成 87.04%；"九五"计划 90.00%，完成 92.38%；"十五"计划 95.00%，完成 94.06%。改厕目标从"九五"开始，计划 40.00%，完成 44.84%；"十五"计划 55.00%，完成 55.31%。到"十五"期末，基本完成了改水目标，超额完成了改厕目标。同时，20 世纪 80 年代农村沼气技术的发展进入成熟阶段，以农村沼气为纽带的生态农业成为各地推广沼气的重要载体，先后形成了以南方"猪—沼—果"和北方"四位一体"为代表的农村户用沼气发展模式。截至 2000 年底，全国农村户用沼气池达 980 万户。

1982 年 9 月，中央爱卫会在山西省晋城县召开了全国农村爱国卫生运动现场经验交流会，随后国务院办公厅以文件形式转发了会议纪要，指出"以管水、管粪为中心的'两管五改'工作是农村开展'五讲四美'活动、建设社会主义精神文明的重要内容之一，要求各级政府和各部委加强对这项工作的领导，努力做出成效。"

在 1988 年 11 月召开的全国爱卫会第八次委员会扩大会议和 1989 年 1 月召开的第九次委员会扩大会议上，中央政治局委员、国务委员李铁映反复要求要抓好农村改水问题，强调这是一项最积极有效的治本措施，是为人民造福、利国利民的大好事。

1993 年 11 月，中共中央、国务院颁布的《关于当前农业和农村经济发展的若干政策措施》第十条中提出：重点扶持最贫困地区，解决人畜饮水。

1994 年 2 月，国务委员彭佩云在全国爱国卫生运动委员会第十次委员会扩大会议上提出："爱国卫生工作的重点在农村。各地要把农村改水改厕工作纳入社会发展规划，予以落实。在还没有解决温饱问题的地区，把农村改水改厕列入扶贫重点项目。"

1999 年 4 月，全国爱卫会、国务院妇儿工委、共青团中央、全国妇联联合发出《关于积极推进农村改厕工作的通知》，要求充分发挥共青团组织在农村工作中的主力军、突击队和社会活动中先导作用，各级团干部、妇联干部和共青团员要带头首先改建自家的厕所，帮助或带动有困难的农户改厕；各级妇联组织要发动广大妇女积极做好改厕后的使用、管理和监督，通过推进改厕，美化家庭环境，增进身心健康。同年 7 月，四部门联合召开了全国农村改厕工作会议。

（二）加强组织建设，明确目标任务

1983 年 10 月，国务院批复同意由中央爱卫会承担联合国资助我国农村改水项目工作，并成立改水项目处，开始了与国际组织的密切合作，重点是世界银行贷款农村供水项目的准备工作。

为更好地指导农村改水改厕工作开展，中央爱卫会结合实际，分阶段制订了相应的目标任务。1986 年 12 月，在中央爱卫会向国务院提交的《关于全国农村改水工作会议的报告》

中，提出要落实"七五"期间"1990年争取使80%的农村人口饮用安全卫生水"的农村改水任务，根据各地的经济状况和资源条件，分解为四类目标：一是北京、天津、上海及七个计划单列市的郊县农村，完成改水受益人口95%；二是江苏、浙江、湖北、湖南、广东等南方省和河北、山西、辽宁、吉林、黑龙江、山东等北方省，完成改水受益人口85%；三是安徽、福建、江西、四川等省，完成改水受益人口80%；四是内蒙古、新疆、广西、青海、甘肃、宁夏、陕西、云南、贵州等省、自治区，完成改水受益人口60%。此外，还对各地提出自来水普及率的目标要求。

1991年10月，全国爱卫会颁布了《全国爱国卫生工作十年规划及八五计划纲要》，提出到1995年农村饮用水改水受益人口达到85%，饮用自来水的人口占30%~40%；到2000年分别达到90%和35%~50%；饮水卫生合格率：1995年为35%~50%，到2000年为45%~60%；农村卫生厕所普及率，按不同经济水平地区，1995年达到20%~50%，到2000年达到35%~80%。同时提出，要广泛开展以城市卫生和农村改水改厕与环境为重点的爱国卫生运动，到2000年，全国城乡环境卫生有较大改善、人民享有卫生便利的基本卫生设施。

为加强对全国农村改水工作的科学研究和技术指导，1991年11月中国农村改水技术中心（后更名为中国疾病预防控制中心农村改水技术指导中心）正式成立，作为全国爱卫会所属事业单位，主要从事农村改水改厕的技术支撑工作。

1993年5月，全国爱卫会下发了《农村卫生厕所建设先进县和普及县标准及考评办法（试行）》，提出针对小康、宽裕、温饱、贫困地区，农民卫生户厕（含不同类型）普及率分别达到85%、75%、55%、45%为先进县标准，普及率分别达到80%、70%、45%、35%为普及县标准。

（三）多措并举，推动落实

为做好全国农村改水工作，全国爱卫会先后召开了四次全国农村改水会议，对农村改水任务目标进行了明确和部署，针对性地为各个时期开展农村改水工作制定了指导方针，推动了全国农村改水工作一步一个台阶地稳步发展。1986年10月，第一次全国农村改水工作会议在浙江省宁波市召开。会议总结了"六五"期间农村改水工作的情况和经验，分解落实了"七五"期间农村改水任务。会议强调农村改水是一项伟大的事业，是为八亿农民防疾病、保健康、谋福利的一项伟大事业，是我国社会发展和人类文明进步中的一项伟大事业，要求"依靠政策、依靠科学"做好改水，特别是"要支持老、少、边、穷地区的农村改水工作"，把农村改水这样一件关系八亿农民健康，关系两个文明建设，关系我国社会发展的大事办好。这次大会制定了"加强领导，坚持改革；纳入规划，组织协调；民办公助，多方筹资；以水养水，自负盈亏；因地制宜，多种形式；卫生监测，保证水质；培养人才，提高技术；健全制度，严格管理"的指导方针，并强调了"七五"计划中提出的"1990年争取使80%的农村人口饮用安全卫生水"的任务指标。此外，会议还表彰了全国农村改水先进单位。

1991年12月，第二次全国农村改水工作会议在北京市召开。卫生部部长陈敏章总结了"七五"的改水工作成绩和基本经验，提出"八五"改水任务，并提出了各省（自治区、直辖市）的分解任务，指出了实施的具体措施。会议制定了"八五"期间农村改水工作的指导方针：领导重视，纳入规划；爱卫会协调，部门支持；民办公助，多方筹资；依靠科学，分类指导；以水养水，综合管理。

1997 年 3 月 31 日，全国爱卫会第三次全国农村改水工作会议在江苏省苏州市召开。会议指出农村改水是我国社会发展的一项伟大的事业，关系到农村的两个建设，关系到经济与社会协调发展和可持续发展，要求各级政府要把农村改水工作作为关心群众疾苦、密切党群关系、促进农村经济和社会发展的大事，纳入本地经济和社会发展总体规划之中，切实解决好改水工作中的实际困难和问题，调动一切积极因素，克服一切困难，积极推进改水工作。会议制定了"九五"期间农村改水工作的指导方针：政府负责，纳入规划；爱卫协调，部门合作；民办公助，谁建谁管。同年，全国爱卫会表彰了"八五"期间209 个农村改水先进单位和 1 090 名农村改水先进工作者。

2002 年 4 月，第四次全国农村改水工作会议在重庆市召开。会议着重指出农村改水改厕工作，关系到改善农村环境和农村卫生条件，关系到亿万农民身体健康和农民生活质量，是农村爱国卫生工作的重点之一，各级政府和有关部门应当进一步重视和加强这项工作。会议明确了"十五"期间农村改水工作的指导方针：提高认识，加强领导；动员社会，协调各方；多方筹资，加大投入；群众参与，建管并重；狠抓落实，分类指导；

扶持贫困，突出重点。同年，全国爱卫会表彰了"九五"期间251个农村自来水普及工作先进单位、197个农村卫生厕所普及工作先进单位和986名农村改水改厕先进工作者。

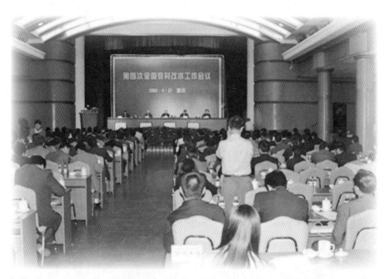

2002 年 4 月，第四次全国农村改水工作会议在重庆市召开

二、科学组织与管理

（一）科研和专业技术培训

组织和加强农村改水改厕科学研究，既是中央爱卫会的工作职责，也是各级爱卫会、基层改水改厕工作人员的迫切需求和农村改厕工作的需要。为交流和推广农村改水科研成果和先进经验，1983 年 1 月，中央爱卫办在广西南宁组织召开了全国农村改水科研成果交流会，会上交流了改水的经验，讨论了科研方案及技术要求，参观了改水典型现场，加强了专业技术的培训。

　　为加强农村改水改厕专业队伍力量、提高业务能力和水平，1983 年 5 月，中央爱卫办组织制订了《1983—1990 年全国饮水供应发展规划纲要》，特别提出了要加强技术培训，建立专业队伍。此后，通过利用世界银行贷款开展农村供水与环境卫生项目，编写了系列技术和管理培训教材，组织开展省、市、县级工程设计、施工管理、计划财务和卫生监测等方面的骨干力量培训。从中央到地方层层举办改水改厕人员训练班，使技术人员的专业水平有了明显提高。

　　中央爱卫会还制订了评审奖励规定，并鼓励举办相关学术会议、在各种学术刊物上发表论文、参加科研成果评审等，从而极大地激励了广大科研技术人员投身于农村改水改厕科研活动，提高了专业技术人员的业务水平。1985 年 11 月召开的全国除四害、农村环境卫生科研工作经验交流会上，各地介绍了农村饮水与水质处理、自来水建设、粪便管理等方面科研课题情况，对提高农村改水改厕队伍的专业能力和技术水平起到重要作用。

　　从 1985 年起，在国家科学技术委员会的支持下，由中央爱卫会主管并开展的"农村饮用水成套设备"项目被列入国家"星火计划"。该项目投入资金共 750 万元，由 11 个子项目组成，分别由 8 个研究设计院、11 个生产厂家承担科研生产任务。项目的执行为推动我国农村地区饮用水设备设计制造生产的专业化奠定了产业基础。

　　为了统一和规范农村改水的水质标准，全国爱卫会也组织开展了相关科学研究。1991 年 5 月，全国爱卫会、卫生部制定出台了《农村实施〈生活饮用水卫生标准〉准则》，将农村水质分为三级，明确了每一级对应的标准要求，作为当时广大农村居民点集中式给水和分散式给水的饮用水水质监测、评价和管理的依据。

1994年8月，全国爱卫会与卫生部联合表彰奖励部（委）级爱国卫生科技成果，其中河南省的"双瓮漏斗厕所可行性技术及综合效益的研究"和吉林省的"中华人民共和国农村供水部门研究"荣获一等奖，粪便无害化、卫生厕所效果研究、饮水监测、降氟改水技术等成果获得二等奖，还有多项改水改厕研究成果获得三等奖。

（二）适宜技术推广应用

推广适宜技术是科学实施农村改水改厕工作的重要保证。

20世纪80年代，双瓮漏斗式厕所、两格、三格式厕所以及沼气池厕所，相对卫生清洁且具有粪便无害化处理功能，逐步推动形成了卫生厕所的概念和粪便无害化的标准。1987年，在中央爱卫会的组织下，我国第一个《粪便无害化卫生标准》出台，并从1990年起开展了形式多样的改厕技术推广活动。

1990年5月，全国爱卫办决定在全国44个县进行农村卫生厕所试点建设，并制订了《中国村镇厕所及粪便无害化处理设施图选》，在全国范围内进行试点。同年7月，全国农村爱国卫生工作现场经验交流会在大连市金州区召开，会上介绍了各地的经验和做法，其中，浙江省成立了改厕粪管技术咨询小组，以加强技术指导、咨询培训和宣传教育；血吸虫病防治省份积极推广三联式沼气厕所，以控制血吸虫病传染源、提供清洁能源；大连市金州区坚持宣传教育先行，因地制宜选择既适合农民的经济承受能力，又让农民乐于接受的卫生厕所类型。

1991 年 1 月，全国爱卫会召开北方地区防寒卫生厕所建设研讨会，与会人员参观了哈尔滨市农村建设的不同类型的防寒卫生厕所。1992 年 5 月，南方地区农村改厕现场研讨会召开，会上交流了各地的建设经验：如河南省濮阳市委、市政府一把手召开改厕粪管工作会和现场交流会，以提高各级干部的认识，并与各县签订目标责任书；市爱卫会设立改厕奖励基金，并通过电视台、报纸等新闻媒体进行表扬和批评。浙江省、河南省、上海市等地爱卫会与多部门联合发文，要求农村新建住房必须同步建造户用卫生厕所；卫生厕所研发与产业化结合，生产标准厕所部件，推动农村卫生厕所建设向标准化、规范化、专业化、商品化的方向发展。

（三）调查摸底，掌握基础

为准确掌握农村饮水与环境状况、摸清我国水质分布情况、进一步科学指导工作，全国爱卫会和卫生部于 1983—1988 年组织开展了全国生活饮用水水质与水性疾病调查工作，调查涵盖全国所有县级地区，采集各类水样 5 万余份，调查数据 200 余万个。初步查清了伤寒、细菌性痢疾、病毒性肝炎和流行性腹泻等主要介水传播疾病在我国的发病、分布以及暴发流行情况；查清了地方性氟中毒、甲状腺肿和克汀病的地区分布；了解了集中式供水污染事故及其危害；出版的《中国生活饮用水地图集》，包括水质分布状况、饮水安全卫生分级、饮水量以及水性疾病等内容，是一部详尽的生活饮用水地图。根据调查结果，结合农村改水现况，制订了"突破难点，向贫困地区发展，以集中供水形式为发展方向，以改水为龙头，带动农村环境卫生、健康教育三位一体同步进行，全面推动农村改水工作"的指导原则。此次调查的成果于 1988 年获卫生部科技进步奖一等奖，于 1989 年获国家科技进步奖一等奖。

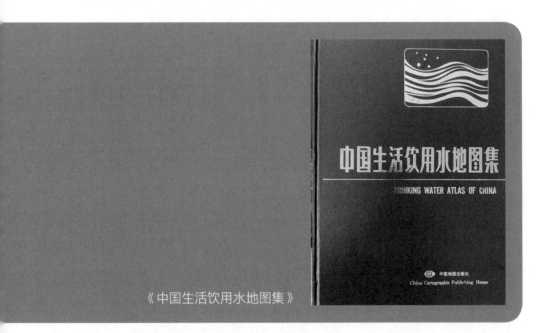

《中国生活饮用水地图集》

为加强和规范农村改水统计工作，1992 年 6 月，全国爱卫办在湖北省武汉市召开了第一次农村改水统计工作专业会，规范了全国农村改水的统计内容、方法和要求，统计项目主要包括已改水总受益人口、不同改水形式的受益人口、改水总投资，并且按照各省（自治区、直辖市）分别统计汇总改水受益人口和饮用自来水人口占农村人口的百分比。自此以后，每年对农村改水统计工作进行总结，保证了统计数据的准确和完整，为确定工作重点、规划农村改水提供了基础数据。

1993 年 5 月，全国爱卫办组织了全国农村厕所及粪便处理背景调查，这是我国首次大规模进行的全国农村厕所及粪便处理背景调查。调查采取分层整群抽样方法，在29个省（自治区、直辖市）展开，共调查了470个县（市）的78万农户，近340万人。1994年底，历时两年的全国农村厕所及粪便处理背景调查项目完成，为以后的农村改厕工作提供了重要的科学依据。调查结果表明，我国农村有厕率为85.9%，卫生厕所普及率为7.5%，粪便无害化处理率为13.5%；调查的6 511座公共厕所中，卫生合格率为9.6%。

1993年9月18—20日，全国农村改厕经验交流会在河南省濮阳市召开，全国各省（自治区、直辖市）和计划单列市的爱卫会和爱卫办负责人参加了会议。陈敏章同志作了重要讲话，要求各地政府把农村改厕纳入地方社会发展长远规划和年度计划，列入小康村建设内容，各级爱卫会要利用各种群众喜闻乐见的形式宣传改厕粪管的重要性，向群众普及基本的科普知识。大会对11个农村卫生厕所建设先进县和26个普及县进行了命名和表彰。

1995年6月，全国爱卫会、卫生部下发《关于建立全国农村卫生厕所统计年报制度及有关报表事项的通知》，要求建立全国农村卫生改厕统计年报制度，内容包括卫生厕所户数、农村有厕率、粪便无害化处理率、改厕总投资等。2001年对统计年报中的卫生厕所类型进行了分类，作为国家统计局的正式统计报表，与农村改水统计报表一起，在全国卫生事业发展情况统计公报上公开发布。从1996年开始，农村改厕统计工作会议与改水统计工作专业会合并召开。

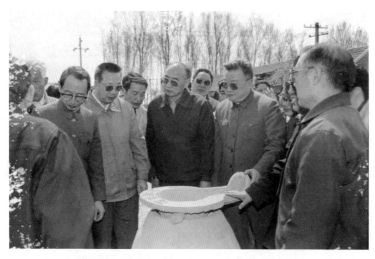

1993 年，陈敏章同志视察河南改厕工作

（四）示范引领，推进落实

在 1984 年 12 月召开的全国爱国卫生经验交流会上，各地介绍了农村"两管五改"的经验：采取"民办公助""公办民助""四个一点"的办法，妥善解决改水所需的经费、物资和人力问题。北京市 70% 的农村人口吃上自来水，河北省藁城、赵县、栾城等十几个县 90% 以上的农村达到了供水入户；同时，针对农村实行农业生产责任制后出现的新情况，因地制宜地采取三联式沼气池、三格化粪池、小口深口密闭厕所以及分户密封堆肥等多种方法，对粪便进行了有效管理。

1986 年 5 月，中央爱卫会召开了城镇爱国卫生运动经验交流会，提出了要"以城镇为中心把农村卫生带起来"。通过城镇卫生的建设与发展，影响、推动和支援广大农村；通过城乡互动、相互带动，从而促进城乡环境卫生面貌的明显改善。

1988 年 11 月，全国爱国卫生运动委员会第八次委员会扩大会议指出，在农村要重点搞好改水和人畜粪便的无害化处理，大力发展沼气，提倡农家肥还田以及治理村容村貌等卫生治本工作。要严格管理乡镇企业的排污问题，以保护环境和农田不受污染。对改水工作，要建立健全警报制度，定期发布各地的改水进度和治理水污染情况。

截至 1990 年底，全国农村改水累计受益人口占农村总人口的 75.4%，建自来水厂（站）33.2 万座，饮用自来水人口占农村总人口的 30.7%。通过卫生乡村建设与环境整治、改厕粪管相结合，已建成卫生先进村、乡镇 6.5 万余个。在改厕方面，广泛开展了沼气厕所、双瓮漏斗式、三缸式及防冻厕所、生活污水沼气净化池等的建设。"八五"期末，全国农村人口中，改水总受益人口占农村总人口的 87.04%，饮用自来水人口占 43.68%；"九五"期末，全国农村改水受益人口达到 8.8 亿，占农村人口的 92.38%，其中饮用自来水的人口达 5.26 亿。此外，全国有 1.06 亿户农民用上了卫生厕所，普及率达到 44.84%。

1994 年 11 月，全国爱卫会授予上海市"率先实现全市农村自来水化"荣誉称号。

为巩固农村自来水建设成果、加快农村改水与环境卫生设施建设步伐，全国爱卫办自 1994 年起在全国近 60 万座农村水厂（站）中组织开展了"农村百佳水厂"评选活动。为确保评选质量，在统一标准的基础上，采用了基层申报、地区考核、省级精选、全国爱卫办考核、严格审定的程序和办法，评选出在工程建设、运行管理、水质卫生条件等方面基本能够代表农村自来水厂最高水平的 106 家水厂，并在 1996 年第三次全国城市卫生检查评比暨"农村百佳水厂"评选总结表彰大会上，被命名为"农村百佳水厂"称号。彭珮云在会上强调，要认真学习、推广"百佳水厂"经验，不断提高管理水平，改进饮水卫生质量，提高社会经济效益。"农村百佳水厂"评选活动，进一步推动了农村水厂科学管理的规范化、标准化建设。

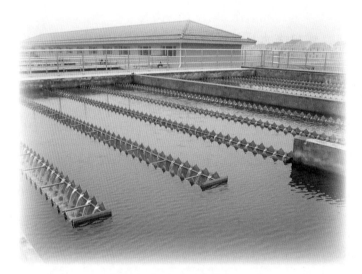

浙江余姚"农村百佳水厂"

三、国际合作与交流

（一）世界银行贷款项目

1980年，第35届联合国大会决定，为实现"人人享有安全饮水与卫生"的全球性目标，1981—1990年为"国际饮水供应和环境卫生十年"，以解决全世界一半以上人口的安全饮水和环境卫生设施问题，1981年4月，我国政府表示赞同和支持这一倡议。

1985 年 5 月，世界银行和我国政府商定在中国农村开展供水项目。这是改革开放后我国首次利用国际软贷款开展的农村改水项目，并由此开始了持续 20 余年的四期世界银行项目。根据国家扶贫计划，第二至四期项目重点安排国家和省重点贫困县执行。1997 年 11 月，第三期世界银行贷款 7 000 万美元项目在江西、河北、湖北、云南、内蒙古 5 省（自治区）实施。1999 年 11 月，第四批世界银行贷款 4 600 万美元项目在安徽、福建、海南、贵州四省实施，重点是兴建农村供水工程、卫生厕所和普及健康知识。四期项目执行地区共 21 个省份、181 个县，遍布我国各个地区。项目总投资为 68 628.60 万美元，其中利用世界银行贷款 32 200 万美元。项目共建集中式供水系统 6 058 处，分散式供水系统 65 772 处；改水受益人口2 437.71 万人，其中自来水供水受益人口占 97.15%；建设卫生公厕、校厕和户厕 7.21 万个；1 511.5 万人接受了供水、环境卫生和健康教育培训。项目的实施对当地的经济社会发展产生了一定的影响，显现出良好的效益，通过以改水改厕为重点的环境卫生设施改善，对农民群众卫生行为改变有明显促进，农民群众健康水平有显著提高；节省了大量取水劳动力，促进了经济发展。通过项目的实施，进一步引入先进管理理念和市场机制，创造出"以改水为中心、以健康教育为先导，带动环境卫生整体改善"的"三位一体"模式，并成为我国开展农村改水改厕与环境卫生工作的指导原则，在国际上得到广泛的认可和称赞。

（二）双边和多边合作

在这一时期，我国政府也积极利用双边和多边合作渠道，探索并开展其他国际合作改水改厕项目，并取得很好成效。主要包括以下几个项目。

联合国开发计划署（United Nations Development Programme，UNDP）分3次无偿提供280万美元，用于世界银行第一期贷款项目准备及开展手动泵供水与环境卫生改善，开展"边远贫困地区农村供水与环境卫生改善人力资源培训"项目。

联合国儿童基金会分3期提供400万美元，在10个省份、24个县实施农村供水和环境卫生改善试点及个人卫生教育。

世界粮食计划署（World Food Programme，WFP）无偿提供小麦78 733吨，支持辽宁和陕西两省10个县农村供水项目地点民工的劳务支付。

世界卫生组织为举办农村供水水质监测、环境卫生管理、妇女在农村供水与环境卫生中的作用及效益等培训班，分别提供师资及经费支持。

欧洲经济共同体（European Economic Community，EEC）提供110万欧洲货币单位，用于在贵州、甘肃两省实施"中国农村供水部门研究和机构改善"项目。

日本于1990年和1994年提供25.7亿日元，支持贵州、吉林两省农村供水建设，两省29个县共建成653座自来水厂，使144万农村人口受益。日方援助资金占两省农村供水建设全部投资的40%。

德意志联邦共和国1986年与我国政府签订中国农村供水

人员培训项目，无偿提供 220 万德国马克用于农村供水人员培训。

英国国际发展部（Department for International Development，DFID）在中国水业发展项目中提供 300 万英镑，援助四川、云南两省"农村供水与环境卫生"项目，旨在改善项目地区的供水和环境卫生状况，并开展健康教育。

（三）中国经验

国际援助与合作项目的实施，不仅从资金方面为中国贫困农村地区提供了有力支持，更重要的是引入了比较先进的科学管理理念和规范的组织管理模式。国际援助与中国实际相结合，使中国农村供水与环境卫生的组织管理工作得到完善和提高，积累了很好的经验。通过多项国际合作项目的实施，无论是从总体宏观管理效率、供水工程和卫生厕所的科学建设、健康教育活动的开展和规范的运营维护管理方面，还是从提高产出效益和可持续发展方面，都取得明显的成效，深受农村地区居民的欢迎。这不仅在中国展示了很好的示范效果，也为全球发展中国家开展农村供水与环境卫生工作提供了切实可行的中国经验。

第三节　21 世纪前期的农村改水与环境卫生

1998 年 10 月，中国共产党第十五届中央委员会第三次全体会议审议通过《中共中央关于农业和农村工作若干重大问题的决定》，会议集中研究了农业和农村问题，从经济、政治、文化三个方面，提出了从 20 世纪末到 2010 年，建设中国特色社会主义新农村的奋斗目标，与农村环境卫生改善密切相关的包括"加快以水利为重点的农业基本建设，改善农业生态环境""推进农村小康建设，加大扶贫攻坚力度"等。进入 21 世纪以来，党中央、国务院高度重视农村居民的饮水问题，进一步加大投入力度，先后启动实施了农村饮水解困项目和农村饮水安全工程规划。随着我国社会主义新农村建设发展进程的需求和联合国"千年发展目标"的实施，"十二五"期末，农村饮水安全问题已经基本得到解决，"十三五"期间，农村饮水安全保障工作进入到了巩固提升新阶段。中央和有关部门进一步加强技术指导、督导检查、目标考核，持续加强水质监测，强化饮水安全管理，不断提升农村饮水安全保障水平。

一、部门协作推进

（一）多部门配合，落实重点工作

农村改水改厕工作涉及多部门、多行业。为了进一步明确职责分工，1999 年 1 月，全国爱卫会制订印发了《全国爱国卫生运动委员会工作规则》，确定了农村改水改厕是爱卫会的基本职能之一。同时发布的《全国爱国卫生运动委员会各委员部门职责分工》也赋予了卫生部、农业部、建设部、教育部和水利部等相关职能部门在农村改水改厕工作的职责重点。

2000 年 8 月，全国爱卫会副主任、卫生部部长张文康在

《适应新形势，树立新观念，为开创爱国卫生工作新局面而不懈努力》的讲话中提出，要转变观念，加强议事协调工作，进一步调动各部门开展爱国卫生工作的积极性，树立"大卫生"的工作理念。各级爱卫会及其办事机构对农村改水改厕中的问题，必须及时发现、认真对待，在深入调查研究的基础上，提出解决办法和改进意见，当好各级政府的参谋，充分发挥爱卫会各委员部门职能，各司其职，互相协作。

2002 年，国务院副总理、全国爱卫会主任李岚清在纪念爱国卫生运动 50 周年总结表彰电视电话会议的讲话中指出，改善农村环境卫生是工作的重点，要结合文明村镇建设，进一步做好农村改水改厕工作，带动环境卫生的全面整治。

2006 年之后，随着农村改水职能和工作重心的调整，水利部门作为主要实施部门承担了农村改水工程建设和运行管理的主要职责。由国家发展改革委、水利部、卫生部编制的《全国农村饮水安全工程"十一五"规划》中明确了各部门的职责：各级水利部门商卫生等部门负责编制工程规划、项目可行性研究报告和初步设计，组织和指导项目的实施和运行管理；卫生部门负责提出地方性氟中毒、地方性砷中毒和血吸虫疫区需解决饮水安全问题的范围和项目建成后的水质监测；环保部门需加强对农村饮用水水源地的环境监管。

2007 年，国务院组织的第一次全国污染源普查，首次对太湖、巢湖、滇池及三峡库区四个重点流域农村生活污染源进行了系统调查，测算了农村生活污染源排放系数，为我国全面开展农村人居环境整治提供了基本底数。

2011 年，由国家发展改革委、水利部、卫生部和环境保护部联合编制的《全国农村饮水安全工程"十二五"规划》指出，水利部门负责工程规划编制，组织对初步设计和项目实施方案进行审查，组织指导项目的实施及运行管理；卫生部门负责提出地方性氟中毒、血吸虫疫区及其他涉水重病区等需要解决饮水安全问题的范围，有针对性地开展卫生学评价和项目建成后的水质监测等工作，加强卫生行政监督；环保部门会同有关部门加强农村饮用水水源地环境状况调查评估和环境监督，统筹解决污染性水源地水质改善问题。

"十一五"以来，全国爱卫会各成员部门在农村改水工作中的职能和分工进一步明确，建立了统筹协作的工作机制，形成了在农村改水工作中不断增强的合力，为农村改水提供了稳定、高效的组织保障。

（二）聚焦农村饮水安全，强化工程规划建设

党和国家历来高度重视农村饮水安全问题，在不同时期提出了与发展相适应的规划要求。在全国爱卫会及其各成员部门的持续推动下，中央对农村改水工作给予高度的关注和重视。2005 年 3 月，胡锦涛同志在中央人口资源环境工作座谈会上明确指出："要把切实保护好饮用水源，让群众喝上放心水作为首要任务。"温家宝总理在国务院政府工作报告中提出："让人民群众喝上干净的水，呼吸清新的空气，有更好的工作和生活环境。"2014 年习近平同志强调，不能把饮水不安全问题带入小康社会。同年，李克强总理在水利部考察时强调，农村饮水安全惠及亿万群众，这项工作十分艰巨，要保质保量，让群

众满意；并在 2014 年的国务院政府工作报告中明确提出：经过今明两年努力，要让所有农村居民都能喝上干净的水。

2005 年，《中共中央　国务院关于进一步加强农村工作提高农业综合生产能力若干政策的意见》指出，在巩固人畜饮水解困成果的基础上，高度重视农村饮水安全，解决好高氟水、高砷水、苦咸水、血吸虫病等地区的饮水安全问题，有关部门要抓紧制定规划。

2007 年，《中共中央　国务院关于积极发展现代农业扎实推进社会主义新农村建设的若干意见》指出，"十一五"时期，要解决 1.6 亿农村人口的饮水安全问题，优先解决人口较少民族、水库移民、血吸虫病区和农村学校的安全饮水，争取到 2015 年基本实现农村人口安全饮水目标，有条件的地方可加快步伐。增加农村饮水安全工程建设投入，加快实施进度，加强饮水水源地保护，对供水成本较高的可给予政策优惠或补助，让农民尽快喝上放心水。

2009 年，调整了农村饮水安全工程建设规划，加大投资和建设力度，把农村学校、国有农（林）场纳入建设范围。

2010 年，《中共中央　国务院关于加大统筹城乡发展力度进一步夯实农业农村发展基础的若干意见》指出，加大农村饮水安全工程投入，加强水源保护、水质监测和工程运行管理，确保如期完成规划任务。

2011 年，《中共中央　国务院关于加快水利改革发展的决定》指出，要继续推进农村饮水安全建设。到 2013 年解决规划内农村饮水安全问题，"十二五"期间基本解决新增农村饮水不安全人口的饮水问题。积极推进集中供水工程建设，提高农村自来水普及率。有条件的地方延伸集中供水管网，发展城乡一体化供水。加强农村饮水安全工程运行管理，落实管护主体，加强水源保护和水质监测，确保工程长期发挥效益。

2016年，《关于落实发展新理念加快农业现代化实现全面小康目标的若干意见》指出，继续聚焦"农业现代化"，提出了用发展新理念破解"三农"新难题，加快补齐农业农村短板。

2018年，《中共中央 国务院关于实施乡村振兴战略的意见》提出实施乡村振兴战略目标：到2020年，乡村振兴要取得重要进展，制度框架与政策体系要得到基本形成；到2035年，乡村振兴要取得决定性的进展，农业现代化要基本实现；2050年全面实现乡村振兴。

2020年，《中共中央 国务院关于抓好"三农"领域重点工作确保如期实现全面小康的意见》强调继续加强农村基层治理，强化补足农村短板措施，促进农民持续增收，加快农村基础设施和公共服务建设。

2021年，《中共中央 国务院关于全面推进乡村振兴加快农业农村现代化的意见》出台，聚焦"全面乡村振兴，加快农业农村现代化"。提出了深入推进农业供给侧结构性改革，进一步提高农产品质量与安全水平，持续巩固脱贫攻坚成果。农业基础设施现代化建设迈上新台阶，农村生产生活方式绿色转型。旨在全面提升乡村振兴水平，加快推进农村现代化水平提高。

二、坚持规划引领

民以食为天，食以水为先。饮水安全问题直接关系到广大人民群众的健康。农村饮水安全工程是农村重要的基础设施，关系到农村居民的生活环境质量和生产发展等切身利益。解决饮水安全问题不仅仅是广大农民的迫切需要，也是建设社会主义新农村和实施乡村振兴战略的重要内容。

（一）农村饮水解困工程

由于气候、地理地貌等原因，我国水资源时空分布不均，部分地区水资源匮乏，一些地区的农村居民不同程度地存在饮水困难的情况。解决这些地区的生活饮用水供给成为当时农村饮水工作的首要任务。

2000 年，国务院批准实施的《全国解决农村饮水困难"十五"规划》，提出了分阶段解决农村饮水困难的目标，第一阶段解决《国家八七扶贫攻坚计划》遗留的饮水困难问题，尽快地完成和实现该计划所确定的饮水解困任务和目标；第二阶段解决新出现的饮水困难问题，力争到"十五"期末基本解决我国农村现存的饮水困难问题，保证群众基本的生活用水要求。

2001—2004 年，中央财政共安排国债资金 97 亿元，地方和群众筹资 85.5 亿元，在 26 个省（自治区、直辖市）和新疆生产建设兵团解决了 5 618 万农村人口的饮水困难问题。

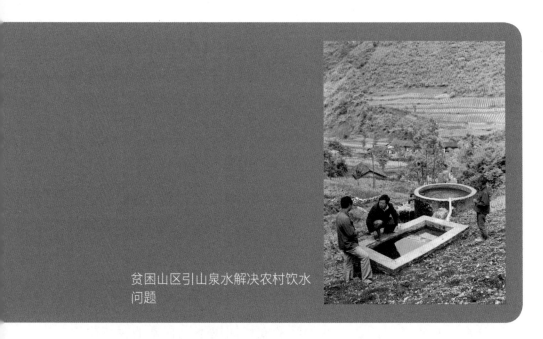

贫困山区引山泉水解决农村饮水问题

（二）农村饮水安全工程

2004年底，全国农村饮水解困任务基本完成，农村饮水工作从解决"有水吃"的饮水解困阶段进入保障农村供水水质卫生为主的饮水安全阶段。

1. 农村饮水安全应急工程规划

2004年，水利部在四川省广安市召开了全国农村饮水安全工作会议，布置开展全国农村饮水安全现状调查，并指出要重点优先解决高氟水、高砷水、苦咸水和血吸虫病区水质不达标及局部地区供水保证率不高等问题。同年，国家发展改革委、水利部、卫生部联合编制的《2005—2006年农村饮水安全应急工程规划》获得国务院批复。文件重点解决高氟水、高砷水、苦咸水和血吸虫病区水质不达标及局部地区供水保证率不高等问题。

2. "十一五"期间农村饮水安全工程规划建设

2004年，水利部会同卫生部联合颁布了《农村饮用水安全卫生评价指标体系》。

2005年，水利部、国家发展改革委、卫生部联合开展了以县为单元的农村饮水安全现状调查评估，完成了《全国农村饮水安全现状调查评估报告》。

2006年8月30日，国务院总理温家宝主持召开了国务院常务会议，审议并原则通过《全国农村饮水安全工程"十一五"规划》。会议强调，各级政府要把解决农村饮水安全问题摆到优先位置，加快实施饮水安全工程规划。"十一五"期间要解决1.6亿农村人口的饮水安全问题。

2006—2010年，实际完成总投资1 053亿元，其中中央投资590亿元，解决了19万个行政村、2.1亿农村人口的饮水安全问题；集中式供水人口受益比例由2005年底的40%提高到2010年底的58%；已查明的中重度地方性氟中毒病区村、地方性砷中毒病区村、血吸虫疫区，以及其他涉水重病区村的饮水安全问题全部得到解决；超额完成了"十一五"规划任务，提前6年实现联合国千年宣言提出的"到2015年将无法持续获得安全饮用水和基本卫生设施的人口比例减半"的目标。2009年有关单位对《全国农村饮水安全工程"十一五"规划》实施进行了中期评估，调查了5万户农户，满意率达96%。

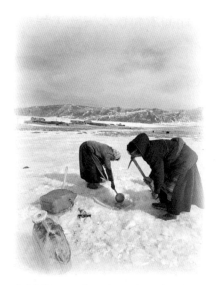

2002 年以前，西藏那曲农牧民冬季凿冰取水

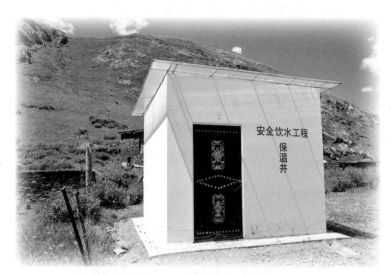

西藏江达县农村饮水安全工程保暖房

3. "十二五"农村饮水安全工程规划建设

按照中国共产党第十七届中央委员会第三次全体会议决定、《中华人民共和国国民经济和社会发展第十二个五年规划

纲要》和中央一号文件、中央水利工作会议的有关要求，为加快解决农村饮水安全问题，2008 年 12 月，国家发展改革委、水利部、卫生部联合部署"十二五"农村饮水安全工程规划编制工作。

为全面、真实、准确地确定规划人数，水利部组织各地以县为单元全面开展了农村饮水不安全人口调查复核工作。三部委组织专家进行了逐县行业内数据分析、逐省现场复核评估和部分省重点现场复核，并分别与教育部、农业部、国家林业局对农村学校和国有农林场饮水不安全人口进行了复核。在与地方多轮沟通协调和确认的基础上，核定了全国农村饮水不安全人口，据此编制了《全国农村饮水安全工程"十二五"规划》。同时，为进一步切实加强农村饮用水水源保护和水污染防治工作，严格环境监管执法，合力建设清洁水源，着力建立从"源头"到"龙头"的全过程饮用水安全保障体系，提升农村饮水安全保障水平，在规划编制后期又增加环境保护部作为编制和实施指导监督的主要部门之一，对规划内容作了进一步充实。2011 年 11 月，国家发展改革委、水利部、卫生部、环境保护部在京组织召开了规划专家论证会，正式征求了各有关部委的意见并修改完善，形成了规划送审稿。

2012 年 3 月 21 日，国务院常务会议讨论原则通过了《全国农村饮水安全工程"十二五"规划》，计划解决全国 2.98 亿农村（含国有农林场）人口的饮水安全问题和 11.4 万所农村学校师生的饮水安全问题，使全国农村集中式供水人口比例提高到 80% 左右，供水质量和工程管理水平显著提高，改善项目区农村居民和学校师生的生活和卫生条件。同年，国家发展改革委、水利部、卫生部、环境保护部四部委与 29 个省（自治区、直辖市）人民政府和新疆生产建设兵团签订了农村饮水安全工程建设管理责任书，进一步明确"十二五"期间农村饮水安全建设任务目标，落实组织领导、资金投入、建设管理、建后管护方面的地方政府主体责任。各有关省（自治区、直辖市）人民政府和新疆生产建设兵团与相关任务市县层层签订责任书，落实责任制，健全完善了农村饮水安全工作责任体系，进一步提高了地方各级党委政府对此项工作的重视程度，促进了农村饮水安全工作的顺利推进。

习近平同志多次强调农村饮水安全在脱贫工作中的重要性，2013 年 2 月 3 日，习近平同志考察渭源县"引洮工程"时提出，尊重科学、审慎决策、精心施工，把这项惠及甘肃几百万人民群众的圆梦工程、民生工程切实搞好，让老百姓早日喝上干净甘甜的洮河水。

2014 年 11 月，李克强同志到水利部调研农村饮水安全工作，并在水利部召开重大水利工程和农村饮水安全工作座谈会。他强调，对规划外特殊困难地区的饮水安全问题也要科学提出目标，一并解决。为贯彻落实这一重要指示精神，水利部、国家发展改革委与有关地方一起，核实了四省（四川、云南、甘肃、青海）藏区、新疆维吾尔自治区和新疆生产建设兵团、重庆三峡库区、湖南洞庭湖区等特殊困难地区规划外新出现的 566.6 万农村饮水不安全人口，并全力指导这些地区提前做好各项前期工作，落实地方建设资金，要求在 2015 年底前一并解决。

"十二五"期间，全国共完成农村饮水安全工程总投资1 768亿元，累计解决3.04亿农村居民（包括国有农林场职工813万）和11.4万所农村学校（涉及4 133万师生）的饮水安全问题。截至2015年底，全国农村供水人口9.1亿人，农村集中供水率达82%，自来水普及率76%。自2005年实施农村饮水安全工程建设以来，全国共解决了5.2亿农村居民和4 700多万农村学校师生的饮水安全问题，到"十二五"期末，我国农村饮水安全问题基本得到了解决，具有重要的里程碑意义。

4. "十三五"期间农村饮水安全巩固提升工程

2014年，水利部部署开展农村供水工程现状及"十三五"提质升级改造需求调查，并组织开展了全国的农村饮水工程现状与需求调查。同年，根据中央提出扶贫攻坚全面建成小康社会的指示精神，进一步调整"十三五"农村饮水安全规划思路，提出聚焦建档立卡贫困人口饮水安全的巩固提升，坚持城乡统筹、尽力而为、量力而行、建管并重，科学确定水质、水量、方便程度和保障程度等规划指标，合理确定"十三五"期间农村饮水安全巩固提升目标任务。

2016年1月，国家发展改革委、水利部、国家卫生计生委等六部委联合印发了《关于做好"十三五"期间农村饮水安全巩固提升及规划编制工作的通知》，全面部署农村饮水安全巩固提升工作。2016年9月，水利部印发《关于做好国务院扶贫办建档立卡存在饮水问题贫困人口精准对接工作的通知》，要求各地精准对接、精准发力、因户施策，确保"十三五"期间全面完成国家建档立卡贫困人口的饮水安全巩固提升工作。"十三五"期间，全国农村饮水安全工作的主要预期目标是：到 2020 年，全国农村饮水安全集中供水率达到 85% 以上，自来水普及率达到 80% 以上。

2019 年 4 月 16 日，在解决"两不愁三保障"突出问题座谈会上，习近平同志强调："饮水安全有保障主要是让农村人口喝上放心水，统筹研究解决饮水安全问题。"还特别指出各地情况并不相同："对饮水安全有保障，西北地区重点解决有水喝的问题，西南地区重点解决储水供水和水质达标问题。"

2020 年 3 月 6 日，习近平同志在决战决胜脱贫攻坚座谈会上强调，要加快扶贫项目开工复工，易地搬迁配套设施建设、住房和饮水安全扫尾工程任务上半年都要完成。

"十三五"期间，聚焦脱贫攻坚，多渠道筹集资金，扎实推进农村饮水安全巩固提升工程建设，强化工程管理管护。截至 2020 年底，农村集中供水率达到 88%，自来水普及率达到 83%，农村供水保障水平得到进一步提升，极大地改善了农村的生活环境和生产环境。

三、科学建设管理

（一）科学制订规范标准，指导工程建设管理

2004 年 11 月，水利部和卫生部联合印发《农村饮用水安全卫生评价指标体系》。《农村饮用水安全卫生评价指标体系》

分安全和基本安全两个档次，由水质、水量、方便程度和保证率四项指标组成，只要其中有一项低于安全或基本安全最低值，就不能定义该饮用水为安全或基本安全。该评价指标作为农村饮水安全工程"十一五"和"十二五"规划的实施和评估原则，为促进饮水安全工程设计和建设符合水质卫生要求起到了积极的作用。

水利部先后出台了《村镇供水工程技术规范》《村镇供水单位资质标准》《农村饮水安全工程实施方案编制规程》《村镇供水工程设计规范》《村镇供水工程施工质量验收规范》《村镇供水工程运行管理规程》等一系列针对保障农村饮水安全的行业标准，对农村饮水工程设计等前期工作、施工质量与竣工验收和运行维护管理等工作提出了明确要求，规范了确保农村饮水安全工程设计建设、运行维护管理等不同环节工作的内容，为更好地实施农村饮水安全工程奠定了基础。

（二）建立健全政策法规，确保工程质量

2004 年，水利部出台了《关于加强村镇供水工程管理的意见》，进一步规范了工程运行保障工作。

2007 年，国家发展改革委、水利部、卫生部联合印发了《关于加强农村饮水安全工程建设和运行管理工作的通知》，财政部、水利部联合印发了《农村饮水安全项目建设资金管理办法》，有效地指导了各地"十一五"农村饮水安全建设工作。

2008 年，卫生部、国家发展改革委、水利部联合印发了《关于加强农村饮水安全工程卫生学评价和水质卫生监测工作的通知》。2010 年，水利部、卫生部、国家发展改革委联合印

发了《关于进一步加强农村饮水安全工程水质保障工作的通知》，对加强农村饮水水质卫生监测和卫生学评价工作及确保农村饮用水水质安全提出要求并作出部署。

2013 年，国家发展改革委、水利部、国家卫生计生委、环境保护部联合印发了《关于加强农村饮水安全工程水质检测能力建设的指导意见》，进一步健全完善了政策和技术标准体系，强化了行业管理和技术支撑水平。

（三）创新机制，确保良性运转

2005—2015 年，农村饮水安全工程以中央财政投资为主体，工程建设总投资达到 2 861 亿元，其中中央政府投入 1 825 亿元，地方政府和农户投资 1 036 亿元。政府财政投资约占工程总投资的 85%，中央政府对西部、中部、东部地区的补助比例分别为 80%、60% 和 33%。在加大财政投入力度的同时，各地通过开发性金融支持、吸引社会资本参与等措施多方落实地方配套资金，采用建设 - 经营 - 转让（build-operate-transfer，BOT）、政府和社会资本合作（public-rivate partnership，PPP）等模式引入市场机制，吸引社会资本投资。此外，还引导受益群众筹资投劳参与工程建设，受益农户投资投劳约占工程总投资 15%。

2015 年 11 月 29 日，《中共中央 国务院关于打赢脱贫攻坚战的决定》明确提出要"实施农村饮水安全巩固提升工程，全面解决贫困人口饮水安全问题。"

2015 年，水利部、国家发展改革委等五部委联合印发《关于进一步加强农村饮水安全工作的通知》，要求各地按照"补偿成本、公平负担"的原则建立合理的水价制度，积极推行"基本水价＋计量水价"的两部制水价，保障工程正常运行经费。2015年，水利部印发了《关于进一步强化农村饮水工程水质净化消毒和检测工作的通知》，指导和推动各地配套完善净水消毒设施以及千吨万人规模以上工程水厂化验室，水质净化消毒和日常水质检测工作得到规范和加强。

"十三五"期间，各地共完成投资2 093亿元，其中安排中央专项投资296.06亿元（含中央财政解决苦咸水的专项补助资金16.06亿元），贫困人口饮水安全问题得到全面解决，饮水型氟超标和苦咸水问题得到妥善解决，超额完成了《农村饮水安全巩固提升工程"十三五"规划》的目标任务。

截至2020年底，全国共建成931万处农村供水工程，形成了较为完整的农村供水工程体系，可服务农村人口（农村常住人口和县城以下的城镇常住人口，也包括节假日等期间返乡的外出务工人口）9.09亿人。农村集中供水工程58万处，服务农村人口8.04亿人，其中规模化供水工程（城乡供水一体化工程和千吨万人供水工程）1.78万处，覆盖农村人口4.55亿人，占50%；千人供水工程9.09万处，覆盖农村人口2.08亿人，占23%；千人以下集中供水工程47.11万处，覆盖农村人口1.41亿人，占15%。农村分散供水工程873万处，覆盖农村人口1.05亿人，占12%，其中饮用水窖水柜水的农村人口313万人。全国农村集中供水率达到88%，自来水普及率达到83%，农村供水保障水平进一步提升。为全面推进乡村振兴，实现农业农村现代化奠定了良好的基础。

（四）表彰先进，推动工作

2002 年 4 月 27 日，第四次全国农村改水工作会议上，为落实《中华人民共和国国民经济和社会发展第十个五年计划纲要》关于"重点加强农村卫生基础设施"的要求，继续推进农村改水改厕和环境卫生整治工作总结和交流"九五"期间农村改水经验，集中评选和表彰了"九五"期间 251 个农村自来水普及工作先进单位、197 个农村卫生厕所普及工作先进单位和 986 名全国农村改水改厕先进工作者。

在农村水厂管理方面，2003 年，全国爱卫会重新组织了"全国农村优秀水厂"考核评选工作。经过考核评选，命名了 153 个单位为"全国农村优秀水厂"，对农村水厂的考核验收及表彰活动，推动了农村供水事业的发展，涌现出一大批管理好、效益好、群众满意的农村水厂。

为促进和规范农村饮水安全工程建设、进一步做好《全国农村饮水安全工程"十一五"规划》实施工作，2007 年，国家发展改革委、水利部印发了《关于印发农村饮水安全工程示范县建设名单的通知》和《全国农村饮水安全工程示范县建设管理办法》，决定在全国 31 个省（自治区、直辖市）选择 100 个具有不同类型和一定代表性的县，由省级水利和发展改革部门会同卫生等部门组织验收，并报国家发展改革委和水利部审核，利用 3 年时间开展农村饮水安全工程示范县创建工作，对验收合格的 99 个县进行了授牌。

四、强化监测评价

（一）科学评价农村饮用水水质

1985 年，卫生部发布了《生活饮用水卫生标准》（GB5749—85）。鉴于当时该标准在农村还不具备全面推广实施的条件，为保证广大农村居民饮水安全，全国爱卫会组织了大量的调查研究，广泛征求各方意见，并参照其他国家和世界卫生组织的饮用水标准，研究制订了《农村实施〈生活饮用水卫生标准〉准则》，并于 1991 年 5 月由全国爱卫会、卫生部共同发布。

《农村实施〈生活饮用水卫生标准〉准则》根据全国农村饮用水基本情况和地区之间发展不均衡的状况，对农村饮用水水质进行分级评价，以促进农村饮用水水质逐步达到国家《生活饮用水卫生标准》（GB5749—85）的水平。其中，各项水质评价等级都对水源选择、水源防护和工程设计提出技术指标，明确要求设计方案应事先审查，工程完成应竣工验收。在此后 20 余年中，《农村实施〈生活饮用水卫生标准〉准则》为农村饮用水水质评价提供了科学、可行的技术原则和标准，为指导和规范农村饮水工作发挥了重要作用。

2006 年，卫生部颁布《生活饮用水卫生标准》（GB5749—2006），在该标准中，较《农村实施〈生活饮用水卫生标准〉准则》，对日供水规模 1 000 吨以下的小型集中式供水设施的水质要求高。体现了以人民健康为目标、逐步改善和提高农村饮用水水质的发展策略。

《生活饮用水卫生标准》（GB 5749—2022）于2022年3月15日发布，于2023年4月1日实施，此标准将水质指标由106项调整为97项，包括常规指标43项、扩展指标54项。

（二）建立生活饮用水水质卫生监测网络

1989年，在全国爱卫会的领导下，中国预防医学科学院环境卫生监测所开始筹备全国城乡饮用水卫生监测网络建设工作，并于1990年印发《全国城乡饮用水卫生监测工作方案》。1992年，全国爱卫办组织建立全国城市和农村饮用水水质卫生监测系统，水质卫生监测结果及时通报至供水主管部门，为保障城市和农村饮用水的卫生安全发挥了积极作用。

2000年7月，为进一步加强水质监测工作，全国爱卫办印发《关于认真加强饮用水消毒和水质监测工作的通知》，要求把饮水消毒和水质监测工作列入各地的防病规划；严格落实制水工艺中的消毒工序，保证出厂水和末梢水的余氯达标，搞好分散式供水水质净化消毒的宣传和技术指导；把饮用水水质监测纳入常规监测计划，要求实事求是地开展监测并上报监测数据。

2002年1月，中国疾病预防控制中心组建成立后，农村饮用水水质卫生监测工作由中国疾病预防控制中心农村改水技术指导中心（简称"改水中心"）负责实施。在全国爱卫办的领导和支持下，2003年重新启动了农村饮用水水质卫生监测工作，为了更好地了解农村饮用水砷污染情况，建立了全国11个省份农村饮水砷监测系统和农村饮用水水质监测系统，并纳入国家健康危害因素监测体系，2008年得到中央财政专项经费支持，有力地促进了全国农村饮用水水质监测系统进一步完善和发展，并实现监测数据的网络直报，为及时发现和解决农村饮用水卫生安全问题和保障健康奠定了基础。该系统是我国目前较大和运行较好的公共卫生监测系统之一，全面掌握了农村饮水监测结果和水质卫生状况，为基层农村饮水卫生管理和农村饮用水水质改善规划建设提供了基础信息，在保障饮水安全方面发挥积极作用。

为解决农村饮水工程水质检测能力不足的问题，2014—2015年，国家发展改革委会同水利部安排资金，指导29个省（自治区、直辖市）和新疆生产建设兵团共建成2 300多处区域水质检测中心。区域水质检测中心按照《生活饮用水卫生标准》（GB 5749—2006）42项常规指标检测要求配置检测设备、落实检测经费，配备了检测人员并开展专业培训，已初步具备开展区域水质巡检工作的能力。部分地方的水利和卫生部门积极协调，与当地疾控中心共同设立区域水质检测中心，充分利用疾控中心在场地、设备、技术人员等方面的优势，不仅实现了资金效益的最大化，也在较短时间完成水质检测中心的建设，及时开展了水质检测工作。

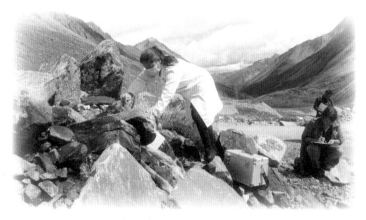

2019年，西藏开展水质检测工作

（三）开展农村环境卫生调查

2006 年，为贯彻落实《全国爱卫会关于加强农村爱国卫生工作推进社会主义新农村建设的指导意见》的部署和要求，了解全国农村饮用水和环境卫生现状，摸清本底资料，为制订农村爱国卫生规划、农村饮水安全工程规划，提出农村改厕与粪便无害化处理和垃圾污水治理策略等提供科学依据，带动全国农村饮用水水质监测系统建设，完善农村饮用水水质监测网络，全国爱卫会和卫生部于 2006 年 7 月—2007 年 5 月在全国范围内开展"全国农村饮用水和环境卫生现状调查"。此次调查是 1983—1988 年开展全国生活饮用水水质与水性疾病调查以来的第二次全国范围的抽样调查，列入国家统计序列项目。调查覆盖全国 31 个省（自治区、直辖市）和新疆生产建设兵团 657 个涉农县区，约占全国总县数的 27.4%。调查涉及人口 34 849.2 万人，其中农村人口 27 174.35 万人，占调查总人口的 77.98%。共调查了 6 590 行政村中的 65 839 户农户，水样调查点 6 948 个。调查结果主要包括饮用水水源类型、供水方式、饮用水水质、饮用人口、家庭饮用水处理及饮水习惯等 6 个方面，结果显示我国农村饮用水和环境卫生状况虽有大幅改善，但其发展水平与国家经济社会的快速发展和社会主义新农村建设的要求还存在差异，滞后于广大农民对提高饮用水质量和生活环境质量的需要。

（四）农村饮水安全工程水质卫生监测

为落实好《全国农村饮水安全工程"十一五"规划》，国家发展改革委、水利部、卫生部于 2005 年 5 月联合发布了《关于进一步做好农村饮水安全工程建设工作的通知》。2008年5月，卫生部根据通知中"卫生部门负责提出急需解决的地方性氟中毒、地方性砷中毒、血吸虫病病区需改水的范围和项目建成后的水质检测、监测"的要求，向国家发展改革委、水利部提供了已经查明的防病改水地区范围。同年7月，全国爱卫办要求各省（自治区、直辖市）和新疆生产建设兵团爱卫部门，加强与当地发展改革和水利部门的信息沟通与工作配合，督促解决已查明防病改水地区的饮水安全问题，确保规划目标如期实现。

2008年，根据《全国农村饮水安全工程"十一五"规划》的要求，卫生部会同国家发展改革委、水利部印发《关于加强农村饮水安全工程卫生学评价和水质卫生监测工作的通知》，组织实施"农村饮水安全工程水质卫生监测"项目，并将该项目纳入重大公共卫生服务改水改厕项目。

在重大公共卫生服务项目的支持下，中央财政拨付专项转移支付资金投入开展农村饮水安全工程水质卫生监测，进一步扩大水质监测面，逐步增加监测指标。国家和各地卫生行政部门从经费落实、健全机制、提高质量等方面采取了有效的措施，累计投入数十亿元，完善了监测系统，监测覆盖面和水质检测结果报告的时效性逐步提高。改水中心作为农村饮用水水质卫生监测工作的技术支撑机构设立了专项资金。各级疾控机构也狠抓监测工作的落实，在卫生监测、机构能力建设和管理上也投入了大量经费，农村饮用水水质卫生监测工作也得以逐年加强。

2012 年，《生活饮用水卫生标准》（GB 5749—2006）的常规指标全部纳入监测指标范围。2014 年 5 月，国家卫生计生委主任李斌在听取工作汇报时强调，农村饮用水水质卫生监测要进一步扩大监测范围，合理布点，做到乡镇全覆盖。截至 2016 年，农村饮用水水质卫生监测已覆盖了 31 个省（自治区、直辖市）和新疆生产建设兵团共 2 545 个县（区）。2020 年，监测覆盖了 31 个省（自治区、直辖市）和新疆生产建设兵团的所有乡镇，实现了监测乡镇全覆盖（乡镇覆盖率 100%），涉及农村饮用人口 3.2 亿。

为保障监测质量，提高监测技术水平，2010 年印发《全国爱卫办关于开展全国农村饮水监测质量控制和能力评估活动的通知》。受全国爱卫办委托，改水中心组织全国 31 个省（自治区、直辖市）和新疆生产建设兵团在 1 600 多个县开展了"农村饮水监测能力评估调查"，为掌握基层疾控机构饮水水质检测的设备配置、人员队伍以及开展相关工作情况提供了基础数据。

（五）加强农村饮水安全工程卫生学评价

2008 年 1 月，卫生部、国家发展改革委、水利部联合印发《关于加强农村饮水安全工程卫生学评价和水质卫生监测工作的通知》。通知指出，农村饮水安全工程卫生学评价和水质卫生监测工作，既相互影响又相互促进，两项工作要同布置、同检查、同落实。农村饮水安全工程卫生学评价的主要任务包括：一是新改扩建农村饮水安全工程受益范围，必须按照规划要求，切实优先解决中重度地方性氟中毒病区村、地方性砷中毒病区村、血吸虫疫区以及其他涉水重病区饮水卫生安全问题；二是从技术的角度，对工程技术方案、工艺流程的选择和落实情况提出意见和建议；三是从卫生安全的角度，有针对性地开展建设前水源和建成后验收性水质检测及分析。

2008年5月，全国爱卫办印发《农村饮水安全工程卫生学评价技术细则（试行）》，改水中心在全国范围内开展农村饮水安全工程卫生学评价工作，对"十一五"和"十二五"期间建设的农村饮水安全工程进行了卫生学评价。通过能力建设和试点评价，有效地推动了农村饮水安全工程卫生学评价的开展，充分体现了爱国卫生运动的"大卫生"理念和部门协调的重要作用。

（六）全国农村环境卫生监测

2011年，卫生部疾控局（全国爱卫办）建立覆盖31个省（自治区、直辖市）和新疆生产建设兵团的农村地区的"全国农村环境卫生监测系统"，其包括了全国25%以上的县级行政区划和近50%的乡村人口；在10%以上的乡镇、2%以上的行政村、3‰的乡村家庭和1.96%~6.84%的农村学校开展现场调查。主要监测内容包括：改厕与粪便无害化、基础环境卫生设施、乡村规划与村容村貌、病媒密度与防制活动、人群健康状况与卫生习惯、校园环境卫生状况等。每年收集、上报有效监测数据20万条，积累有效监测数据超过200万条。

五、重大自然灾害中的饮水安全保障

（一）洪涝灾害中的饮水安全保障

1991年，我国南北方部分省市发生较严重的特大洪涝灾害，全国爱卫办迅速组织有关部门深入一线调查灾情，科学决策并制订救灾防病实施预案。在突发的灾情面前，灾区各级爱卫会行动迅速，发动广大群众加强环境清理、粪便垃圾管理和饮水卫生等工作，为保障灾区人民身体健康发挥了巨大作用。

1998年，长江、松花江和嫩江流域发生特大洪水，在灾后饮水安全保障上，全国爱卫会发挥了强大的组织协调作用，并牵头实施饮水安全应急措施。根据《救灾防病解决灾区饮用水卫生问题的实施方案》，按照"先救急，后长远，当前与长远相结合"的原则，组织修复水毁供水设施，加强饮水消毒，提供应急供水设施，并采取与移民建镇相结合，采取改建、扩建、延伸管网等方式，利用中央财政补助资金4 480万元，解决了灾区342.2万人的饮水问题。同时，借鉴世界银行农村供水与环境卫生项目的经验和管理制度，发挥基层项目执行机构和人员的优势，采取"改水、改厕、健康教育"三位一体的方针，保障灾区饮水卫生，实现了"大灾之后无大疫"的目标。

（二）"5·12"汶川大地震灾后的饮水安全保障

2008年5月12日，汶川发生特大地震，波及四川、重庆、云南、陕西和甘肃等省。针对地震灾后灾区的饮水和环境卫生状况，为实现"大灾之后无大疫"的目标、充分地发挥爱国卫生运动这一中国特色卫生工作方式的作用，全国爱卫办印发了《关于大力开展灾后爱国卫生运动的紧急通知》，提出5点要求：各地爱卫办广泛宣传普及灾后卫生防疫知识，使群众自觉养成不喝生水、勤洗手等良好的卫生习惯，防止灾后各种疾病发生；发动群众全面综合整治环境卫生，指导和帮助群众修建卫生厕所，加强粪便的管理和无害化处理；积极协调落实灾后卫生防疫措施，协调水利、建设部门，抓紧修复受损的农村集中式供水工程，及时进行卫生学评价和监测，确保恢复供水时水质达标；协调环保部门，及时开展分散水井等水源的监测和卫生防护工作，避免水源受到污染；科学指导群众做好居住供水点的水质消毒，确保饮用水卫生安全。在灾后卫生防疫工作的关键时期，全国爱卫会将"大卫生"理念贯彻在灾后防疫的各个环节，通过宣传倡导、组织和发动群众性爱国卫生运动，为灾后防疫工作和改善安置点生活环境质量起到了非常重要的作用。

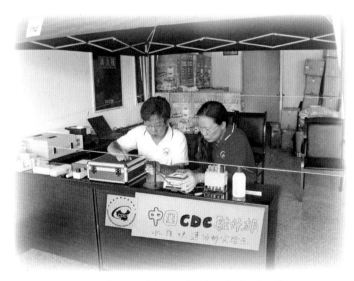

2008年，四川开展水质卫生监测工作

2008 年 5 月 15 日，水利部成立了抗震救灾前方领导小组，其中供水组的职责包括：负责做好震毁供水设施核查和上报工作，配合做好应急供水及供水设施灾后恢复重建前期工作，做好水源保护和水质检测工作。供水组下设农村供水组、水源地与城市供水组、水质监测组、设备组，会同地方组织了 18 个工作组，分别派往 21 个重灾县市，还派出了 4 个技术指导组以分片包干形式对重灾区进行指导。来自全国的 4 支水利抢修队伍共 35 批 200 多名专家和技术人员，按行政区划划分对口负责灾区，分别承担重灾区供水设施的抢修任务。供水组紧急组织编制了《抗震救灾灾民安置点应急集中供水技术方案》，编印了 5 万份抗震救灾饮水安全应急常识卡片，普及饮水安全知识，提高群众自我保护意识。四川省地震灾区各级水利部门员工与相关地方组织供水工程抢修队全力以赴，在震后不到 10 天基本解决了重灾区 30 多万群众的应急供水问题。抗震救灾期间，累计抢修恢复原有水厂和修建临时供水工程 6 726 处，累计抢修恢复原有供水管道、铺设临时供水管道 36 712.3 公里。截至当年 7 月底，基本解决了地震灾区 955.6 万人的供水问题。

第四节　21 世纪前期的农村改厕与环境卫生

21 世纪以来，在党中央、国务院的领导下，全国爱卫会积极开展科学研究，总结发展我国农村改厕的理论和技术，大力推广卫生厕所的改造和建设，促进农村居民养成良好卫生习惯。农村改厕作为公益事业，政府把农村改厕作为改善民生、促进卫生服务均等化的民心工程，农村改厕工作得到快速发展，农村卫生厕所普及率迅速提高。农村改厕工作逐步向科学化、规范化方向发展。

一、全面快速发展

（一）加大财政投入

农村改厕工作遵循政府组织、部门负责、财政补贴、多方筹资、社会参与、群众动手、因地制宜、分类指导的原则。中央财政持续的资金投入，同时带动社会及群众改厕的热情，掀起了农村改厕高潮。

2004年，全国爱卫办承担中央转移支付农村改厕项目，主要用于厕所粪便无害化处理设施部分的建设，保证厕所排出废物的安全性。2004—2008年，中央财政累计投入12.97亿元，支持近439.83万户无害化厕所建设，其中2006年集中在血吸虫病流行的7个省份，对重点血吸虫病流行的村实施卫生厕所全覆盖。农村改厕资金补助标准也不断提高，从2004年的每户150元，到2005年和2006年的每户250元，再到2007年中西部地区每户350元和东部地区每户250元，2008年在2007年的基础上各增加了50元。

与此同时，农业部大力推动农村"一池三改"（沼气池、改水、改厕、改圈）工作。自2001年起，党中央、国务院加大农村沼气投入力度，加快了农村沼气建设。仅2003—2006年，国家安排 55 亿国债资金在 4.8 万个村建设 573 万户沼气。

自 2009 年起，农村改厕项目被列入深化医改重大公共卫生服务项目。中央补助标准为：东部地区每户 300 元，中西部地区由 400 元 / 户增加到 500 元 / 户。到 2013 年底，中央财政共投入资金 82.7 亿元，支持 2 103 万农户建设了卫生厕所。农村卫生厕所普及率逐年提高。

（二）不断完善政策

2000 年联合国制订的"千年发展目标"中，将环境卫生列入主要发展指标，提出各国到 2015 年将无法持续获得基本卫生设施（即卫生厕所）的人口比例减少一半。我国政府积极响应并做出政治承诺，确立了到 2015 年农村卫生厕所普及率达到 75% 的目标。

2000 年，卫生部、国家发展改革委、财政部等 7 部委联合下发的《中国农村初级卫生保健发展纲要（2001—2010 年)》提出，到 2010 年我国东、中、西部地区的卫生厕所普及率分别达到 65%、55% 和 35%。

2001 年，我国政府制订并颁布的《中国妇女发展纲要（2001—2010 年)》提出，"加强农村改厕技术指导，提高农村卫生厕所普及率"。

2002 年，《中共中央 国务院关于进一步加强农村卫生工作的决定》指出，要大力开展爱国卫生运动。以改水改厕为重点，加强农村卫生环境整治，促进文明村镇建设。

2006 年，《全国爱卫会关于加强农村爱国卫生工作推进社会主义新农村建设的指导意见》指出，按照中共中央关于推进社会主义新农村建设的要求，全国爱卫会印发并提出着力解决农村地区突出的环境卫生问题，培养农民卫生意识，促进健康行为的形成。

（三）动员社会参与

爱国卫生运动的优势在于动员全社会参与，包括各级党政领导重视、社会各部门协作配合和广大人民群众积极参与。

农村改厕和人居环境改善是为民办实事、办好事的一项民生工程。通过实施农村"厕所革命"、改善人居环境、做好宣传发动，保护和增进农民身体健康。

爱国卫生运动委员会充分发挥优势，发动各成员单位协作配合，各尽其责，共同做好农村改厕工作。建设部门将农村改厕工作与小城镇、中心村建设、乡村基础设施紧密结合起来，努力做到新翻建住房与无害化卫生户厕同时设计、同时施工、同时验收。农业部门积极推进"一池三改"，建沼气式户厕。环保部门在建设环境优美乡镇、生态村创建等工作中，将农村改厕列为重要内容。财政部门将改厕配套资金纳入预算，努力做到及时拨付。审计部门加强专项资金的审计，使农村改厕补助资金规范健康运作。旅游部门严格落实旅游厕所国家标准，积极推进旅游景区的"厕所革命"。教育、宣传、共青团等有关部门认真履行职责，积极地参与和支持农村改厕工作。

广大群众积极参与，是爱国卫生运动事业发展的成功经验。良好的环境卫生基础设施有利于卫生行为习惯的形成，从而达到不断促进健康的目标，改厕是改观念、改环境、改行为的一场革命，让农民群众了解为什么改、怎样改，通过改厕促进传统观念的改变，才能保证改厕的效果。结合亿万农民健康促进行动和卫生村镇创建等活动，各地充分发挥新闻媒体宣传的主渠道作用，广泛开展宣传教育，使农村居民认识到改厕有利于净化环境、减少四害的孳生、有效消除疾病的传播，引导农民建立健康文明的生活方式，自觉支持、参与。同时，树立典型，用已改厕户的事例引导、带动其他群众，真正从"要我改厕"变成"我要改厕"，推动农村改厕工作顺利开展。

二、科学化规范化建设

（一）完善规范与标准

农村改厕工作是防止粪便对周围环境及水源污染、预防传染病发生、提高农民健康水平、促进社会经济可持续发展的治本措施，是推进社会主义新农村建设的实际行动。改善农村厕所对于减少肠道传染病的发生、保护农村劳动力，特别是保护妇女、儿童身体健康，都具有十分重要的作用。随着农村改厕工作开展，通过制订农村改厕相关规范和标准，促进农村改厕工作的科学化、规范化。

2003 年，国家质量监督检验检疫总局颁布了《农村户厕卫生标准》（GB 19379—2003），并于 2012 年修订为《农村户厕卫生规范》。标准规定了农村户厕建筑、卫生技术的要求，适用于农村户厕的规划、设计、建筑、管理，以及对户厕卫生状况与粪便处理的卫生要求，提出了 6 种卫生厕所技术类型，即三格化粪池式、双瓮漏斗式、三联沼气池式、粪尿分集式、双坑交替式的户厕及完整上下水道的集中处理式户厕。2012 年《粪便无害化卫生标准》（GB 7959—87）修订为《粪便无害化卫生要求》（GB 7959—2012），使该标准适用于全国城乡垃圾、粪便无害化处理效果的卫生评价，并为建设垃圾、粪便处理构筑物提供卫生设计参数；对粪便的好氧、厌氧及兼性厌氧的消化、密封储存处理、脱水干燥等提出了卫生要求和测定方法。

2006 年，全国爱卫办印发《血吸虫病流行地区农村改厕管理办法（试行）》和《血吸虫病流行地区农村改厕技术规范（试行）》。《血吸虫病流行地区农村改厕管理办法（试行）》中明确全国爱卫办统一管理血吸虫病流行地区农村改厕工作，协调农业、水利、建设等爱卫会成员部门，共同参与改厕工作。《血吸虫病流行地区农村改厕技术规范（试行）》规定血吸虫病流行地区新建或改建无害化卫生厕所技术要求的基本原则，以及材料、设计与施工、使用操作等要求，适用于血吸虫病流行地区农村户厕的新建或改建。

2009 年，全国爱卫办印发《农村改厕管理办法（试行）》和《农村改厕技术规范（试行）》。《农村改厕管理办法（试行）》规范全国农村改厕的管理和技术工作，明确各级爱卫办的管理职责。《农村改厕技术规范（试行）》要求因地制宜地选择 6 种卫生厕所类型。新建、改建农户住宅时，户厕应与住房建造同步规划、审批、建造、验收。

（二）强化技术指导

为加强农村改厕工作技术指导，全国爱卫办指导编印《农村环境卫生工作指南》《中国农村卫生厕所技术指南》《农村学校卫生厕所建造技术要求与图集》《中国农村学校无害化卫生厕所技术指南》等技术书籍并开展了培训，从粪便无害化原理、厕所建造技术、厕所使用与管理要求、厕所建造质量的现场检查与验收方法、厕所的卫生学评价方法、改厕与肠道传染病等防控相关卫生知识以及传播技巧等方面指导基层工作人员更好地推进农村改厕工作。中国疾病预防控制中心开展了农村改厕的不定期技术指导；省、地市级疾病预防控制机构承担所辖地区农村改厕的技术指导、技术培训、粪便无害化效果监测与评价；县级疾病预防控制机构负责所辖地区农村改厕技术工作，包括对施工单位与个人、检查验收人员、基层干部等相关人员进行技术培训，指派专业技术人员承担相关的健康教育工作等。同时，农业部加大对农村沼气的技术指导，共颁布实施了 23 项农村户用沼气领域的标准，其中 6 项国家标准和 17 项农业行业标准，包括沼气池图集、施工验收规范、沼气灶具及其配套产品、沼气综合利用等。

（三）提高工作质量

早期改厕建设的一部分厕所属于"其他类型"，主要包括不渗漏的单坑厕所、通风改良厕所、阁楼式厕所和深坑防冻式厕所，由于厕所粪便达不到无害化要求，在严格意义上不完全符合卫生要求。随着经济发展和人们生活质量的提高，"其他类型"的厕所已经不能满足现实需求，各地对此种类型的厕所进行改建或重建，使之成为真正意义上的卫生厕所，大大提高了农村卫生厕所的质量。

2000 年，农村无害化卫生厕所普及率为 19.3%；截至

2012 年底，农村无害化卫生厕所普及率为 49.7%。农村无害化卫生厕所数量迅速增长，整体提升了农村卫生厕所的质量。

三、新时期的"厕所革命"

2013 年 7 月，习近平总书记在河北省正定县考察，提出要解决"连茅圈"问题。"连茅圈"是指人的厕所和猪圈相连在一起的养猪场所，上面是厕所，下面是猪圈，遍及华北、中南、华东地区，华北地区尤其普遍。2014 年中央下拨 1 亿元用于河北省 20 万座无害化卫生厕所建设。

2014 年 12 月，习近平总书记在江苏省镇江市考察时指出：厕改是改善农村卫生条件、提高群众生活质量的一项重要工作，在新农村建设中具有标志性，可以说"小厕所、大民生"。

2015 年 4 月，习近平总书记专门就"厕所革命"和文明旅游作出重要批示，要求从小处着眼，从实处着手，不断提升旅游品质。

2015 年 7 月，习近平总书记在吉林省延吉市考察时指出，随着农业现代化步伐加快，新农村建设也要不断推进，要来个"厕所革命"，让农村群众用上卫生的厕所。

2016 年 8 月，习近平总书记在全国卫生与健康大会上充分肯定"厕所革命"的重要意义和成果。

2018 年，《中共中央国务院关于实施乡村振兴战略的意见》提出，坚持不懈推进农村"厕所革命"，大力开展农村户用卫生厕所建设和改造，同步实施粪污治理，加快实现农村无害化卫生厕所全覆盖，努力补齐影响农民群众生活品质的短板。

2021年7月，习近平总书记对深入推进农村"厕所革命"作出重要指示，"十四五"时期要继续把农村"厕所革命"作为乡村振兴的一项重要工作，发挥农民主体作用，注重因地制宜、科学引导，坚持数量服从质量、进度服从实效，求好不求快，坚决反对劳民伤财、搞形式摆样子，扎扎实实向前推进。各级党委和政府及有关部门要各负其责、齐抓共管，一年接着一年干，真正把这件事办好、实事办实。

（一）推进农村改厕工作

2014年10月，为贯彻落实习近平总书记关于农村改厕工作的重要指示精神，总结交流各地经验、加快推进农村改厕工作，全国爱卫会在河北省石家庄市正定县召开全国农村改厕工作现场推进会。国家卫生计生委主任李斌在讲话中指出：小厕所关系大民生，与公众健康密切相关，也是反映社会文明进步程度的重要标志之一。各地经过多年不懈努力，农村卫生厕所建设取得显著成绩，全国农村卫生厕所普及率从1993年以来稳步提高，全国特别是中西部农村地区基本卫生条件明显改善，有效控制了疾病的发生和流行，明显提升了农民生活质量，有力促进了农村生态环境改善，改厕的健康效益、环境效益、经济效益和社会效益逐步显现，赢得了广大群众和国际社会的高度评价。农村改厕工作是一项得民心、顺民意、惠民生的重大民生工程，做好农村改厕工作是全面建成小康社会的必然要求，是提高人民健康水平的重要手段，是促进经济发展的重要举措。强调各地要充分认识农村改厕工作的重要性，进一步增强责任感和使命感，明确目标任务，统筹项目资源，加大工作力度。

会后，各级爱卫会也分别召开专题会议，传达会议精神，部署工作任务，分解目标责任，掀起了农村改厕工作快速发展的新高潮。

2014年11月，为贯彻落实全国农村改厕工作现场推进会精神、进一步推进农村改厕工作，全国爱卫会印发《关于进一步推进农村改厕工作的通知》，指出了农村改厕需要重视的问题，如农村改厕工作仍然存在各地工作开展不平衡，部分地区重视程度不够，存在资金投入不足、技术指导不到位、重建轻管等现象，农村群众总体上卫生意识还不强，存在文明卫生习惯有待普及等，并对下一步工作提出了要求。

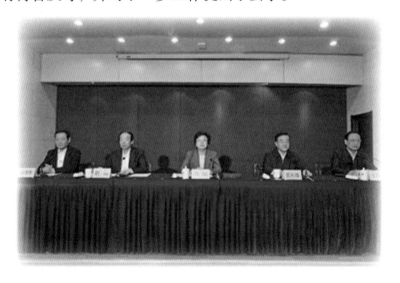

2014年10月，在河北省石家庄市正定县召开
全国农村改厕工作现场推进会

2018年以来，农村"厕所革命"成为改善农村人居环境的重要内容，并作为乡村振兴战略的一项具体工作由中央农办、农业农村部牵头推进。2018年1月，中共中央办公厅、国务院办公厅印发《农村人居环境整治三年行动方案》，提出推进农村"厕所革命"。为压实工作责任，2018年10月，中央农办、农业农村部印发《农村人居环境整治工作分工方案》，明确7项重点任务的责任分工，共涉及16个部门。各省（自治区、直辖市）高位推进，成立或明确农村人居环境整治工作领导小组，统筹推进农村"厕所革命"等任务落实，省级层面农业农村部门牵头抓总、职能部门协同作战的工作格局基本形成。

2019年4月，财政部、农业农村部联合印发《关于开展农村"厕所革命"整村推进财政奖补工作的通知》，明确中央财政安排资金，用5年左右的时间，以奖补方式支持和引导各地推动有条件的农村普及卫生厕所，2019年中央财政通过转移支付安排奖补资金70亿元，2020年安排资金74亿元，2021年安排资金48亿元。同时，各地按照"省负总责、县抓落实"的要求，统筹上级补助、本级一般公共预算、城乡建设用地增减挂钩所获土地增值收益、耕地占补平衡指标收益等渠道资金，强化农村"厕所革命"等农村人居环境整治的投入保障。

2019年7月，中央农办、农业农村部、国家卫生健康委、文化和旅游部、国家发展改革委、财政部、生态环境部等部门联合印发《关于切实提高农村改厕工作质量的通知》。2020年，农业农村部、国家卫生健康委、市场监管总局联合印发《进一步提高农村改厕工作实效的通知》，从总体思路、主要目标、重点任务、保障措施等方面提出了明确要求。

农村厕所粪污是农村生活污水的重要来源，为做好农村生活污水治理和改厕工作的衔接，2019年，中央农办、农业农村部、生态环境部等九部门联合印发《关于推进农村生活污水治理的指导意见》；生态环境部印发《关于加快推进农业农村生态环境重点工作的通知》《县域农村生活污水治理专项规划编制指南（试行）》，推动以县级行政区域为单元，试行农村生活污水治理统一规划、统一建设、统一运行、统一管理。

2021年，中共中央办公厅国务院办公厅印发《农村人居环境整治提升五年行动方案（2021—2025年）》，提出以农村厕所革命、生活污水垃圾治理、村容村貌提升为重点，巩固拓展农村人居环境整治三年行动成果，全面提升农村人居环境质量，为全面推进乡村振兴、加快农业农村现代化、建设美丽中国提供有力支撑。

（二）制订新规划新目标

2014年，《国务院关于进一步加强新时期爱国卫生工作的意见》提出，要加快农村改厕步伐，发挥财政资金的引导作用，力争2020年东部地区和有条件的西部地区基本完成农村户厕无害化建设改造。

2016年，国务院印发的《"健康中国2030"规划纲要》提出，要加快卫生厕所建设，力争到2030年，全国农村居民基本都能用上无害化卫生厕所。

2018年，中央农办、农业农村部、国家卫生健康委、住房和城乡建设部、文化和旅游部、国家发展改革委、财政部、生态环境部等 8 部门联合印发《关于推进农村"厕所革命"专项行动的指导意见》，提出到 2020 年，东部地区、中西部城市近郊区等有基础、有条件的地区，基本完成农村户用厕所无害化改造，厕所粪污基本得到处理或资源化利用，管护长效机制初步建立；中西部有较好基础、基本具备条件的地区，卫生厕所普及率达到 85% 左右，达到卫生厅所基本规范，贮粪池不渗不漏、及时清掏；地处偏远、经济欠发达等地区，卫生厅所普及率逐步提高，实现如厕环境干净整洁的基本要求。到 2022 年，东部地区、中西部城市近郊区厕所粪污得到有效处理或资源化利用，管护长效机制普遍建立。地处偏远、经济欠发达等其他地区，卫生厅所普及率显著提升，厕所粪污无害化处理或资源化利用率逐步提高，管护长效机制初步建立。

（三）强化改厕技术支撑

2019 年，为科学指导各地农村户厕新建、改建和使用管理，改善农村人居环境，适应农村人居环境整治和改厕工作需要，国家卫生健康委办公厅、农业农村部办公厅印发《农村户厕建设技术要求（试行）》。

2020 年，农业农村部会同相关部门组织编制的《农村三格式户厕建设技术规范》《农村三格式户厕运行维护规范》《农村集中下水道收集户厕建设技术规范》等 3 项推荐性国家标准颁布实施，成立了农业农村部农村厕所建设与管护标准化技术委员会，专家通过线下指导、线上咨询等方式，帮助基层解决改厕技术难题。开展农村改厕技术集成示范试点，召开干旱寒冷地区改厕技术研究座谈会。举办全国农村人居环境治理技术产品展、农村改厕新技术新产品展示交流活动、技术产品创新大赛、技术论坛等，积极引导企业等社会力量参与农村人居环境整治。

为指导各地解决厕所粪污处理难、利用难问题，农业农村部、国家卫生健康委、生态环境部联合印发《农村厕所粪污无害化处理与资源化利用指南》和《农村厕所粪污处理及资源化利用典型模式》。

（四）多部门推进"厕所革命"

2015年以来，文化和旅游部先后制订实施《全国旅游厕所建设与管理三年行动计划（2015—2017）》《全国旅游厕所建设与管理新三年行动计划（2018—2020）》。截至2020年8月，全国共建设旅游厕所12.7万座，其中已有12.0万座旅游厕所在手机电子地图上进行了位置标注。旅游厕所取得了量的突破和质的提升，从满足基本功能到景观化、人性化、特色化、生态化、智能化发展，厕所脏乱差现象在许多地方得到明显改变，广大群众和游客对厕所的满意度显著提升。

2018年，住房和城乡建设部印发《关于做好推进"厕所革命"提升城镇公共厕所服务水平有关工作的通知》，通过合理布局城市公厕、加快补齐数量短板、加强人性化设计、提高精细化运行水平等措施，提高城市公厕建设管理水平。

2019年，国家卫生健康委办公厅、国家中医药局办公室联合印发《关于开展医疗卫生机构厕所整洁专项行动的通知》，各级各类医疗卫生机构开展厕所整洁专项行动，切实改善医疗卫生机构厕所环境，努力补齐群众就医体验的短板，维护广大人民群众健康权益。调查结果显示，在全国31个省（自治区、直辖市）随机抽查的271家各级医疗卫生机构的厕所中，98.2%为卫生厕所，96.2%达到较为干净的标准，97.9%安装了洗手设施，90.9%配备了肥皂、洗手液等手部卫生用品，89.2%有文明如厕宣传标语。对医疗卫生机构患者和工作人员随机调查的结果显示，99.0%的被调查者对当前医疗卫生机构厕所使用情况表示满意。

2019年，教育部会同国家发展改革委、财政部等相关部门加大工作推进力度，启动实施"中小学校'厕所革命'行动计划"。2019年以来，完成了6.7万所中小学、幼儿园非卫生厕所改造，除西藏自治区、青海省、新疆维吾尔自治区等地少数学校因粪污处理难未改厕外，全国中小学、幼儿园厕所基本达到了安全、清洁、实用的要求。同时，各地还同步解决厕位不足、男女厕位比例不合理等问题。

2021年，交通运输部办公厅印发《深化公路服务区"厕所革命"专项行动方案》，分4个阶段深化公路服务区"厕所革命"专项行动，全面补齐发展短板，更好地满足人民群众出行需求。

第五节　城乡环境卫生综合治理

健康是广大人民群众的共同追求，良好的人居环境是人类生存与健康的根基。近年来，我国持续开展城乡环境卫生整治，以农村垃圾、污水处理和农村改厕等为重点，以完善环境卫生基础设施建设和长效管理机制为主要内容，集中开展生活垃圾清运处置、污水处理、农贸市场设施改造、厕所革命等工作，促进了生态宜居城乡美、兴业富民生活美、文明和谐风俗美的建设，提升了农村集中式供水、卫生厕所、生活垃圾污水治理等环境卫生基础设施建设管理水平，有效降低了相关疾病传播风险，提升了居民文明健康意识和全民健康水平，取得显著成效。

一、第一轮全国城乡环境卫生整洁行动

（一）部署整洁行动

2010 年 4 月 7 日，国务院副总理李克强主持召开全国爱卫会全体会议，会上部署了在全国城乡开展环境卫生整洁行动。

2010 年 5 月 25 日，全国爱卫会印发《2010—2012 年全国城乡环境卫生整洁行动方案》和《2010—2012 年全国城乡环境卫生整洁行动督查考核评估办法》，要求各地迅速行动起来，突出重点，因地制宜，广泛深入地开展环境综合整治。整洁行动紧密结合医药卫生体制改革，坚持政府主导、全民参与，因地制宜、城乡统筹，综合治理、长效管理，全面开展城乡环境卫生整洁行动，不断改善城乡人居环境。

（二）明确目标任务

《2010—2012 年全国城乡环境卫生整洁行动方案》提出：

"通过综合整治环境卫生，宣传健康环境理念，着力解决城乡环境脏乱差问题，大力加强城乡特别是农村的环境卫生基础设施建设，逐步建立完善环境卫生管理机制，推动环境卫生管理城乡一体化进程，进一步提高城乡居民卫生意识、健康素质和生活质量。"通过开展 3 年整洁行动，到 2012 年底实现下列具体目标：城市生活垃圾无害化处理率达到 76%；城市生活污水处理率达到 80%；城市未达到管理规范标准的农贸市场减少一半；农村生活垃圾和污水处理率分别提高 10%；完成 2 万个村庄的环境综合整治；农村生活饮用水水质卫生合格率提高 15%；农村卫生厕所普及率提高 10%。

整洁行动主要包括八个方面的内容：一是集中开展清理整治活动。在城市重点清理影响环境卫生的死角，保持市容和社区卫生整洁美观。在农村、农场清除各类积存垃圾，平整道路，疏通沟渠，清理柴堆、粪堆、坑塘，搞好室内外卫生。二是改善城市环境卫生基础设施。保障城市生活垃圾和污水处理设施正常运行，提高市政环境卫生设施的完好率，推动生活垃圾分类收集处理，逐步实现垃圾、污水处理减量化、无害化、资源化。三是加强乡镇和农村环境卫生基础设施建设。加大乡镇垃圾清运设备和中转设施建设的投入，有步骤、有重点、有规范地建设村镇垃圾污水收集处理设施。实行以奖促治、以奖代补政策，开展村庄整治，实施农村清洁工程，有条件的地方推进农村垃圾、人畜粪便等统筹清理、收集和处理。四是做好重点场所、行业、铁路、公路和内河航道沿线的环境卫生整治工作。提升城市农贸市场规范化水平，促进农村乡镇农贸市场整洁有序。加强学校、车站和港口、城中村、施工工地、流动人口及农民工聚集地、乡镇与集市、畜禽养殖场（小区）和畜禽散养密集区、卫生院、中小型水厂以及旅游景区（点）环境卫生的管理。加大城乡接合部和农村餐饮业周边环境卫生整治力度。强化铁路、公路和内河航道沿线环境卫生设施建设和绿化美化工作。五是保障农村饮水安全，大力普及农村无害化卫生厕所。加快实施农村饮水安全工程建设，全面提高农村自来水普及率和生活饮用水水质卫生合格率。按照国家农村改厕项目要求，落实责任，加快实施步伐，确保项目按期完成。农村新建住房及保障性安居工程农村危房改造、沼气池建设等项目要配套建设无害化卫生厕所。加强乡镇政府所在地、公共场所、集贸市场、卫生院及中小学、旅游景区（点）、公路沿线等区域无害化卫生公厕建设工作。六是广泛开展病媒生物防制工作。加强重点行业的老鼠、蟑螂危害控制达标工作，降低城乡病媒生物密度，逐步达到国家标准。七是推动环境卫生管理城乡一体化进程。推进城市供水和排水管网向周边农村延伸。加大城乡接合部环境卫生管理力度，提高居民社区物业管理水平，实施"门前三包"制度，有条件的地区要将环境卫生管理范围向乡村延伸覆盖，建立村庄清扫保洁机制，逐步开展农村垃圾"村收集、镇转运、县处理"。八是开展多种形式健康教育活动。传递健康信息，弘扬健康文化，使群众了解环境与健康关系，提高城乡居民文明卫生意识和健康素质。

（三）落实部门责任

整洁行动开展以来，各级政府高度重视并列入本地区工作重要议事日程，纳入干部政绩考核内容，在政策、资金上予以保障。通过实行政府组织、属地管理、部门联动、条块结合，逐级建立有效的工作机制，各地按方案要求，结合实际，制订实施计划，确保落实，扎实推进各项工作。

全国爱卫会从抓"大卫生"入手，各成员单位按照职责分工，明确任务，共同落实，集中开展生活垃圾清运、河沟整治、污水处理、改水改厕、农贸市场改造等活动。住房和城乡建设部加强城乡生活垃圾处理工作，加快城镇生活垃圾和污水处理设施建设，指导各地开展村庄整治并推进农村生活垃圾就地分类减量和无害化处理。环境保护部广泛开展水源地、河道、湖泊等整治活动，加强火电、水泥等重点行业整治。农业部大力发展沼气建设、开展秸秆能源化利用，推广应用农村小型能源利用设施。商务部、财政部在29个省（自治区、直辖市）的119个城市组织开展了标准化菜市场示范工程建设。交通运输部、民航局开展"畅、安、舒、美"交通运输网络建设，对公路、车站、机场、港口、内河航道等开展环境卫生整治。铁路部门重点加强铁路沿线"白色垃圾"治理，打造靓丽铁路风景线。全军、武警部队组织开展"健康军营"建设，营造卫生整洁营区，并积极支援地方开展环境整治。

（四）加大宣传动员

为全面推进整洁行动深入开展，各地爱卫会充分发挥爱国卫生优势，加大宣传动员力度，通过印发资料，开设网页，编印简讯、制作短片等方式开展宣传，进行了广泛深入的宣传报道，营造全民行动的社会氛围，调动群众参与的积极性。

通过组织开展形式多样的宣传发动方式，教育引导群众发扬爱国卫生传统。通过开展"义务劳动日"活动，组织妇女和团员青年投入行动，组织学生参加实践活动，组织解放军和武警部队官兵积极支持和参与，充分发挥志愿者的作用，鼓励开展义务劳动，养成文明卫生习惯，自己动手建设美丽卫生文明家园。

充分利用城乡卫生文明创建等各类活动载体，积极推动卫生文明城市、村镇、单位在整洁行动中发挥示范带头作用，及时树立一批先进典型。发挥新闻媒体的舆论导向和社会监督作用，广泛听取社会各方面意见，建立群众参与监督机制，努力提高群众对整洁行动的满意度。

（五）建立长效机制

全国爱卫会负责制定考核评估办法，并组织对各地工作进行督导检查和考核评估，定期向社会公布行动进展和绩效情况，各地爱卫会注重建立各项管理制度，取得良好效果。定期组织有关部门检查、督导，建立规范的信息统计、数据汇总、资料收集工作机制。同时还建立了专门的"农村环境卫生监测系统"，覆盖全国各省约 700 个县，14 000 个行政村。通过网络收集监测信息，掌握我国农村环境健康危害因素水平及其动态变化，评估我国农村环境综合整治行动的效果。

（六）完成整洁行动目标

通过开展整洁行动，到 2012 年底，全国城乡共开展环境卫生集中整治 10 万余次，参与人数 1.2 亿人次，32.7 万个村庄开展了集中整治工作。全国新（在）建城市垃圾处理场 1 271 个、

城市污水处理厂 1 515 个；改造和新建符合标准的农贸市场
17 075 个；新（在）建农村垃圾处理设施 8 517 座、垃圾收集
点（垃圾池）57.4 万个、农村垃圾中转站 3.6 万个；新增农村
饮水安全工程 5.3 万处；新建农村卫生厕所 2 259 万户；新建
农村公厕 30.8 万座。经过 3 年的努力，基本实现既定的工作
目标。整洁行动完成后，城乡环境卫生状况有了明显改善，一
些地方脏乱差的问题得到初步解决；推动城市基础设施建设向
农村延伸，公共管理向农村覆盖，公共服务向农村倾斜，推进
了公共服务均等化和城乡一体化进程。在工作中各部门党员干
部深入基层，帮助群众解决身边的困难和问题，受到群众的广
泛欢迎，密切党群干群关系，促进和谐社会建设。

二、第二轮全国城乡环境卫生整洁行动

（一）深入推动整洁行动

为贯彻落实《国务院关于进一步加强新时期爱国卫生工作
的意见》，进一步改善城乡环境卫生面貌，经国务院同意，全
国爱卫会决定继续深入开展全国城乡环境卫生整洁行动。2015
年 2 月，全国爱卫会印发了《全国城乡环境卫生整洁行动方案
（2015—2020 年）》。

2015 年 3 月 24 日，全国爱国卫生工作会议暨全国城乡环
境卫生整洁行动现场会在安徽省当涂县召开。会议深入学习贯
彻中央领导同志的重要指示批示精神和《国务院关于进一步加
强新时期爱国卫生工作的意见》，并正式启动新一轮全国城乡

环境卫生整洁行动。

2015 年 6 月，全国爱卫办研究制订《全国城乡环境卫生整洁行动任务分工方案》，分别提出 2015 年和 2020 年的分阶段行动目标，要求各成员单位按照职责分工推进各项任务的落实。《全国城乡环境卫生整洁行动任务分工方案》从 5 个方面确定了 19 项重点工作和 8 个量化指标，提出到 2015 年底、2020 年底的两个阶段性目标。其中，到 2015 年底的具体目标包括：完成 6 万个村庄的综合整治；农村卫生厕所普及率提高到 75%；建制镇生活垃圾无害化处理率提高到 35%；建制镇生活污水处理率提高到 30%；对生活垃圾进行处理的行政村提高到 40%；对生活污水进行处理的行政村提高到 10%；农村集中式供水人口比例提高到 80% 左右；具备条件的县道实现"田路分家""路宅分家"，路面保持整洁、无杂物，边沟排水通畅，无淤积、堵塞。到 2020 年底的具体目标包括：农村卫生厕所普及率提高到 85%；国家卫生城市比例提高到 40%，国家卫生乡镇（县城）比例提高到 5%；建制镇生活垃圾无害化处理率、生活污水处理率较大幅度提高，行政村生活垃圾收集处理和生活污水处理水平明显提高，达到"十三五"规划相关目标要求；具备条件的乡道、村道实现"田路分家""路宅分家"，路面保持整洁、无杂物，边沟排水通畅，无淤积、堵塞。

为组织开展好全国城乡环境卫生整洁行动，及时、准确地评价工作进展情况，督促各地深入推进城乡环境卫生整洁行动，按照《全国城乡环境卫生整洁行动方案（2015—2020 年）》

要求，全国爱卫办组织制订了《全国城乡环境卫生整洁行动督导检查工作方案（2015—2020年）》，要求各省级爱卫会每年组织开展自查，并在自查工作结束后，由省级爱卫办组织对相关工作进行总结，于每年3月底前将目标任务完成情况报表及自查工作总结报全国爱卫办，由改水中心具体负责数据的汇总分析工作。

（二）城乡环境进一步改善

随着城乡环境卫生整洁行动的持续开展，各地也结合《全国城乡环境卫生整洁行动任务分工方案》中的目标并结合实际制订本省份的目标。截至2015年底，北京、上海、浙江、江苏、福建、广东、山东等15个省份的农村卫生厕所普及率达到或超过国家目标（75%）；上海、北京、浙江、江苏等19个省份的农村集中式供水人口比例超过或达到国家目标（80%）。河南、浙江、内蒙古等27个省份共有139 732个村庄开展了综合整治工作。上海、北京、山东、海南等24个省份的建制镇生活垃圾无害化处理率超过或达到国家目标（35%）。上海、江苏等19个省份的建制镇生活污水处理率超过或达到国家目标。上海、山东、宁夏等21个省份对生活垃圾进行处理的行政村比例超过或达到国家目标（40%）。浙江、重庆等17个省份对生活污水进行处理的行政村比例超过或达到国家目标（10%）。

第二轮整洁行动终期评估结果显示，一是城乡环境卫生面貌明显改善，各地环境卫生设施建设和绿化美化亮化工作得到进一步强化，市容市貌、村容村貌明显提升。截至2020年，全国 95% 以上的村庄开展了综合整治；国家卫生城市（区）、县城（乡镇）创建比例分别达到 57.5%、10.5%，比 2014 年分别提高了 21.3 个和 8.9 个百分点。据现场随机调查显示，群众对城乡环境卫生整治工作的满意度达到 90% 以上。二是公共基础设施逐步完善。城乡生活垃圾和污水处理设施不断完善，饮用水安全水平持续提升，农村卫生厕所普及率逐步提高，具备条件的乡镇和建制村全部实现通硬化路、通客车，农村公路通行条件和路域环境明显改善。2020 年底，我国农村自来水普及率和农村集中供水率分别达 83% 和 88%，较 2014 年分别提升 8.0 个和 9.9 个百分点。生活垃圾收运处理的行政村比例超过 90%，较 2014 年提高 42 个百分点；建制镇生活垃圾无害化处理率、生活污水处理率比 2014 年明显提高。三是群众文明健康的生活习惯逐步养成。各地充分发挥新闻媒体的舆论导向和社会监督作用，广泛宣传城乡环境卫生整洁行动，建立群众互动平台和举报制度，形成全社会关注爱国卫生运动、共建共享健康环境的良好氛围。2020 年底，全国居民健康素养水平达到 23.2%，比 2014 年底提升 13.4 个百分点。经过 5 年来的扎实工作，城乡环境卫生整洁行动取得了显著成效，城乡环境卫生面貌焕然一新，广大群众的幸福感和获得感得到极大提升，得到城乡居民的普遍认同和赞扬，受到了广泛欢迎。

三、全国农村人居环境整治行动

改善农村人居环境，建设美丽宜居乡村，是实施乡村振兴战略的一项重要任务，事关广大农民根本福祉，事关农村居民健康，事关美丽中国建设。

（一）深入开展三年整治行动

2018 年，中共中央办公厅、国务院办公厅印发了《农村人居环境整治三年行动方案》，提出了推进农村生活垃圾治理、开展厕所粪污治理、梯次推进农村生活污水治理、提升村容村貌、加强村庄规划管理、完善建设和管护机制等重点任务。

在开展行动的 3 年中，按照党中央、国务院决策部署，以浙江"千村示范、万村整治"工程经验为引领，中央农办、农业农村部牵头统筹，各相关部门协同推进，各地区因地制宜、真抓实干、攻坚克难，农村人居环境整治取得重大阶段性成效。一是农村人居环境整治全面推开，三年行动方案目标任务圆满完成。二是农村长期存在的脏乱差局面得到扭转，绝大多数村庄基本实现干净整洁有序。全国 95% 以上的村庄开展了以"三清一改"（清理农村生活垃圾、清理村内塘沟、清理畜禽养殖粪污等农业生产废弃物、改变影响农村人居环境的不良习惯）为重点的清洁行动，动员 4 亿多人次参加，农村从普遍脏乱差转变为干净整洁有序。三是农民群众环境卫生观念发生可喜变化，基层干群关系进一步改善。通过政策宣讲、媒体宣传、集中培训等，改善农村人居环境、建设美丽宜居乡村的理念逐步深入人心，成为全社会共识。农民群众参与农村人居环境整治的积极性主动性逐步增强。农民群众卫生健康意识不断提高，特别是新型冠状病毒感染疫情防控期间，认识到农村人居环境整治不仅可以改善村庄环境，还可以阻断疾病传播途径。四是干部能力和作风得到锤炼，农民群众满意度明显提升。基层党组织充分发挥战斗堡垒作用，党员干部积极带头、冲锋在前，进村入户搞动员、解疑难、出实招、动手干，能力素质得到锻炼，推动干群关系进一步改善，农民群众满意度不断提升。2020 年，受访农民群众对农村人居环境整治总体满意度达 95.09%，比 2019 年提高 11.15 个百分点。

（二）巩固拓展整治成果

改善农村人居环境，是实施乡村振兴战略的重点任务，是农民群众的深切期盼。2018—2020 年农村人居环境整治三年行动目标任务已全面完成，但是我国农村人居环境还存在区域发展不平衡、管护机制不健全等问题。为加快农村人居环境整治提升，2021 年，中共中央办公厅、国务院办公厅印发了《农村人居环境整治提升五年行动方案（2021—2025 年）》，提出了到 2025 年的行动目标：农村人居环境显著改善，生态宜居美丽乡村建设取得新进步；农村卫生厕所普及率稳步提高，厕所粪污基本得到有效处理；农村生活污水治理率不断提升，乱倒乱排得到管控；农村生活垃圾无害化处理水平明显提升，有条件的村庄实现生活垃圾分类、源头减量；农村人居环境治理水平显著提升，长效管护机制基本建立。《农村人居环境整治提升五年行动方案（2021—2025 年）》对推进农村"厕所革命"、加快推进农村生活污水治理、提升农村生活垃圾治理水平、推动村容村貌整体提升、建立健全长效管护机制、充分发挥农民主体作用等方面提出具体要求。

与此同时，全国爱卫会也把开展农村爱国卫生运动作为改善农村人居环境，建设美丽宜居乡村，实施乡村振兴战略的一项重要任务来抓紧抓实，推动爱国卫生工作在改善农村人居环境中形成新的生动实践：一是会同农业农村等部门，结合农村人居环境整治等工作统筹推进城乡环境卫生综合整治。强化问题导向，聚焦农村地区、城乡接合部、农贸市场等重点区域和薄弱环节开展集中整治，补齐环境卫生短板。积极推进将工作中行之有效的措施固化成长效管理的制度，巩固提升工作成果。二是加快推进倡导文明健康绿色环保生活方式行动，引导群众将疫情时养成的良好健康习惯长期坚持下去，践行健康生活方式，主动参与城乡环境卫生整治，进一步在全社会涵养讲文明促健康的良好社会风尚。针对不同人群关注的不同健康问题，全方位多渠道多层次开展科普宣传，让群众牢固树立并践行"自己是健康第一责任人"的理念，全面提升群众健康素养水平。三是将卫生城镇创建和健康城镇建设作为改善城乡环境的有力推手，进一步发挥其典型示范引领作用，辐射带动周边地区，推进城乡全域联动，不断改善环境卫生状况，提升社会健康治理水平，推动从环境卫生治理向全面社会健康管理转变。

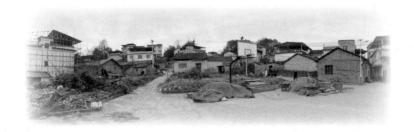

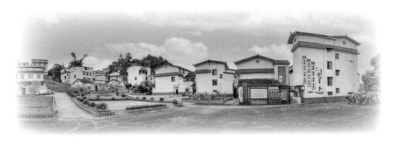

广西壮族自治区桂林市永福县苏桥镇交龙屯
农村人居环境整治前后对比

第六节　农村改水改厕与环境卫生改善成效

经过半个多世纪持续的环境卫生整治与改水改厕工作，农村饮水安全问题已经基本得到解决，农村饮用水安全保障水平得以持续提高，卫生厕所改造和建设也进入了新的发展阶段，有效地遏制了介水传播疾病、地方病等环境卫生相关疾病的发生或流行，控制了水源污染，促进了卫生习惯的养成，改善了农村的生活环境质量，提高了健康水平，有效地促进了社会经济发展和社会文明进步。

一、农村环境卫生工作不断深入

（一）农村饮用水卫生监测与水质卫生安全

自 2008 年以来，卫生部门在财政资金的支持下，不断加强农村饮水水质卫生监测工作。监测指标不断增加，从原来的 20 项指标增加到常规项目 40 项指标；监测覆盖面逐年扩大，已经覆盖全国所有省（自治区、直辖市）和新疆生产建设兵团的全部乡镇。同时，还对农村学校饮水水质、分散式供水的水质进行卫生监测；监测的水质合格率和饮用合格水的人口比例也逐年提高。农村水厂的卫生监督逐步得到重视，卫生巡查覆盖和卫生许可不断扩大，其中大型饮水安全工程的许可率为67.8%，小型饮水安全工程卫生许可率达到20.1%。总体来说，农村饮水卫生监管力度逐年加大；饮水安全工程卫生学评价工作在中央财政支持下正在稳步推进。这些工作是保障农村饮水安全的必要手段和措施。

（二）农村改厕

2009年，卫生部将改厕项目纳入深化医改重大公共卫生服务项目后，要求各省、市、县成立和完善农村改厕工作领导小组和技术指导组，定期召开农村改厕项目启动会、技术培训班并开展督导检查工作，对改厕项目质量、资金使用、任务完成期限提出了明确要求。各地加强了对改厕工作的领导，把农村改厕纳入政府的议事日程和目标责任管理，保质保量完成改厕工作，为民办实事。

2018年《农村人居环境整治三年行动方案》实施以来，农村"厕所革命"取得积极的进展。卫生厕所的建设，改变了我国农村厕所脏陋不堪的落后状况，防止了粪便污染水源和土壤，有效地改善了农村环境卫生面貌。"十四五"期间，农村"厕所革命"仍然是全面推进乡村振兴战略的一项重点工作，将会持续加力推进。

二、肠道传染病得到有效控制

改水改厕是防控肠道传染病的有效手段。实施农村改水改厕以来，农村居民介水传播疾病和肠道传染病的发病率大幅降低，健康水平得到了整体提高，其中对儿童健康的影响和保障尤为突出。

据统计，在集中式供水覆盖率大幅提高的情况下，儿童健康水平大幅提高，介水肠道传染病和由饮用水水质导致的地方病得到有效控制。5 岁以下儿童死亡率由 1990 年的 59.69‰ 下降到 2012 年的 13.20‰。

多项研究表明，开展改水改厕的农村地区，肠道传染病的发病率相比未开展改水改厕的地区均有明显下降。根据全国范围的相关传染病统计结果显示：伤寒、副伤寒发病率由 1990年的 10.32/10 万下降至 2012 年的 0.89/10 万，痢疾发病率由 1990 年的 127.44/10 万下降至 2012 年的 15.40/10 万，甲型病毒性肝炎发病率由 2003 年的 7.37/10 万下降至 2012 年的 1.81/10万。2006 年以来，随着农村改厕工作的推进，2015 年我国不安全环境卫生设施（主要是厕所）引起的死亡率和腹泻疾病负担明显下降。2009—2011 年，中央财政共支持建设 1 105.37 万座无害化卫生厕所。2009—2011 年医改农村改厕综合效益评估结果显示：在调研的 442 个改厕项目县中，粪 - 口传播性疾病发病率从 2009 年的 3.75/ 万人降至 2.22/ 万人；痢疾发病人数下降 35.2%，伤寒发病人数下降 25.13%，甲型病毒性肝炎发病人数下降 37.34%。

三、血吸虫病感染率明显下降

农村改厕是落实血吸虫病等寄生虫病综合防治策略的主要措施之一。通过推广无害化卫生厕所，使粪便充分发酵，能够去除与杀灭 95% 以上的虫卵，对于控制传染源、有效减少血吸虫病等寄生虫病发挥了重要作用。血吸虫病流行地区农村改厕卫生效益分析结果显示：改厕与非改厕地区相比，居民血吸虫病感染率降低 47.32%，人群肠道传染病发病率降低 42.31%；使用卫生厕所与使用非卫生厕所人群相比，血吸虫病患病率降低 63.5%。1993 年，我国农村卫生厕所普及率为 7.5%，与粪便有关的肠道传染病和寄生虫病占传染病总数的七成以上，全国有 4.9 亿人感染蛔虫、2 亿人感染钩虫，血吸虫病发病人数为 113 万多人。2015 年，全国肠道传染病发病人数为 316.21 万人，其中血吸虫病发病人数 34 143 人；土源性线虫感染人数 3 859 万人。

2004 年以来，中央财政在血吸虫病流行地区（江苏、安徽、江西、湖北、湖南、四川、云南等省份）投入资金开展农村改厕项目，尤其 2006 年，中央在血吸虫病流行地区的重疫区村安排改厕经费 2.5 亿，以达到血吸虫病流行地区重疫区村全面覆盖无害化卫生厕所的目标。血吸虫病流行地区中央补助地方农村改厕项目效益评价结果显示：江苏省 2004—2007 年血吸虫病感染率均为 0，其他 6 个省份血吸虫病感染率呈逐年下降趋势，其中安徽省从 2004 年的 1.96% 下降至 2007 年的 0.99%，江西省从 4.68% 下降至 2.90%，湖北省从 3.38% 下降至 2.08%，湖南省从 5.25% 下降至 3.09%，四川省从 0.36% 下降至 0.31%，云南省从 8.29% 下降至 0.70%。

四、饮水型地方病得到控制

2000 年以来，农村饮水解困工程和"十一五""十二五"农村饮水安全工程建设，都将地方性氟（砷）中毒病区作为优先解决地区。项目工程采用更换水源、配备除氟除砷设备作为主要技术手段，从根本上改变了这些地区的饮用水水质，保证了人民健康。通过改水，有效控制了氟斑牙、氟骨症、砷中毒的发生。

五、经济效益和社会效益显著

从 20 世纪 50 年代的"两管五改"，到今天的"厕所革命"，卫生厕所在处理粪污、有效预防传染病、改善生活环境和促进健康方面发挥了巨大作用，以较低的成本实现了较高的健康"绩效"。

（一）经济效益

农村改水从根本上解决了农民挑水吃的难题，解放了生产力，使广大农民能够积极地参与农业生产和社会主义经济建设中，创造了巨大的社会财富。同时，降低了疾病的发病率，有效防止"因病致贫、因病返贫"现象的发生。农村地区供水有了保障，对于开展庭院经济和发展乡镇企业也具有重要推动作用，能够有效地促进经济发展。

多项研究均表明，通过改水改厕，消除了介水传播疾病大规模暴发流行的危险，痢疾、肝炎、伤寒和霍乱的发病率已经明显降低，由此带来的就是相关医药费用的显著减少。农村"厕所革命"关系到亿万农村居民生活品质的提升，是改善农村人居环境、促进健康的一项重要内容。经过无害化处理后的粪便作为有机肥，能够提高农作物的利用效率，减少化肥使用，改善土壤土质和农作物品质，促进生态循环和资源的自然再利用，保护生态环境。改厕后显著减少臭气，降低苍蝇密度，改善农村家庭环境卫生，提高了生活质量，促进农村经济发展。建造沼气池厕所，以沼气为能源，可减少煤炭等用量，降低空气污染；村民上山砍柴频率大幅减少，有利于水土保持，经济效益明显，同时还有明显的生态环境效益。

2016 年，习近平总书记在全国卫生与健康大会上指出，要继承和发扬爱国卫生运动优良传统，持续开展城乡环境卫生整洁行动，加大农村人居环境治理力度，建设健康、宜居、美丽家园。在农村改水改厕的带动下，农村环境卫生面貌得到明显改善。随着时代的发展，爱国卫生运动的内涵不断丰富和创新。

（二）社会效益

农村改水改厕与环境卫生改善，作为一项民心工程，顺民意，得民心，一直在广大农村地区备受欢迎，得到全社会的一致拥护。通过组织开展农村改水改厕和改善环境卫生，进一步密切党和政府与人民群众的关系，增强党和政府在人民群众中的凝聚力，特别是在一些老少边穷地区优先开展的工作，增强了民族团结和全社会稳定。在 2012 年开展的最让农村老百姓满意的基本公共卫生服务项目调查中，农村改厕项目满意率达到 94%，仅次于新型农村合作医疗，位居第二，表明这项工作获得了社会的高度认可。

（三）文明卫生素质提高

农村改厕不仅是改造厕所本身，更是改变了农村群众的健康行为。血吸虫病流行地区中央补助地方农村改厕项目效益评价调查结果显示：改厕地区调查 572 名居民，有 555 名居民掌握健康知识，占总调查人数的 97.03%；非改厕地区调查 460 名居民，有 255 名居民掌握健康知识，占总调查人数的 55.43%。

农村改水改厕与环境卫生的改善，让越来越多的农村居民使用上了卫生厕所和自来水，并享受了良好的生活环境，解决了群众最急需解决的问题，不仅促进人人享有均等的基本公共卫生服务，更是提高了农村人居环境质量，促进了群众健康知识普及和健康行为形成，增强了群众文明卫生意识，推动了农村精神文明建设，促进了农村社会经济的发展。农村改水改厕得到了广大群众的认可，老百姓形象地说道："俺农村人上厕所也和城里人一样了，居住的环境也生态了。"

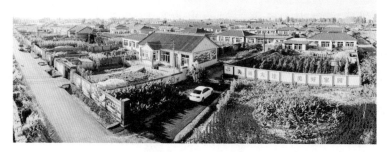

美丽整洁的城乡环境

第四章

健康教育与健康促进

健康教育与健康促进作为爱国卫生运动的重要组成部分，与我国的卫生防疫事业一同走过了光辉的发展历程。健康教育工作始终坚持以卫生健康工作方针为指引，以满足人民群众健康需求为导向，以提升人民群众健康知识水平、促使人们养成健康的生活方式和良好的行为习惯为目标，对提高人民群众健康水平、推动经济社会可持续发展具有重要作用。健康教育已融入预防、保健、医疗、康复等医疗卫生服务的各个环节，同时也深入到广大学校、社区、机关、企事业单位、新闻媒体等社会单位。创建国家卫生城市、建设健康城市、初级卫生保健、全国亿万农民健康促进行动、全国相约健康社区行、烟草危害控制与履约以及中国公民健康素养促进行动等工作，既体现了对具有中国特色健康促进理念的新理解、新应用，又是促进健康教育工作社会化、大众化和规范化的有益探索和卓越体现。

第一节　讲究卫生移风易俗

中华人民共和国成立初期，向人民群众进行卫生宣传教育，发动群众讲究卫生，预防疾病，同各种疾病作斗争，是我国卫生防疫工作所面临的一项重要任务，也是开展爱国卫生运动的重要内容和手段。这一时期，卫生宣传教育工作不仅提高了人民群众的卫生知识水平，还为爱国卫生运动提供了良好舆论环境，起到了移风易俗的作用。

一、立足于群众运动的卫生宣传

1950 年 8 月，中央人民政府卫生部和中央人民政府人民革命军事委员会卫生部联合召开第一届全国卫生工作会议。中央人民政府副主席朱德在会议上指出：加强卫生预防工作，在文化教育方面推广宣传、普及卫生常识，把卫生工作推广到广大的人民中间去，并依靠群众来做，才能把卫生工作做好。会议认为，卫生工作的基本原则是保护健康，而不是病后抢救，所以必须以"预防为主"，在工作中要着重依靠群众，给群众以卫生教育。

1951 年，卫生部要求各级卫生行政部门、各医院进一步加强卫生宣传教育的各项措施。卫生部会同有关部门颁发的文件，明确规定了进行卫生宣传的职责和任务、具体要求和方法。此后，卫生宣传教育工作成为各类卫生机构共同的职责。

1952 年 8 月，中央防疫委员会在北京举办爱国卫生运动展览，并先后在北京、广州、昆明、武汉等市巡回展出，使广大群众进一步认识到美国进行细菌战的罪行。同年 12 月，周恩来总理在第二届全国卫生工作会议作报告时强调：卫生工作必须与群众运动结合，才能将成绩巩固起来并向前发展。如果不与群众运动结合，卫生工作"面向工农兵""预防为主""团结中西医"的三大原则就不可能很好地贯彻。周恩来为此建议在卫生工作方针中增加一条，即"卫生工作与群众运动相结合"。会议将其"作为今后全国卫生工作努力的方向"。

1953 年 1 月 30 日，中央爱卫会发布《关于进行春季爱国卫生突击运动的指示》，指出春季爱国卫生突击运动的主要任务是，发动群众对于病媒昆虫孳生繁殖场所进行及早清除，并提出要深入持久地进行爱国卫生宣传教育。1954年的全国工业卫生会议、1955年全国卫生防疫工作会议和全国第一次防治血吸虫病会议等也都贯彻了这一指示精神。

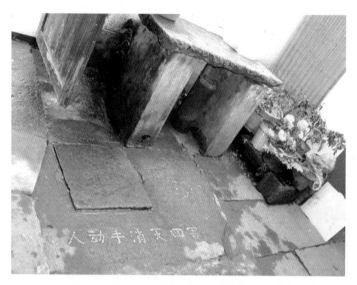

杭州市小营巷居民院落中保留的老标语

1956年初，全国卫生工作会议根据《一九五六年到一九六七年全国农业发展纲要（草案）》中规定的卫生工作任务，制订了《十二年卫生工作规划》，确定卫生宣传教育的主要任务是：宣传卫生工作方针、政策和中心任务；宣传卫生工作经验、祖国医学经验和卫生科学技术新成就；宣传除四害、讲卫生，积极防治危害人民健康最严重的疾病；普及工矿（劳动）卫生、职业病防治知识以及妇幼卫生知识等。

1960年2月，中共中央转发卫生部党组《关于卫生工作现场会议的报告》，其中《关于人民公社卫生工作几个问题的意见》指出，公社卫生院（所）是综合性的卫生事业机构，负责全社的医疗预防、卫生防疫、妇幼保健、卫生宣传教育等各项卫生工作。卫生宣传教育的具体任务是：开展卫生宣传，普及卫生知识，有计划地采取各种方式培养不脱产的群众卫生骨干和积极分子，经常指导和帮助他们开展群众性的卫生工作，并不断提高他们的卫生知识水平。

1960 年 5 月，中共中央、国务院印发《关于保证学生、教师身体健康和劳逸结合问题的指示》，要求对学生与教师进行卫生宣传教育，尤其要重视食品与饮食卫生的要求。同年 9 月，卫生部党组向党中央上报了《关于口腔卫生工作的报告》，提出将口腔卫生纳入爱国卫生运动的内容，深入宣传口腔卫生知识，做到人人懂得口腔卫生的重要性。

1962 年 1 月和 4 月，卫生部分别发布《关于进一步开展防治子宫脱垂的通知》《关于进一步开展计划生育避孕知识的宣传与技术指导工作的通知》《关于进一步开展厂矿及家属中的妇女卫生工作的报告》，要求各地卫生部门在城市和人口密度较大的农村开展卫生宣传和推广节制生育，加强妇女病防治和女工劳动保护宣传工作。

1962 年 12 月，《中共中央批转卫生部党组关于进一步开展爱国卫生运动的报告》提出，在新年和春节期间，各地要配合卫生突击活动，组织有关部门，利用各种形式进行一次比较集中的、有一定声势的宣传教育，把除四害、讲卫生、爱清洁的风气重新振作起来。逐步树立以卫生为光荣、以不卫生为耻辱的社会风尚。

1963 年 2 月，周恩来总理在全国农业科学技术会议和解放军全军政治会议联合报告会上作了《目前形势和我们的任务》报告，强调卫生工作当然要防治疾病，保障人民健康。积极地保障全民族的健康及前途，首先要从宣传教育入手。

1965 年 8 月，中央爱卫会、卫生部印发《关于开展国庆节前后爱国卫生运动的通知》，要求结合防治主要疾病，特别是肠道传染病，广泛开展卫生宣传，充分发动群众，造成声势，使大家行动起来，做好除害灭病讲卫生的工作。

"文化大革命"期间，许多地方卫生状况恶化，疫情出现反弹。当时，周恩来多次作出指示，要求各地继续开展爱国卫生运动。1971 年 5 月，周恩来总理接见北京和延安医疗队时提出，医疗队的一项重要任务，就是要大力开展爱国卫生运动和普及卫生知识。1973 年 4 月，周恩来总理同医务人员谈话时指出，让青年懂得生理卫生的知识很重要。同年 8 月，国务院在《关于坚持开展爱国卫生运动，大力加强防疫工作的通知》中要求，要继续做好卫生宣传教育和药品器材的生产供应工作。

二、卫生宣传教育方式

20 世纪 50 年代，卫生宣传教育有多种方式方法，如发动群众订立防疫公约、举办卫生讲座、张贴卫生壁报或卫生标语，农村卫生宣教人员则以"三头"（口头、街头、灶头）和"三边"（边诊疗、边预防、边宣传）的形式进行卫生宣传教育活动。此外，报刊专栏、书籍、美术作品、展览、广播、电影、幻灯和戏剧等，也是卫生宣传的重要传播媒介。山西省稷山县董家庄的乡村医生卫洪义自编卫生知识讲义，在太阳村小学开设卫生课，开启了我国农村小学设置卫生课的先河。在农村，有不少地方的夜校、冬学或识字班，也结合农民的生活习惯和当地疾病流行情况，由乡村医生或民校教师讲解一些有关生理卫生和预防疾病方面的知识。

在开展爱国卫生运动中，各地涌现出许多群众性的卫生宣传教育组织，譬如卫生宣传委员会、老人卫生督导队、青年卫生宣传队、红领巾卫生劝导队等。这些组织的成员活跃在城乡居民中间，或去到公共食堂、红专夜校、城市广场、农村集市、影剧院、家庭院落、田头地角，或走街串巷、上门入户，他们以口头、文字、图片、表演等多种形式，因地制宜地向群众开展卫生教育活动。有些地方的卫生宣教人员还发扬新民主主义革命时期的传统，经常"逢会插一脚"，即利用当地各种大型会议，如群众会、干部会、劳模会等集会的会前会后进行卫生宣传。

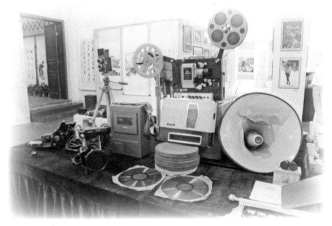

20 世纪 50—60 年代卫生宣传设备

1950 年 5 月 4 日,《健康报》作为卫生部机关报在北京出版第一期。20 世纪 70 年代初以后,北京、山东、江苏、浙江、江西、福建、吉林、云南等省市也相继创办了卫生报刊。据不完全统计,截至 1981 年,在北京召开的第一次全国卫生报刊座谈会统计,已有 17 种卫生科普报纸,10 种卫生科普杂志获准向全国公开发行。此外,尚有 220 多种内部发行的卫生报刊。

20 世纪 70 年代后期,除了放映电影外,各地开始利用播放录像、收看电视等形式进行卫生宣传教育。据 9 个省、市的不完全统计,1976—1979 年,为城乡群众播放卫生科教片多达 19 300 场次,观众达 1 070 万人次。

三、卫生宣传教育活动

1952 年,为粉碎美军细菌战,爱国卫生运动兴起,上海市先后举行了三次大规模的广播宣传大会,听众多达百万人。青岛市组织医务人员以及学校师生成立卫生宣传队,向群众宣讲什么是细菌战和怎样预防细菌战等问题。他们还将山东大学细菌学教授对美军投掷物中确有病媒生物的检验结果作为依据,采用显微镜、挂图、幻灯等宣传工具,向群众揭露美军细菌战的罪行,讲解对细菌武器的防御手段及捕捉毒虫的具体方法。

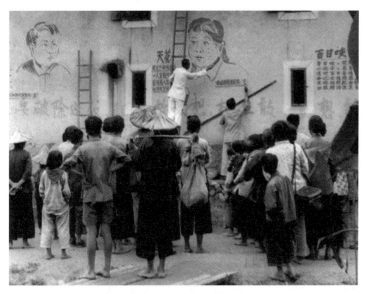

中华人民共和国成立初期，福建省卫生员现场绘制
卫生防病宣传画

　　1950 年 9 月，中央人民政府政务院在《关于发动秋季种痘运动的指示》中指出："必须注意宣传教育工作，耐心说服群众使其自觉自愿地接受种痘。"经过广大卫生人员广泛深入地宣传动员，截至 1952 年底，全国种痘人数多达 4.6 亿，占总人口的 80% 以上。云南、河北等省组织卫生宣传队深入边疆、农村演出宣传，在台上他们是卫生宣传员，在台下他们是牛痘接种员，受到群众的普遍称赞。

　　针对中华人民共和国成立后新工人较多且操作技术不熟练和缺乏安全卫生知识等问题，一些城市组织医务人员下车间、到工地，采用多种形式把职业卫生、防病保健知识教给工人群众。上海科教电影制片厂摄制了防暑降温、预防硅沉着病（曾称矽肺）等影片在全国放映，不少城市的放映员还深入到工厂车间放映卫生科教片，深受工人的欢迎。

1958 年 8 月 29 日，《中共中央关于继续展开除四害运动的决定》印发，全国各地多次召开会议，运用各种方式，宣传落实除四害和消灭疾病的任务，动员各族人民群众同病害作斗争。

1958 年 12 月 20 日—1959 年 2 月 28 日，中央爱卫会、卫生部在北京劳动人民文化宫和中山公园卫生教育馆举办了为期2 个月的第二次全国爱国卫生运动成就展览会，参观群众达 50多万人次。

1960—1962 年，全国各地着重宣传防治食物中毒，以及营养不良、水肿（又称"浮肿"）、传染病等的防治知识和方法。在城市和人口密度较大的农村，开展种痘方面的卫生宣传；在工矿企业中，开展妇女病防治和女工劳动保护的宣传。1960 年 8 月，卫生部在北京自然博物馆成功举办全国除四害讲卫生展览会。

第二节　健康教育与健康促进的兴起与发展

1978 年 12 月，中国共产党第十一届中央委员会第三次全体会议后，卫生宣传教育工作在我国卫生事业中得到了恢复和发展。20 世纪 80 年代中期，我国开始引入健康教育、健康促进的国际理念，强调健康是社会和个人的资源，是个人身体素质的体现。健康教育是通过有计划、有组织、有目的的社会教育活动，帮助人们树立健康意识、促使人们改变不健康的行为生活方式，养成良好的行为生活方式，以减少或消除影响健康的危险因素。健康教育基本工作模式为传播与教育并重，发展了"组织指导"工作方式，对各类重点人群的系统健康教育卓有成效地开展，使单一的大众传播发展为有计划的健康教育活动，健康教育侧重行为改变。健康促进是包括健康教育及一切有益于人们健康的政策、法规、环境及组织在内的综合体。健康促进同时关注行为和环境改变，以环境改变支持健康行为习惯的养成，所以健康促进理论推动了健康促进场所建设。

一、健康教育职能沿革与发展

（一）健康教育机构设置

1979 年 12 月，全国卫生宣传教育工作座谈会召开。1981 年 7 月，中央爱卫会在北京召开第五次会议，提出"大力开展卫生宣传教育"是国民经济调整时期爱国卫生运动的主要任务之一。同年 7 月和 9 月，中央爱卫会分别在内蒙古自治区赤峰市和山西省晋城县召开城镇卫生管理和全国农村爱国卫生运动现场会，总结了加强卫生宣传教育的经验。1982 年 10 月，在卫生部机构改革中，撤销了卫生宣传办公室，卫生宣传工作交由中央爱卫会办公室，并设置卫生宣传处。

1984 年 9 月 24 日，在中央爱卫会的指导下，中国卫生宣传教育协会成立（1990 年更名为中国健康教育协会；2009 年再次更名为中国健康促进与教育协会）。1986 年 4 月 15 日，为了加强卫生宣传教育的业务科研和对基层的指导工作，经国务院同意建立中国健康教育研究所，由中央爱卫会领导（2001年12月，更名为中国疾病预防控制中心健康教育所；2008年9月，更名为中国健康教育中心／卫生部新闻宣传中心；2021年2月，再次更名为中国健康教育中心）。1990年2月26日，中国吸烟与健康协会成立（2004年更名中国控制吸烟协会）。在全国爱卫办的直接领导和协调下，健康教育组织机构不断发展和完善，逐步形成了全国的工作机构网络和"大卫生"工作模式。

1988年3月，全国爱卫办卫生宣传处更名为健康教育处。健康教育的内容和技术，开始向影响健康生活方式、促进健康的政治和经济等社会环境因素转变，旨在帮助人们接受健康信念，改变不健康行为。

1989年3月7日，《国务院关于加强爱国卫生工作的决定》明确提出：大力发展全民的健康教育事业，普及卫生科学知识，提高群众的自我保健能力。各级爱卫会和卫生部门要有计划地建设健康教育的专业网络；宣传、文化、教育、广播、电视、新闻出版和工、青、妇等有关部门及团体，都应紧密配合，认真做好这项工作，在全国城乡形成"以卫生为光荣，不卫生为耻辱"的社会新风尚。

1989年4月7日，卫生部下发了《关于加强健康教育工作的几点意见》，强调全国爱卫办负责统筹领导和归口管理健康教育工作，是卫生部的健康教育职能机构，行使卫生部在健康教育方面的管理职能，又是全国爱卫会在健康教育方面的协调机构。

1998 年 5 月，国务院实施机构改革，健康教育职能划归卫生部新设立的基层卫生与妇幼保健司，设健康促进与教育处负责指导全国健康教育机构和专业队伍的建设，统筹协调有关部门开展全民健康教育与健康促进及烟草危害控制。截至 1999 年，所有省、区、市都建立了省级健康教育所，全国县级以上健康教育专业机构达到 3 171 个。省、市、县各级卫生行政部门都明确设立了健康教育与健康促进主管处室或责任人。

省、市级卫生机构改革中，健康教育职能的归口主管部门呈现出多元化的局面。据 2001 年 6 月统计，全国 36 个省、自治区、直辖市和计划单列市中，有 15 个参照卫生部的体制，健康促进与教育职能归基层卫生与妇幼保健处管理；另有 13 个归疾病控制处（爱卫办）管理，8 个归独立的爱卫办管理。健康教育专业机构仍然保持 2 种形式，即独立的健康教育所 17 个，疾病预防控制中心（防疫站）所辖的健康教育所 19 个。

20 世纪 90 年代以来，各级卫生防疫、妇幼保健单位和部分地市、县和区都增设了健康教育科室并配备了专职或兼职的健康教育人员；许多专科专病防治机构和街道医院、农村乡镇卫生院也增设健康教育科室或配备健康教育人员。据统计，1999 年，全国已有健康教育业务人员 9 354 名。截至 2004 年 12 月，全国各级健康教育机构发展到 12 281 人，其中业务人员 9 137 人，占总人数 74.40%。平均每个健康教育机构的业务人员为 4.1 人。同时，在城乡社区和医院、学校、企业等工作场所，还有为数众多的兼职健康教育人员和志愿者，广泛覆盖城乡各地各类人群的健康教育服务网络基本形成。

（二）重要会议及健康教育制度化与标准化建设

1990 年 4 月，全国爱卫会、卫生部在人民大会堂召开了全国第一次健康教育工作会议。全国人大常委会副委员长廖汉生，全国爱卫会副主任、卫生部部长陈敏章，卫生部副部长郭子恒及有关部委、全军和专业机构负责人等 200 多人出席会议。陈敏章全面总结了 20 世纪 80 年代健康教育的成功经验，即领导重视是健康教育事业发展的关键，人人参与是开展健康教育的基础，投入小、效益高是健康教育的一大特点，机构稳定与队伍健全是做好健康教育的保证。会议期间召开的中国卫生宣传教育协会第二届理事会扩大会议上，将中国卫生宣传教育协会正式更名为中国健康教育协会。

1997 年 9 月，全国爱卫会、卫生部召开全国第二次健康教育工作会议。陈敏章作了《贯彻全国卫生工作会议精神，加快健康教育事业发展步伐》的工作报告。提出要站在"科技兴国"的战略高度，把健康教育列入社会发展规划；站在贯彻新时期卫生工作方针的高度，充分认识健康教育是当今世界主要社会卫生问题的首选对策。会议认为，健康教育作为公民素质教育的重要内容，已成为我国社会主义精神文明和物质文明建设的重要组成部分，纳入了我国国民经济和社会发展计划，标志着我国健康教育已进入了一个崭新的发展阶段。

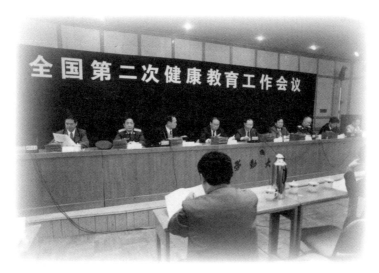

1997 年 9 月，全国第二次健康教育工作会议召开

　　2008 年 4 月，首届中国健康教育与健康促进大会在北京召开。卫生部副部长邵明立、北京市副市长丁向阳出席大会开幕式并讲话。卫生部相关司局、国际组织、国内外健康教育相关机构专家等共计 700 余人参加大会。大会以"倡导健康生活方式，提高全民健康素质"为主题，设置传染病预防控制健康教育，社区与场所健康教育与健康促进，慢性病、控烟、生活方式健康教育，健康教育理论与方法探讨等 4 个不同专题的分论坛，进行学术交流与专家讲座；同时邀请健康科普专家开办健康大课堂，北京市社区居民共 1 000 余人参加；会议设立健康教育工作展示室，展示各省健康教育工作特色和最新工作动态。

　　2010 年 9 月 18—19 日第三届中国健康教育与健康促进大会在唐山市举行。会议得到卫生部和全国爱卫办的高度重视，尹力副部长出席开幕式并发表重要讲话。中国健康教育中心 / 卫生部新闻宣传中心主任毛群安主持大会并致闭幕词。

大会以"城市化与健康"为主题，设置了传染病防控、城市建设与健康、慢性病预防与控制、公民健康素养、科学养生和健康社区6个专题论坛以及健康教育进机关、学校、医院、企业、社区和家庭6个健康大讲堂。来自北京、天津、上海、重庆4个直辖市，杭州、大连、长春等14个市（区）领导参加大会，全国健康教育和健康促进领域的专家学者共计40余人受邀参加大会并主持分论坛，全国健康教育与健康促进领域工作者150余人报名参会，并有医疗机构和企业代表出席大会。另外，大会收到来自全国各地的学术论文共200多篇，并对其中的优秀论文进行了表彰。

中国健康教育与健康促进大会每年举办一届，已成为中国健康教育中心、中国疾病预防控制中心、中国健康促进与教育协会等6家单位共同举办的学术年会，至2020年已成功举办十三届。

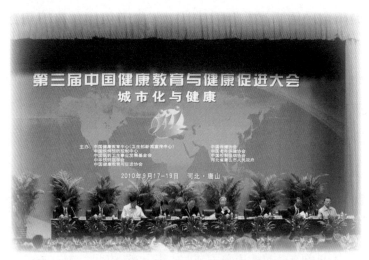

2010年9月18—19日，第三届中国健康教育与
健康促进大会在唐山召开

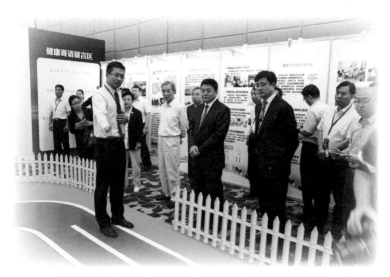

2016 年 9 月 21—22 日，第九届中国健康教育与
健康促进大会在北京召开

20 世纪 80 年代，全国人大常委会、国务院陆续颁布了
《中华人民共和国食品卫生法》《中华人民共和国药品管理法》
《中华人民共和国传染病防治法》《学校卫生工作条例》《公
共场所卫生管理条例》等，明确了依法开展健康教育的任务。

各有关部门结合重点工作部署健康教育工作。1982 年
1 月，卫生部颁布《全国医院工作条例》，其中第十二条规
定：医院应认真搞好环境卫生、室内卫生、个人卫生和饮食卫
生，加强对患者的卫生宣传教育，为患者创造一个整洁、肃
静、舒适和安全的医疗环境。1982 年 8 月，国家体委发布了
新的《国家体育锻炼标准》。1985 年 3 月，中央爱卫会、卫生
部下发《关于进一步开展吸烟有害健康的宣传和戒烟活动的通
知》。1988 年 4 月，卫生部下发《关于加强性病防治宣传工作
的通知》。1989 年 1 月 31 日，全国爱卫会发出《关于开展"爱

国卫生月"活动的通知》,标志着爱国卫生月活动正式拉开帷幕。1989年3月7日,《国务院关于加强爱国卫生工作的决定》确定建立爱国卫生月制度,强化群众和社会各部门的大卫生观念,大力开展卫生宣传。

1989年10月,全国爱卫会发出《关于开展创建国家卫生城市活动的通知》,同时下发了《国家卫生城市检查考核标准》,其中第二条为健康教育,量化了健康教育指标。20世纪90年代末,相继颁布的《中共中央 国务院关于卫生改革与发展的决定》《关于城镇医药卫生体制改革的指导意见》和《关于发展城市卫生服务的若干意见》等,都明确规定了健康教育与健康促进在我国卫生工作中的地位、作用和任务。

二、健康教育学科建设与广泛实践

1981年7月,中央爱卫会在北京召开第五次会议,提出爱国卫生运动的主要任务之一是"大力开展卫生宣传教育"。随着改革开放事业的不断深入发展,良好的社会经济环境为我国卫生宣传教育工作提供了发展机遇。在中央爱卫办的推动下,实现了从卫生宣传教育向健康教育新阶段的转变。

(一)健康教育学科的确立与学术研究

20世纪80年代初,健康教育专业人才培养已被提到议事日程。健康教育是医学教育体系中的一门新兴的自然科学与社会科学交叉的学科,编写专业教材是形成健康教育理论体系、建立和完善健康教育学科的关键。1983年12月,中央爱卫办在北京组织召开卫生宣传教育专业设置及其教材编写座谈会，揭开了健康教育学科建设的序幕。此后，健康教育学科建设从无到有，逐步发展，形成了一套系统的专业理论、专业学科及专业研究队伍。

1984 年，中央爱卫办组织人员编写了中华人民共和国成立后的第一本《健康教育学》。同年，河北省职工医学院在中央爱卫会和卫生部的支持下开设卫生宣传教育专科班，1985 年起正式招生，1986 年更名为健康教育专业，这是中华人民共和国成立以来首次在医学院校设置健康教育专业。1986 年以后，相继有 6 所高等医学院校和一些中等卫生学校开设了健康教育专业，编写了《健康教育学》《健康传播学》《健康行为学》《心理学》等 4 部通用专业教材，以培养健康教育专业人才。同时，预防医学、临床医学、护理学等专业也都开设了健康教育课程。

1998 年，经过国家医学考试委员会审议通过，健康教育被列为公共卫生执业医师资格考试科目。1999 年 12 月，全国高等教育自学考试委员会将"健康教育学"列为全国高等自学考试护理专业、体育教育专业的正式考试科目。

2001 年，卫生部将健康教育专业正式列入国家公共卫生专业职称系列，学科名称由"健康教育"改为"健康教育与健康促进"。2009 年以前，教育部在学科分类"预防医学与卫生学"中设"健康教育学"。2009 年颁布的《学科分类与代码国家标准》（GB/T 13745—2009）在"预防医学与公共卫生学"中设置了"健康促进与健康教育学"。这标志着健康教育与健康促进在我国公共卫生领域的专业地位得到确立，并逐步成为具有广泛意义的社会实践。

与此同时，健康教育学科的学术研究活动开展起来。1987年7月，中央爱卫会、卫生部在北京举办了全国首届健康教育理论学习研讨会，多位学者介绍了健康教育的基础理论。

1988年8月，全国爱卫会、卫生部组团参加第十三届世界健康教育大会，吴阶平教授任团长并在大会发表演讲。

1988年11月26日，国务委员李铁映在《健康报》发表署名文章《更新观念，移风易俗，努力提高全民族的卫生知识水平》，指出："加强对全民的健康教育，普及卫生科学知识，这是一项十分重要的工作，既能出精神文明成果，又有广泛的社会效益。"

（二）健康教育方法的发展

健康教育的方法、种类不断创新，效果不断提高，程序更加规范。基层健康教育活动更加注重人际传播技巧的应用，健康大课堂，健康进社区，文化、科技、卫生"三下乡"，健康进家庭，健康进学校，健康教育基地以及随互联网兴起的健康网站等新形式相继涌现。社区诊断、社会动员、政策倡导等方法被应用到健康教育实践，进一步丰富和发展了健康教育方法学。

在我国，健康教育的发展历程中始终以大众传播、人际传播教育方式为主。20世纪90年代初期，我国学者确立了健康传播的概念，将健康传播学纳入了健康教育学科体系。进入21世纪，健康传播作为健康教育与健康促进的基本策略和重要手段，发挥着重大的社会作用。大众传播主要采用文字、广播、电影、电视、电子出版物、网络等传播形式。特别是在

20世纪90年代，文字传播形式得到快速发展，种类品种不断增加，其主要的形式有卫生科普报刊、卫生标语口号、卫生传单、卫生折页、卫生黑板报、卫生墙报、卫生课本、卫生科普读物（含卫生小册子与卫生科普图书）、健康处方与卫生文艺作品等。

1. 卫生科普报刊

20世纪70年代初以后，健康传播形式的新特点是创办卫生科普报刊，省、市一批卫生报刊相继创办。1979年7月，《健康报》复刊，第4版设《知识与健康》专版。1985年《中国健康教育》杂志创刊。此外，一批各省份自办的健康教育学术刊物也相继诞生。截至1988年底，全国有各类卫生报刊178种，其中公开发行的报纸36种，杂志22种；未公开（内部）发行的报纸108种，杂志11种，各类卫生报刊总发行量达1 235万份。报刊品种多样、形成系列、发行量大、影响面广，成为这一时期卫生科普报刊的显著特点。

2. 卫生标语

在健康教育的文字材料中，卫生标语是形式简便、内容精练、号召力与鼓动性较强的一种宣传教育方式，在创造环境和渲染舆论气氛方面的作用尤为突出。在我国，标语广泛用于农村、学校、社区、广场、部队、厂矿和公共娱乐场所。如"消灭老鼠、防病保粮""饭前便后洗净手，免把病菌带进口""动员起来，讲究卫生，减少疾病，提高群众健康水平"等，都言简意明、寓意深刻。

3. 卫生墙板报

墙板报是在卫生宣传与健康教育中常采用的方式。"天有一条卫生广播线；村有一个卫生宣传栏（含黑板报）；校有一堂卫生教育课；队有一名卫生宣传员"，这首歌谣反映的就是福建省推广的永安市卫生宣传教育的"四有"先进经验。

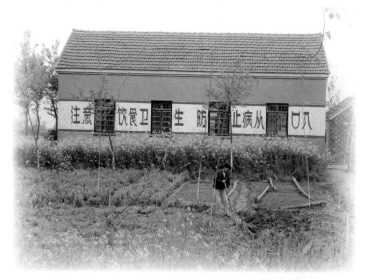

农村卫生宣传标语

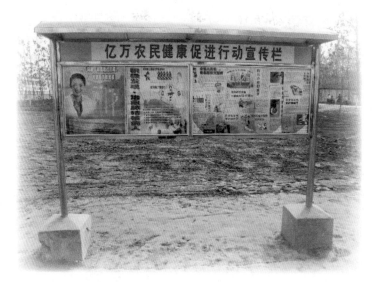

农村卫生宣传栏

4. 医学科普读物

医学科普读物包括卫生小册子和医学科普图书。医学科普图书打破了"知识传递单一"的限制，展现了知识性、科普性、趣味性、分众性等医学科普特点，强调了"一读就懂，一学就会"，医学科普读物也在不断走向科学化、通俗化、市场化。据不完全统计，截至2008年底，各类健康科普图书已超过3万种。健康教育处方作为医学科普读物的一种，是一种有效的健康教育手段，已在我国医院和社区卫生服务机构推广使用。

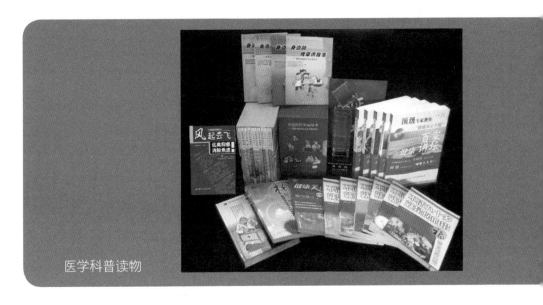

医学科普读物

5. 卫生展览

卫生展览可以吸引公众对健康问题的关注，也是群众普遍喜爱的方式。1983年9月20日—10月5日，中央爱卫会、卫生部、中国美术家协会、中国摄影家协会、中国书法家协会在北京美术馆联合举办"全国第一届卫生美术摄影作品展览"。各省（自治区、直辖市）参展作品449件，从不同角度展示了爱国卫生、妇幼保健、计划生育及教学科研等方面的优秀作品。1984年9月12日—10月15日，全国爱卫会、卫生部、中国科协在天安门后东朝房举办"全国卫生科普宣传栏展览"，29个省（自治区、直辖市）选送了近百个卫生科普宣传栏参展。1988年12月，卫生部等7个部门在北京举办了"性病艾滋病防治知识展览"。

6. 卫生影视与媒体

20世纪70年代后期，全国各省（自治区、直辖市）采用放映科教电影、科普幻灯，播放录像、广播、电视专题等形式，向群众传播卫生知识和卫生信息，取得良好效果。1985年，中央爱卫会、卫生部、文化部、中国科协在辽宁省朝阳地区召开全国卫生宣传工作现场会，推广辽宁省朝阳地区开展"卫生科教电影百日映出活动"的经验。

20世纪90年代以后，我国电视事业得到迅猛发展，电视进入千家万户，覆盖率大幅度增加，为我国卫生影视传播与发展带来极大的机遇。自1997年起，全国爱卫会与中央电视台《健康之路》栏目组共同合作，成功举办了10次大型"情系老区"送医送药送知识活动，成为深入持久开展"三下乡"活动的重要内容和深受观众欢迎的品牌栏目。1998年，全国爱卫会、卫生部与广州电视台等全国40家电视台联名出品100集大型电视系列健康节目《生命在你手中》，首次以综艺节目的形式传播健康知识，寓教于乐。该节目在全国31个省（自治区、直辖市），160多个地级以上电视台播放，每周播放1集，覆盖人口多达5亿。

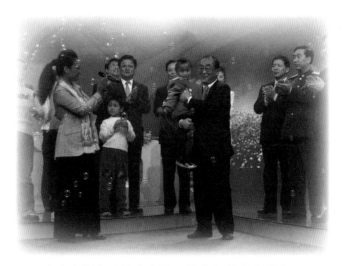

中央电视台《健康之路》情系红丝带专题节目

7. 健康咨询

健康咨询采用的是人际传播的方法。随着社会经济与科技的发展，电话热线、互联网等新的传播媒体成为健康教育的重要手段。1992 年，中国健康教育研究所创办了我国第一条艾滋病性病热线咨询电话；1999 年 9 月 15 日，我国首家公众健康教育信息服务网在上海开通，截至 2000 年 8 月底，共有 50 多万人次访问了该网站。2005 年 12 月 9 日，《卫生部关于启用"12320"全国公共卫生公益电话的通知》印发。2006 年 1 月 1 日，"12320"全国公共卫生公益电话在全国范围（除台、港、澳地区）内开通，热线服务范围覆盖全国各地，服务对象为境内所有公众。2019 年开始，各地 12320 并入 12345，实现"一条热线听诉求"的目标。

8. 健康讲座

健康讲座也叫健康大课堂，是一种面对面的人际传播的常见的健康教育形式，通过课堂讲授的形式直接向受众普及健康知识和健康技能。因其具有直接传授的内容系统、满足受众需要、反馈及时、针对性强等特点，也是效果好、受欢迎的健康教育形式。健康大课堂由来已久，中华人民共和国成立初期，我国医务工作者就深入田间地头、工厂车间开展各种疾病的宣传；进入20世纪，特别是在慢性病健康生活方式的推广与普及过程中，健康大课堂越来越受到广泛关注，涌现出一大批健康科普专家。2009年，我国开始实施国家基本公共卫生服务项目，健康教育服务作为九项服务内容之一，要求基层医疗卫生机构定期向辖区居民提供健康讲座。2012年4月7日，北京市疾控中心面向全市居民，邀请北京名医院、名科室、名专家开讲健康大课堂，每周二上午固定一讲，全年举办30讲。专家讲座内容同时在当周报纸、网络上刊播。各地电视台、广播电台也陆续发挥传播优势开设了专家健康讲座栏目。

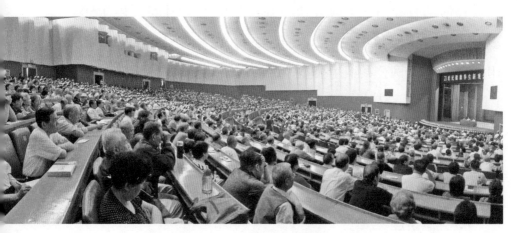

健康科普讲座

9. 新媒体传播

随着互联网、移动网络的飞速发展，各级医疗卫生机构与时俱进，开始通过网络开展健康知识普及活动。2009 年 5 月，北京市疾控中心率先以"北京市疾控中心主任"账号开设了首个网络传播平台，专门进行健康科普知识传播。2012 年北京市健康教育所牵头建立了以全市健康教育专业机构和医疗卫生机构账号为主体的"北京健康教育"官方矩阵。随后，全国各地医疗卫生机构陆续建立了自媒体平台。自媒体具有传播及时、快捷、主动、权威等特点，作为一种创新的健康传播方式，深受群众的喜爱和欢迎。特别是在突发公共卫生事件发生期间，新媒体成了人民群众获取健康信息的重要渠道。

（三）国际合作项目实践

20 世纪 90 年代以来，我国与世界卫生组织、世界银行及其他国家的组织机构合作开展了多个健康教育合作项目，有力地促进了各级健康教育专业人员的项目管理水平和执行能力的提高。如 1990 年，中国 / 联合国儿童基金会"生命知识传播"合作项目在山东等 12 个省份执行，截至 1999 年扩展到全国 28 个省份，培训各类健康教育人员 46 830 人次，项目地区妇女、学生的生命知识基本内容知晓率达 70% 以上，数百万个农村家庭和广大学生直接受益。

（四）专业化健康教育社会组织实践

20 世纪 90 年代，在全国爱卫会的指导下，中国健康教育社会组织不断发展壮大，省、市健康教育协会或健康教育学会也纷纷建立，形成一个社会性健康教育网络系统。协会坚持政府指导，协会搭台、多方参与、媒体放大、服务大众的思路；坚持科学普及，引领健康的原则；坚持健康促进大联盟的模式。医院、学校、企业、媒体和社区等各分会学术活跃，每年举办各种类型的研讨会，参与政策研究，开展系列专项健康教育活动。

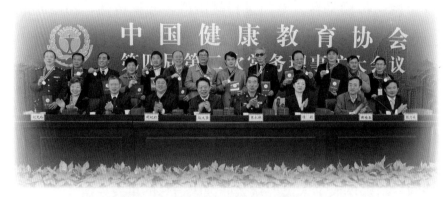

2008 年中国健康教育协会第四届第二次常务理事扩大会议上，
为全国健康教育 30 年工作者代表颁发"金牛奖"

三、重点场所与人群健康促进

健康促进强调以场所为基础的干预活动。一般以人们工作和生活所在的活动场所作为主要的干预范围，这些包括城市、学校、医院、工作场所、居民社区等。场所干预强调了组织行为改变、社区环境改变、人文环境及政策环境改变对人们行为变化的制约与影响，同时强调综合干预的重要作用。在同一个场所，针对同一种人群，可以对各种健康问题，采用多种方式进行干预，提高了健康教育与健康促进干预的效率。

（一）农村健康教育工作

20 世纪 90 年代，我国农村健康教育结合农村卫生中心工作，开始新的实践与探索。

1. 农村初级卫生保健（简称"初保"）

"2000年人人享有卫生保健"是1977年世界卫生组织提出的全球战略目标。1986年我国政府明确表示对这一目标的承诺，实现人人享有卫生保健是2000年我国社会经济发展总体目标的组成部分。我国农村实现人人享有卫生保健的基本途径和基本策略是在全体农村居民中实施"初保"。所谓"初保"是指最基本的、人人都能得到的、体现社会平等权利的、人民群众和政府都能负担得起的卫生保健服务。

为了在全体农村居民中实施"初保"，1990年3月，卫生部、国家计委、农业部、国家环保局、全国爱卫会联合发布《我国农村实现"2000年人人享有卫生保健"的规划目标（试行）》《"2000年人人享有卫生保健"评价标准（试行）》，对学校健康教育、常见病预防保健等卫生知识的普及、健康教育工作专（兼）职人员的配备、促进健康行为的形成等项目的有关标准和评价指标做了明确规定。"初保"要求的健康教育普及率为：贫困地区50%，温饱地区65%，富裕地区80%，小康地区90%。到2000年，按照目标落实了农村健康教育人员配备、学校开设健康教育课、行政村建卫生宣传栏等工作，促进卫生知识普及和行为改善，并在全国范围内达到了基本目标的要求。

各地实施农村"初保"，开展了许多有特色的健康教育活动，探索总结出一些有效的工作模式，如河南、广东、安徽、河北、陕西、山西、甘肃、云南、贵州、四川、新疆等省份开展的改水、改厕与健康教育三位一体的工作模式；山西省"建立农村健康教育网络，培训家庭保健员"的工作模式；福建省永安市大湖乡"初保"健康教育的工作模式；江苏省盐城市创建健康教育普及乡（镇）、健康教育村活动等。

2. 全国亿万农民健康促进行动

为了广泛深入地开展对广大农民群众的健康教育，1994年，全国爱卫会、卫生部、农业部、广播电影电视部联合发起了"全国九亿农民健康教育行动"（简称"行动"），通过实施大众传播与人际传播相结合的策略，在农村大力普及基本卫生知识，倡导健康生产生活方式，唱响了"健康托起丰收的希望"的主题。"行动"由四部委逐步扩展到由中宣部、教育部、全国妇联、国务院扶贫办、共青团中央九部委组成的全国"行动"领导小组，"行动"受到中共中央、国务院的高度重视。1997年1月，《中共中央 国务院关于卫生改革与发展的决定》指出：健康教育是公民素质教育的重要内容，要十分重视健康教育，提高广大人民群众的健康意识和自我保健能力，积极推进"九亿农民健康教育行动"。

2001年，国务院、体改办等五部委颁发的《关于农村卫生改革与发展的指导意见》把积极推进"行动"列入农村卫生工作的主要任务。"行动"指标被纳入《中国农村初级卫生保健发展纲要（2001—2010年）》。2002年，《中共中央 国务院关于进一步加强农村卫生工作的决定》中再次强调，推进行动，采取多种形式普及疾病预防和卫生保健知识，引导和帮助农民建立良好的卫生习惯，破除迷信，倡导科学、文明、健康的生活方式。同年，下发了《全国九亿农民健康教育行动五年规划》，并将"全国九亿农民健康教育行动"更名为"全国亿万农民健康促进行动"。行动领导小组第五次会上提出了"送医送药送知识"，阐述了送医送药更要送知识的新理念，围绕农村卫生工作重点和农民健康问题，改变了过去单纯送医送药下乡的做法。

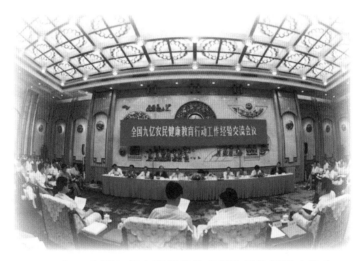

1996 年，全国九亿农民健康教育行动工作经验交流会

　　行动发展经过了初创、品牌建设并逐步走向科学规范化的管理轨道，形成了良好的工作机制及传播网络，成为在农村开展健康教育与健康促进的载体和平台。1994—2000 年，制作和免费下发了 24 部 140 个卫生节目的录像带和 30 个卫生节目的录音带，共计 11 万多盘（盒）。全国有 2 000 多个县、市的电视台和电台，还有许多乡镇电视差转台播放行动节目。内蒙古、新疆、青海等省（自治区）将行动节目译成少数民族语言，组织农牧民收听、收看，出版发行了《九亿农民健康教育读本》7.5 万册和《亿万农民健康促进广播稿》5 万册；北京、

山西、陕西等省（直辖市）组织举办了"农民卫生知识竞赛"；湖南省开展《九亿农民健康教育读本》读书活动；山东等省开展"小手拉大手"活动；安徽、湖北等省份结合救灾防病，强化"行动"的实施。以大众传播为主体的全国"行动"和多种形式的农民健康促进活动，促进了广大农民健康意识的提高。

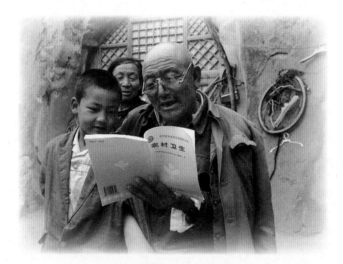

陕西农民学习卫生知识

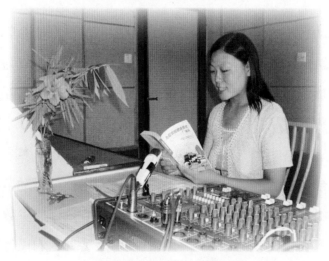

全国乡村健康金话筒联播活动

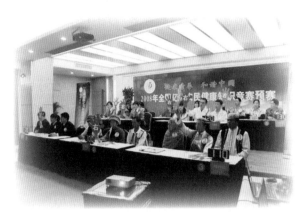

全国亿万农民健康知识大赛

　　21 世纪，是"行动"计划不断完善、工作机制不断健全、逐步走向科学化和规范化的时期。在各省自我评估的基础上，分别对广东等 22 个省（自治区、直辖市）开展了《全国九亿农民健康教育行动五年规划》实施的中期督导评估。截至 2005 年底，全国有 1 191 个县（区）成立了"行动"领导小组，1 832 个县（区）开展了"行动"相关活动，建立了 50 个全国"行动"示范县（区）。全国"行动"示范县（区）抽样调查结果显示，农民"行动"核心信息知晓率达到 75% 以上，相关行为形成率达到 65%。

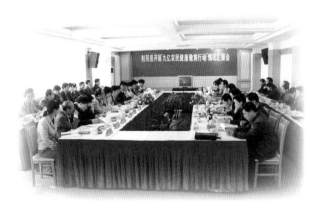

爱卫、卫生、农业、宣传等九部委联合调研
"九亿农民健康教育行动"开展情况

（二）城市社区健康教育与创建卫生城市

20 世纪 80—90 年代，社区健康教育从试点走向规范，针对社区健康危险因素实施干预活动。做好社区健康教育，成为新形势下推进社区卫生服务工作的有效途径。

1. 城市"初保"与社区卫生服务

1995 年，我国参照世界卫生组织提出的"2000 年人人享有卫生保健"标准，在总结和借鉴农村"初保"成功经验的基础上，制订了《中国城市实现"2000 年人人享有卫生保健"规划目标》《中国城市实现"2000 年人人享有卫生保健"评价指标体系》，提出到 2000 年，在一级、二级、三级城市，中小学健康教育普及率分别达到 100%、95%、90%；居民健康知识普及率分别达到 90%、80%、70%。20 世纪 90 年代中后期，卫生部等有关部委下发了一系列开展社区卫生服务的文件，健康教育作为社区卫生服务的六项任务之一，工作进一步明确。

据卫生部 2000 年对 21 个省 60 个社区卫生服务试点城市抽样调查和 12 个重点城市 74 个社区卫生服务中心（站）专题调研结果显示，90% 以上的社区卫生服务中心（站）开展了形式不同的健康教育工作。上海、北京、深圳、天津、大连等城市的社区卫生服务中心（站），以社区诊断为基础，以慢性病综合防治为突破口，针对患者及社区人群的行为危险因素，有计划、有组织地开展健康教育活动，开始形成社区健康促进的雏形。2001 年 11 月，卫生部印发的《城市社区卫生服务基本工作内容（试行）》中，将健康教育列为第二项工作任务。截至 2001 年底，在全国开展社区卫生服务的试点城市中，有 95%

的社区卫生服务中心（站）不同程度地开展了健康教育工作。

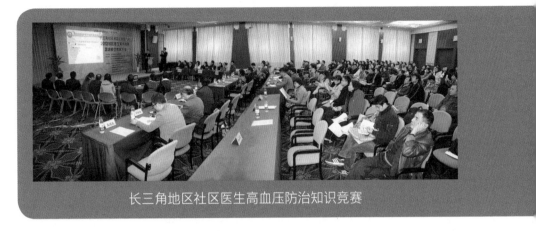

长三角地区社区医生高血压防治知识竞赛

2. 卫生城市创建与健康教育

经国务院批准，从 1990 年起，全国爱卫会组织开展全国城市卫生检查评比活动及争创国家卫生城市的活动。在《国家卫生城市检查考核标准实施细则》中，初始健康教育分值为 3 分，占总分的 3%。1994 年修订的《全国卫生城市检查评比标准》中，健康教育分值为 20 分，占总分的 10%。内容主要包括健康教育机构、医院、社区、学校、企事业单位及媒体健康教育管理与设施，家庭及个人健康管理，健康知识知晓率、健康行为形成率等。1994 年 12 月 19 日，全国爱卫办发出《关于印发居民和中小学生健康知识和健康行为考核范围的通知》。在修订的《全国城市卫生检查评比标准》和《国家卫生城市检查考核标准实施细则》中，增加和完善了健康教育内容，特别增加了从健康知识和健康行为方面对居民和中小学生进行现场考核的内容。健康知识知晓率和健康行为形成率是两项具体可测的量化指标。根据这 2 个考核范畴，国家编制题库，从中随机选题组成问卷，供现场考试、考核使用，可以从一定程度上反映出一个城市的健康教育工作情况及实际效果，促使卫生城市创建活动能沿着科学化、规范化的轨道不断发展和完善。

1997年8月28日，《全国爱卫会关于开展创建国家卫生镇活动的通知》印发，要求各地在加快卫生基础建设、逐步完善城镇整体功能的同时，必须强化健康教育，提高农民素质。《国家卫生镇的标准》要求共有六项：有健康教育专（兼）职人员，工作有计划、有总结；医疗卫生单位开展社区健康服务；中小学校健康教育开课率为100%；积极开展重点行业和人群的健康教育活动；广播、电视台（站）设有健康教育栏目；积极开展控烟宣传活动，镇辖区内无烟草广告。

1999年4月21日，全国爱卫会印发《国家卫生城市标准》《国家卫生城市考核命名办法的通知》。其中，健康教育的要求为七项：市健康教育机构健全，人员、设备、经费和任务落实；中小学全部开设健康教育课，中专、中等职业学校及普通高等学校开展多种形式健康教育；各级医院的门诊部及住院病区设有健康教育专栏，向患者及其亲属进行多种形式健康教育；社区和工作场所积极开展健康教育工作；大众传媒市报、电台、电视台有健康教育专栏；有市人大或市政府颁布的公共场所禁止吸烟法规，依法开展控烟工作；主要公共场所应设有健康教育专栏。考核抽查对象为市健康教育所、学校、医院、居委会、企事业单位、公共场所、新闻单位等。

据全国爱卫会1998年对32个直辖市、省会城市和计划单列市的健康教育工作检查结果表明，所有被检查城市都认真按照《全国城市卫生检查评比标准》的要求开展了健康教育工作。按照《全国城市卫生检查评比标准》加权统计，32 个城市的健康教育指标内容总符合率为 95.1%；其中，机构网络建设符合率为 95.4%，社区健康教育符合率为 99.7%，学校健康教育工作符合率为 90.4%，医院健康教育工作符合率为 96.9%，行业健康教育符合率为 98.7%，大众传媒健康教育工作符合率为 99.7%，控烟健康教育工作符合率为 86.8%。

随着全社会对健康教育与健康促进工作的重视不断加强，健康教育与健康促进作为创卫 8 大领域之一，提升卫生创建地区居民健康素养成为考核健康教育与健康促进工作的主要目标，健康教育内容涵盖了政府健康促进组织协调、健康教育网络、场所开展健康教育与健康促进、健康素养监测和达标等。

（三）学校健康教育与健康促进

中华人民共和国成立以后，各地中小学校逐步开展了以培养儿童良好卫生习惯、预防传染病为重点内容的卫生宣传工作。较为系统的学校健康教育工作从 1978 年改革开放以后开展。

20 世纪 70 年代末至 20 世纪 80 年代，各地学校健康教育开始兴起，湖北、辽宁、黑龙江、福建、广东等省在中小学校开设了健康教育课。1979 年，福建省政和县开始推行"十年卫生教育制"。1979 年 12 月，教育部、卫生部颁发的《中小学卫生工作暂行规定（草案）》明确规定："要开展卫生宣传。""教育学生养成'五要'和'六不'的良好习惯。""五要"为：要定时作息，要睡前刷牙，要勤换衣服勤洗澡，要勤剪指甲，要勤理发；"六不"为：不喝生水，不吃不洁食物，不吸烟，不用公共毛巾、茶杯，不乱扔果皮纸屑，不随地吐痰。

1990年6月4日，经国务院批准，国家教委、卫生部发布了《学校卫生工作条例》，规定对学生进行健康教育；普通中小学必须开设健康教育课，普通高等学校、中等专业学校、技工学校、农业中学、职业中学应当开设健康教育选修课或者讲座。1992年9月1日，全国爱卫会、国家教委、卫生部发布《中小学生健康教育基本要求（试行）》《小学生健康教育大纲》《中学生健康教育大纲》，明确提出了全国中小学健康教育的目标、要求、适用范围与基本内容。

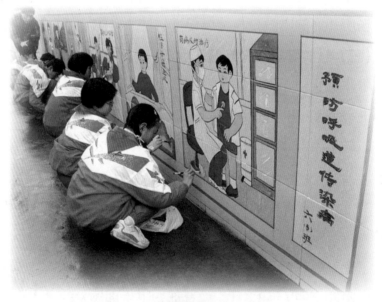

学校健康教育

自20世纪90年代以来，学校健康教育得到蓬勃发展。全国各省、自治区和直辖市的各级各类学校纷纷开设健康教育课，或者采用不同的形式，向在校学生进行健康教育。同时，依照国家颁布的各种健康教育指南，编写完成了各类学校健康教育课本、教师指导用书以及培训教材。

1993 年 1 月，国家教委办公厅发布《关于印发大学生健康教育基本要求的通知》；同年 12 月，全国爱卫办印发《居民健康知识和健康行为考核范围》及《中小学生健康知识和健康行为考核范围》，从考核对象、考核方式、考核内容进行了规范。

1995 年 7 月，国家教委印发了《学校健康教育评价方案（试行）》，从多维度对学校健康教育进行了具体的规范，并作为创建国家卫生城市指标中学校健康教育的参考依据。1997 年，教育部在北京、天津等 13 个省（自治区、直辖市）52 所中小学校健康教育评价的报告显示，按照独立设课的形式，在被考评学校的健康教育开课率达到 100%，学生健康教育教材拥有率为 100%，96% 的学校能够保证每 2 周 1 课时的健康教育课，92% 的学校落实了健康教育教学计划。

1998 年，全国爱卫会对 32 个直辖市、省会城市和计划单列市的各 3 所学校健康教育工作抽样检查的结果表明，所有被检查学校都认真按照《学校健康教育评价方案》的要求开展了健康教育工作。按照《学校健康教育评价方案》加权统计，总符合率为 91.0%，其中，学生健康知识知晓率为 89.2%。

为推动学校健康教育规范有序地发展，我国政府先后颁布了一系列相关政策。1994 年，国家教委印发《实行新工时制对全日制小学、初级中学课程（教学）计划进行调整的意见》。2000年，国家技术质量监督局也正式颁布《中小学生健康教育规范》（GB/T 18206—2000），该标准2011年12月30日重新修订发布（GB 18206—2011代替原来的GB 18206—2000）。进入21世纪，《中共中央 国务院关于深化教育改革全面推进素质教育的决定》明确提出："学校教育要树立健康第一的指导思想"。2003年，教育部印发《中学生艾滋病预防专题教育大纲》。同时，还先后出台了《中小学生毒品预防专题教育大纲》《中小学生环境教育专题教育大纲》《学校预防控制血吸虫病健康教育基本要求》《中小学公共安全教育指导纲要》等文件。

我国的学校健康教育随后趋向于形成多元化的发展。各种以学校为基础开展的综合健康教育、营养教育、近视防控、艾滋病预防、控烟、禁毒、心理健康、青春期教育等，涉及了学校健康教育的不同范围和内容，参与式、儿童互助式学习等多种有效的教育途径及模式探索也在不断涌现。

2001年，中国健康教育研究所、北京大学儿童青少年卫生研究所在21个省（自治区、直辖市）成功创建了302所健康促进学校。其范围已从中小学校发展到大学、中等专业学校与聋哑学校，从公立学校发展到民办学校，从城市学校发展到农村学校，并且都取得了显著成绩。此后，北京、浙江、江苏、广州等地，在卫生和教育部门的合作下，陆续在中小学开展健康促进学校创建工作，截至2015年，北京市共创建健康促进学校1 854所，占全市中小学校的87.5%。截至2020年底，浙江省、江苏省分别创建健康促进学校4 503所和 4 062 所。2016 年 4 月 27 日，根据健康促进学校建设的经验，北京市质量技术监督局发布了由北京市疾病预防控制中心健康教育所制定的《健康促进学校评定规范》（DB 11/T 1325—2016）。

2007 年，《中共中央　国务院关于加强青少年体育增强青少年体质的意见》指出，要"积极开展疾病预防、科学营养、卫生安全、禁毒控烟等儿童青少年健康教育，并保证必要的健康教育时间。"2008 年，依据党中央、国务院的指示，更好地促进我国青少年的身心健康发展，教育部正式颁布新修订的《中小学健康教育指导纲要》。

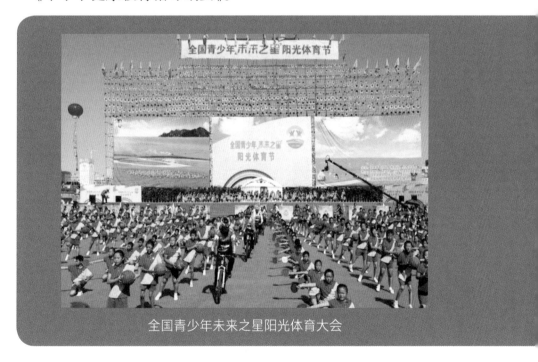

全国青少年未来之星阳光体育大会

2016 年《"健康中国 2030"规划纲要》明确提出"加大学校健康教育力度。将健康教育纳入国民教育体系，把健康教育作为所有教育阶段素质教育的重要内容。"2017 年 6 月 14 日，为贯彻落实《"健康中国 2030"规划纲要》对学校健康教育提出的工作要求，加强高校健康教育，提高高校学生健康素养和体质健康水平，教育部印发《普通高等学校健康教育指导纲要》。

2021 年 7 月，教育部等五部门联合印发《关于全面加强和改进新时代学校卫生与健康教育工作的意见》（教体艺〔2021〕7 号），加快推进教育现代化、建设教育强国和体育强国。文件提出深化教育教学改革，以中小学为重点，注重大中小幼相衔接，完善以课堂教学为主渠道、以主题教育为重要载体、以日常教育为基础的学校健康教育推进机制，健全学生健康素养评价机制；明确健康教育内容，构建分学段、一体化健康教育内容体系；要求落实课程课时，完善课程安排，系统设计教学标准、师资配备、评价体系、制度保障，确保各级各类学校将健康教育贯穿教育全过程；落实各学段健康教育教学时间，中小学校每学期应在体育与健康课程总课时中安排 4 个健康教育课时。

2021 年 11 月，教育部制订了《生命安全与健康教育进中小学课程教材指南》，将生命安全与健康教育融入学校课程。这些文件是中国现有对学校健康教育的国家级指导性纲领。

（四）医院健康教育与健康促进

医院健康教育是各类医疗保健机构和人员在医疗卫生实践过程中实施的健康教育。医院是社会的特定场所，在开展健康教育方面具有独特的优势。具有受众体相对集中、针对性强、专家集中、具可信性、易被受众体接受等特点。普及医学科学知识既是医护人员的神圣职责和义务，也是患者的权益和需要。健康教育亦是重要的治疗手段之一，可提高就医的依从性，提高诊疗效果，预防疾病进展，有效降低医疗投入。

1979 年，湖北省召开首届卫生宣传工作会，将医院"候诊教育"在全省推广，以候诊宣传为主要形式的卫生宣教工作在各地医院逐渐兴起。20 世纪 80 年代以来，我国医院管理的许多法规、政策、标准已经对健康教育做出明确要求。到 20 世纪 90 年代，随着创建卫生城市工作的开展，医院健康教育列入创建卫生城市检查指标。多数医院将健康教育工作纳入预防保健科，设专职或兼职人员，有的医院成立了健康教育科，还有的组建了医院健康教育委员会。

20 世纪 90 年代中期，患者健康教育融入护理实践。针对各科常见病、多发病制订了入院教育、住院教育（手术前后）、出院教育等阶段的健康教育内容。据统计，20 世纪 90 年代后期，已有 20 余个省（自治区、直辖市）制订了本地的《医院健康教育工作规范》，为医院健康教育工作的开展提供了必要的政策基础和制度保证。医院健康教育逐步由院内向院外发展，由患者扩大到医护人员和社区人群，由知识传播向心理健康和行为干预转化，由单纯宣传逐步向健康促进发展。

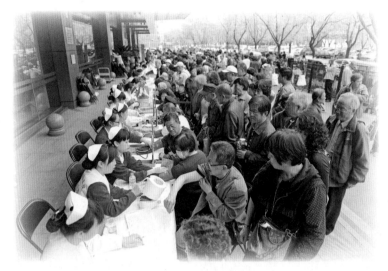
医务人员面向社会人群开展健康咨询活动

中国/世界银行贷款卫生Ⅶ项目疾病预防健康促进子项目在我国最早提出"医院健康促进"理念，该项目在我国7市1省实施，社区医院通过实行对35岁以上首诊患者测血压制度，开展高血压病危险因素干预。2001年，天津市卫生局在社区慢性病综合干预的基础上，在各级医疗机构中开展了创建健康促进医院试点活动。2006年，北京市卫生局开展了"以医务人员控烟为切入点的健康促进医院创建"工作，截至2020年底，共创建健康促进医院284所。

目前，各类医疗保健机构健康教育的形式和内容都有了新的发展和突破。医院健康教育的方式不仅是对患者及其家属进行的疾病治疗、康复、控制和预防相关知识的指导，还包括了对职工及周边学校、社区及集体单位的健康教育。

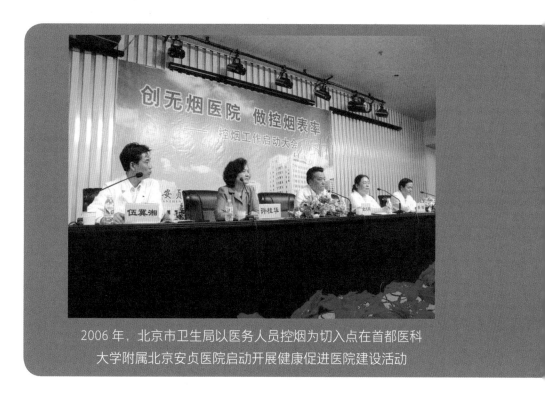

2006年，北京市卫生局以医务人员控烟为切入点在首都医科
大学附属北京安贞医院启动开展健康促进医院建设活动

　　2016年中共中央、国务院印发了《"健康中国2030"规
划纲要》，倡导"全民健康，共建共享"，2019年《健康中国
行动（2019—2030）》进一步明确要求：医务人员掌握与岗位
相适应的健康科普知识，并在诊疗过程中主动提供健康指导。
各医疗机构网站要根据本机构特色设置健康科普专栏，为社
区居民提供健康讲座和咨询服务，三级医院要组建健康科普队
伍，制定健康科普工作计划，建设微博微信新媒体健康科普平
台。开发健康教育处方等健康科普材料，定期面向患者举办针
对性强的健康知识讲座。完善全科医生、专科医生培养培训课
程和教材内容，显著提高家庭医生健康促进与教育必备知识与
技能。深入实施中医治未病健康工程，推广普及中医养生保健

知识和易于掌握的中医养生保健技术和方法。鼓励健康适龄的公民定期参加无偿献血。建立鼓励医疗卫生机构和医务人员开展健康促进与教育的激励约束机制，调动医务人员参与健康促进与教育工作的积极性。将健康促进与教育工作纳入各级各类医疗机构绩效考核，纳入医务人员职称评定和绩效考核。

2022 年，在健康中国行动推进办的指导下，健康报社联合中华医学会、中华预防医学会、中国医院协会、中国医师协会主办了"健康中国医者先行"案例征集与交流研讨活动。活动通过倡议书签署、培训交流、典型发掘等形式，动员全国广大医疗卫生机构和专业公共卫生机构积极践行健康中国行动，组织医务人员带头行动、率先垂范，宣传展示机构在实际工作中涌现出的典型经验、做法，营造了良好舆论氛围。

（五）工矿企业健康教育与健康促进

职业人群的健康决定了国家的人力资源和经济的可持续发展。中国作为世界上最大的发展中国家，也是劳动人口最多的国家，2018 年我国就业人口达 7.76 亿，接触各种职业危害与伤害因素者超 2 亿，分布在 30 多个大的行业，我国约有 1 200 万家企业存在职业病危害，劳动者面临着严峻的职业卫生和健康问题。

20 世纪 50—70 年代，我国工作场所健康教育以积极防治多发病、职业病为目的，以开展爱国卫生运动和宣传教育为主要手段。1954 年，政务院批准的《第一届全国工业卫生会议决议》中指出："继续开展爱国卫生运动，积极防治多发病、职业病。"《第一届全国工业卫生会议决议》中还指出："在厂矿工地中开展爱国卫生运动，是发动工人群众贯彻预防为主，防止多发病、职业病的最有效的办法。为此，应经常进行对工人群众的卫生宣传教育，结合安全卫生检查，举行群众性的卫生活动。"许多大中型厂矿企业设立爱卫办，有卫生宣传科，配合省、市卫生防疫机构开展了大量关于职业安全防护宣教工作。

20世纪80—90年代，社会主义计划经济正在向社会主义市场经济过渡，企业处在经济转型和快速发展时期，一些经济发展较快的地区，诸如湖北省、辽宁省、山西省、大连市、沈阳市、深圳市、广州市、上海市、南京市等地的职业健康教育就应运而生，尤其是与人民健康息息相关的食品、饮食、服务与公共场所从业人员的身体健康条件纳入了执业标准，对职工的身心健康有了新认识和高要求。

1993年11月，卫生部卫生监督司在杭州召开了第一次全国工矿企业健康促进研讨会，首次倡议成立工矿企业健康教育委员会。同年，卫生部在北京等5个省（直辖市）7个县（区）乡镇工业企业中开展职业卫生服务试点工作。1996年8月，中国健康教育协会工矿企业健康教育委员会在四川都江堰成立，并召开了第二次全国工矿企业健康促进研讨会。会上提出了"九亿农民健康教育"和"工矿企业健康促进工程""两个轮子"的工作思路，起草了《工矿企业健康促进工程（实施计划草案）》。1997年7月，卫生部卫生监督司就《工矿企业健康促进工程（实施计划草案）》在北京召开了专题研讨会。1999年4月，卫生部在北京召开工矿企业健康促进工程试点启动工作会议，会上确定12个大中型企业和宁波、大连、包头、无锡4个城市参加了工矿企业健康促进工程试点。2000年8月4日，卫生部、全国总工会联合印发《关于开展工矿企业健康促进工作的通知》。2001年8月27日，卫生部法监司印发《工矿企业工作试点方案》。与此同时，一些大中型企业也相继开始制定并实施本企业的健康促进工程方案。2006年，中国疾病预防

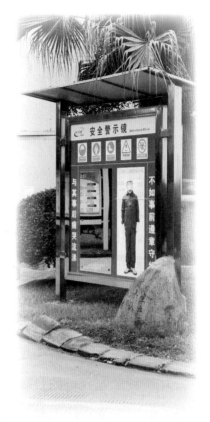

企业职工安全生产教育

控制中心职业卫生与中毒控制所编制了《2006—2010年全国企业健康促进项目规划》，"健康促进企业"试点工作于2007年在北京、天津、河北、辽宁、江苏、山东、河南、广东和海南等9个省（直辖市）8个行业的23家企业开展，制订评估标准为八大系统55个指标。截至2013年，对12家企业进行了阶段评估，总结出了机械制造业、制药企业、电力企业、电子制造业以及饮料制造业的健康促进模式，提高了企业管理者对职业病防治、健康促进、劳动者身体健康权益的重视，促进了劳动者建立健康的工作和生活方式。2014年

8月，中国疾病预防控制中心职业卫生与中毒控制所在山东省泰安市向 12 家通过中期评估的企业授予"健康促进示范企业"称号，为同行业企业开展健康促进工作提供了可以借鉴的经验和模式。2016 年 8 月 18 日，中华预防医学会劳动卫生与职业病分会职业健康促进专业学组在黑龙江省哈尔滨市举办了第一届全国职业健康促进学术会议。来自全国职业病防治院（所）、疾控中心、大学和企业的 50 余名专业人员参加了此次会议。会议就健康中国战略背景下，针对职业心理因素、工效学因素、艾滋病和慢性病等的预防控制问题，以建设健康企业为抓手，对职业健康促进的模式、方法、经验进行了交流和探讨。截至 2020 年，全国共创建"健康促进示范企业"20 多家。

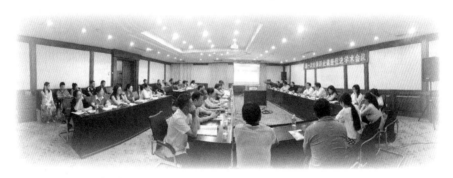

2016 年 8 月 18 日，第一届全国职业健康促进学术
会议在哈尔滨召开

（六）军队健康教育与健康促进

军队官兵的健康水平直接关系到部队的战斗力。随着我国卫生事业的发展，中国人民解放军、中国人民武装警察部队的

健康教育工作逐渐从一般的宣传教育向系统性、规范性健康教育与健康促进方面发展，积累了丰富的经验。

1. 全军健康教育与健康促进

20 世纪 90 年代，中央军委和总后勤部相继制定了一系列健康教育法规、方案。1992 年，中央军委颁布《中国人民解放军基层后勤管理条例》，要求"基层单位应当按照规定进行健康教育，使官兵养成良好个人卫生习惯，提倡戒烟，不在戒烟场所吸烟。"同年 3 月，总参谋部、总政治部、总后勤部联合颁布《军队健康教育方案》（试行），要求全军"系统、规范地开展健康教育"。1993 年，总参军训部、军务部和总后卫生部联合下发《军队院校健康教育教学大纲（试行）》，要求全军院校成立健康教育学教研室（组），建立教学场所，设置健康教育学课程加强对学员健康教育知识培训。1997 年 6 月，总后勤部卫生部成立全军健康教育中心，挂靠在中国人民解放军第三军医大学。通过加强部队健康教育工作的领导和管理以及专业队伍建设，依托建制师、旅、团卫生机构，完善了健康教育指导站（室），形成了军队健康教育网络体系。1999 年，首届全军健康教育工作研讨会在福州召开。1999 年 9 月，《军事健康教育》学术性期刊创刊，全军从事健康教育的专业技术人员和管理人员从此有了进行经验交流和学术探讨的学术园地。2000 年 5 月，全军供医学院校及指挥技术院校学员用的统编教材《军队健康教育教材》出版发行。2014 年 7 月，军队重大创新工程项目"中国军人通用健康标准及其实施路径研究"在中国人民解放军第三军医大学和全军健康教育中心启动。截至 2015 年 11 月，共举办了八届全军健康教育工作学术研讨会。

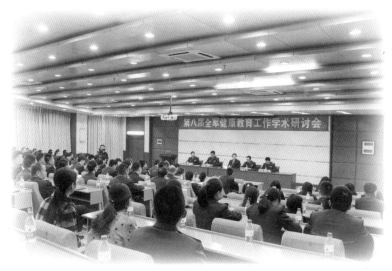

2015 年 11 月 30 日—12 月 1 日，第八届全军健康教育工作
学术研讨会在第三军医大学（现陆军军医大学）召开

"保健康就是保战斗力。"军队把健康教育作为战略任务来抓，确保军事健康教育的落实，在保障部队军事训练、演习、派出维和、边境封控、社会维稳、抢险救灾等重大军事行动中，以及在支援地方公共卫生建设等方面，取得了突出成绩。通过有效利用全军健康教育中心、军医大学和各级健康教育骨干机构，以及全军健康教育专家库资源，采取进修、办班、分级培养，引进优秀健康教育人才等措施，充实军事健康教育队伍。2015 年 1 月，全军健康教育中心在全军范围内遴选聘请了 120 名全军健康教育专家，建立了全军健康教育专家库。

针对部队军事演习、野外训练等重大军事行动,组织开展了全军卫生知识竞答,印发《野外卫生防病知识手册》《训练伤防护常识》《新武器损伤防护要点》等卫生书籍30万册。面对"非典"、人感染高致病性禽流感和人类猪链球菌病疫情的暴发流行,全军及各大单位共同向部队编印防病宣传画、折页、手册、袖珍读本等100多万份,为抗击疫情,保证部队健康和军事行动的顺利进行发挥了重要作用。《解放军卫勤杂志》《解放军健康》《军事健康教育》《西域卫生》等军队健康、卫生杂志,积极宣传文明卫生知识,提高了官兵的文明卫生素养。

各部队还利用广播、电视、网络、幻灯、板报、标语、传单,以及卫生橱窗、卫生画册、健康大讲堂等传播方式,指导卫生防病,确保部队健康。抓好重点,把握时机,有针对性地开展卫生防护教育,提高了官兵在各种环境条件下的生存能力和自我保健能力。据2004年全军抽查结果显示,健康知识问卷及格率为100%,良好以上为85%,高新武器损伤防护和"三防知识"(防化学武器、防核武器、防生物武器知识)等军事卫生常识知晓率>90%,文明卫生行为养成率>90%,官兵的文明卫生素质明显提升。

2017年,陆军军医大学全军健康教育中心组织学校本部和边防卫勤训练大队十余名专家教授到基层部队开展健康教育巡讲活动。巡讲中,专家们围绕"健康军旅人生""心理健康与调适""训练伤的身体功能康复"等话题,组织了20余场讲座。同时,医疗队还开展了10余场团体心理训练、手榴弹投掷训练和战场救护技术的训练指导。

2. 武警部队健康教育与健康促进

武警部队根据《军队健康教育方案（试行）》，在组织、制度、教育、传播等方面开展了大量基础性的工作及研究。2002年10月，武警医学院成立部队健康教育教研室，承担全院健康教育课程的教学和科研任务，成为全国7所拥有健康教育教研室的院校之一。2003年11月，经武警总部卫生部批准成立了武警部队健康教育指导中心，并由此构建了武警部队健康促进四级网络体系，即健康教育指导中心、健康教育指导站、健康教育室、健康教育点。武警部队健康教育指导中心启动了武警部队健康教育营区行，每年组织专家深入新兵训练基地、大型营区及专项任务保障现场开展大型巡讲活动。此外，利用武警内部网络平台，开发制作了"武警健康

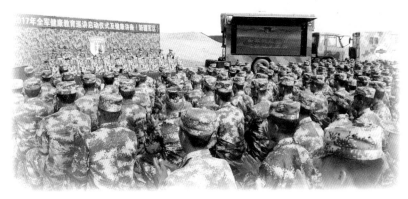

2017年，全军健康教育巡讲启动仪式在新疆军区举行

网"心理卫生网"和"武警红丝带网",通过科普讲座、传播材料、网络渠道、应急专项四种形式服务部队。

2012年,武警部队健康教育指导中心被中国健康促进与教育协会评为"全国健康促进与教育示范基地"。2013年9月,武警部队健康教育营区行活动获得"中国健康教育与健康促进最佳实践奖"。

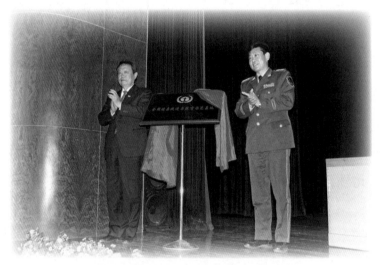

武警部队健康教育指导中心被中国健康促进与
教育协会评为全国健康促进与教育示范基地

（七）重点疾病健康教育

中华人民共和国成立初期,围绕全国防疫专业会议制定的鼠疫、霍乱、天花、白喉、百日咳等18种传染病防治方案,开展了普及防治传染病卫生知识的工作。在声势浩大的群众性爱国卫生运动中,大批医疗卫生人员广泛宣传"除四害、讲卫生"、预防严重传染病的知识,宣传普及新法接生、妇幼保健法规及工矿企业安全卫生知识等。1950年春，上海市人民政府号召开展清洁卫生运动，以医务人员为骨干，组织18.3万人的宣传队伍，深入街道里弄、农村集镇，家家户户动员，掀起了一个人人动手改善环境卫生、保护居民健康的热潮。

20世纪80年代，健康教育随着《中华人民共和国食品卫生法》《中华人民共和国传染病防治法》等卫生法规的颁布得到进一步加强。1989年7月，卫生部、全国爱卫会、国家教委等部门确定每年9月20日为"全国爱牙日"，联合发出《关于开展全国"爱牙日"活动的通知》。针对我国慢性非传染性疾病和一些传染病上升带来的严重社会与经济负担问题，1994年，卫生部门与世界银行开展了中国/世界银行贷款卫生Ⅶ项目疾病预防健康促进子项目，针对行为危险因素开展监测与干预，建立了我国的行为危险因素监测系统，以及从中央到地方的具有健康促进理论水平和实践能力的专业队伍，创建了以场所为基础的健康促进行为危险因素综合干预模式。1995年，健康教育重点宣传儿童计划免疫，接种率实现了以乡为单位达到85%的目标，为加快我国消灭脊髓灰质炎的工作，党和国家领导人参加儿童服脊髓灰质炎糖丸活动，起到了很好的宣传和社会动员作用。为实现2000年全国消除碘缺乏病的目标，各地普遍开展控制碘缺乏病健康教育，促进了食用合格碘盐措施的落实。据1999年12省份12县调查结果显示，碘缺乏病知识应答正确率达70%。

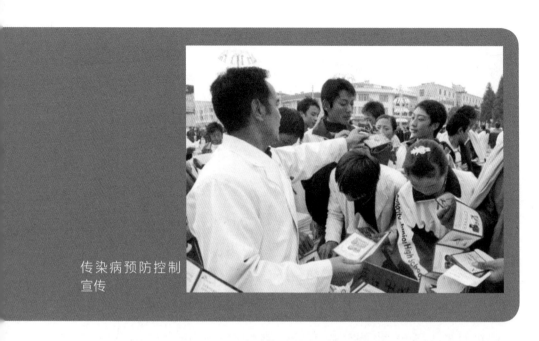

传染病预防控制
宣传

　　预防控制艾滋病的全民健康教育工作逐年加强。多部门
针对不同人群开展了多种宣传教育活动，如聘请"预防艾滋
病宣传员"，主办预防艾滋病大型公益文艺晚会《飘动的红丝
带》，以及开展 12 部委预防艾滋病宣传海报进村入校暨"面对
面"宣传教育活动启动大会等。中国疾病预防控制中心等有关
部门将预防艾滋病的宣传画发放到 74 万个村，5 万个居委会，
2 100 所大学和 9 万所中学，成为大规模宣传预防艾滋病防治
知识和"四免一关怀"防治政策的成功实践。

　　2011 年 2 月，《国务院关于印发全民健身计划（2011—
2015 年）的通知》下发，卫生及相关部门还陆续颁布了《中国
成人超重和肥胖症预防控制指南》及糖尿病、血脂、脑卒中、
高血压等疾病的防治指南，以及《中国公民健康素养——基本
知识与技能（2015 年版）》《中国人群身体活动指南（2021）》

《中国居民膳食指南（2022 版）》等，持续开展全民健康生活方式活动。

卫生部结合世界卫生组织发布的核心信息，陆续发布了防治乙肝、艾滋病、结核病、癌症、血吸虫病、高血压等健康传播核心信息。截至 2020 年，我国 64 个各类卫生日和 9 个卫生宣传周 / 月，每年都围绕特定主题开展全国性宣传教育活动，对普及重大疾病预防控制知识及相关健康知识起到了重要作用。

（八）突发公共卫生事件健康教育

突发公共卫生事件，即突然发生、造成或可能造成社会公众健康严重损害的重大传染病疫情、群体性不明原因疾病、重大食物和职业中毒以及其他严重损害公众健康、造成财产损失的事件。突发公共卫生事件，有的可以通过预报，提前进入预警状态，防患于未然；有的可以通过在灾害发生之后的及时救助，将灾害给人们带来的损失降到最低限度。因此，阻止和减少突发性公共卫生事件对人民群众健康和财产的损害，已成为广大医护人员和健康教育工作者义不容辞的使命与责任。

在历次救灾防病中，健康教育为确保"大灾之后无大疫"发挥了积极作用。1998 年，我国江西、安徽、江苏、湖南、湖北、黑龙江、吉林、内蒙古等省（自治区）遭受特大洪水。卫生部下发了《关于做好救灾防病健康教育工作的通知》，要求灾区各级卫生行政部门努力提高卫生宣传资料和防病知识的覆盖率，提高灾区群众相关知识知晓率和健康行为形成率，要努力使卫生宣传资料与食品、药品同步送到灾区每一个家庭，利用各种传播媒介和手段宣传防病知识，形成舆论，做到家喻户晓。

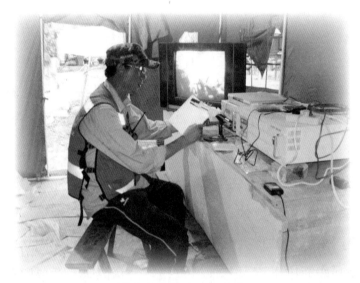

洪水灾后防病知识宣传

卫生部与中央电视台在黄金时间段播出《健康之路》特别报道《抗洪灾、防疫情》，每日一集，共播出132集。调整《新闻联播》前《科技博览》节目内容，加强灾后防病报道。组织中国健康教育协会编印《防病救灾卫生知识》20种、40万份，派专人分送受灾省区。与各大媒体建立了大灾之后防大疫联席会，各大报纸纷纷开辟救灾防病专栏。各受灾省区也充分发挥大众传媒的优势，在省市电台、电视台和各报刊设立专栏或专题节目，及时报道防病防疫信息，开展卫生知识的宣传。各受灾省区健康教育所的专业人员积极奔赴救灾第一线，把救灾防病健康教育开展到大堤、船头和灾民中间。各级健康教育机构牢固树立了抗大灾、防大疫的意识，制订了健康教育应急机制和预案，做到了早动员、早部署、早准备。

当 2003 年我国发生"非典"疫情时，卫生部门积极与传媒部门合作，建立疫情发布制度。组织专家讲解疫情防控知识，运用报纸、电台、电视台及时对民众进行宣传疏导；编制发放预防"非典"健康教育手册、宣传画等。健康教育工作者和广大卫生工作者共同抗击"非典"，宣传"非典"知识，做到了家喻户晓，人人皆知。据统计，仅中国疾病预防控制中心健康教育所 3 个月就制作并印发了 7 类 35 种 425 万份宣传材料。2003 年"非典"疫情之后，进行了中华人民共和国成立以来规模最大的公共卫生体系建设，基本建成了覆盖城乡、功能比较完善的疾病预防控制体系和应急医疗救治体系。

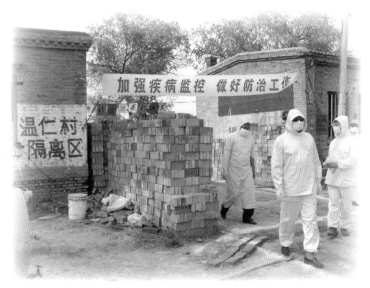

2003 年，抗击传染性非典型肺炎

2008 年，在"5·12"汶川地震灾害中，军队、中国疾病预防控制中心及省市疾病预防控制中心、教育部、国家质检总局及其检验检疫系统等都采取了积极有效的应急措施，多支健康教育队伍发挥重要作用，特别是利用网络优势，迅速刊登自救与互救等知识。中国疾病预防控制中心健康教育所紧急制作完成一批健康教育传播材料，及时发到灾区，还开展地震灾民健康教育需求调查问卷等调研，为防灾救灾提供了宝贵资料。据不完全统计，有 50 支以上的心理救援队赶赴灾区。有关部门开通了心理援助电话热线，一些电台也开通了心理援助专门节目，为灾区群众提供心理援助。在卫生部门和军队系统最早派往灾区的救援队中，有针对性地派出心理救援人员，指导群众开展心理自救，成为我国救灾防病一次规模最大的心理救援行动。

2020 年，新型冠状病毒感染疫情暴发，严重影响了人们的生产和生活。面对来势汹汹的新型冠状病毒，在党中央的领导下，全国建立了联防联控工作机制，从中央到地方，都加大了健康科普力度，广泛发动群众，筑牢疫情防控的"铜墙铁壁"。疫情防控期间，各地开展了最广泛的社会动员，集中了一大批公共卫生、临床医学、健康传播、心理、健身等领域的专家，积极开展健康科普宣传，在每一个防疫的重要节点，健康教育都同步跟进，针对公众健康和心理需求，制作了大量海报、折页、书籍、动画视频、公益广告等多种传播材料，通过电视、广播、报纸等大众媒体以及新媒体平台，答疑解惑、消除恐慌，安抚社会情绪，提升公众自我防护能力。健康科普实现了全行业动员、全社会覆盖、全人群关注、全过程推进、全媒体传播，健康教育覆盖人群范围之广、开展力度之大、参与专家之多、产生效果之强都达到了前所未有的程度。同时，北京、广州、上海等地还针对公众疫情防治能力及需求情况进行疫情防控宣传效果的调查。不同调查结果均表明，公众疫情防控核心知识知晓率和关键防控行为形成率均在 95% 以上。疫情防控常态化后，各地继续巩固抗疫成果，大力倡导公众养成健康的生活方式。如北京市政府发布了《首都市民卫生健康公约》，以公约核心内容为主，持续在全市范围内开展健康素养和健康生活方式的普及行动。

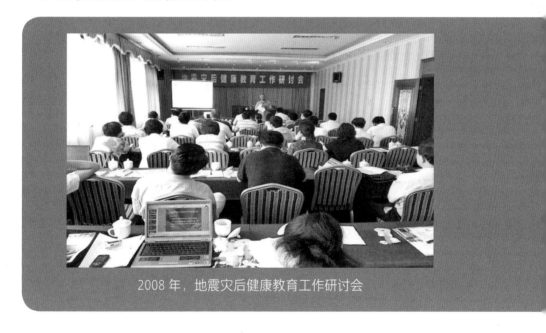

2008 年，地震灾后健康教育工作研讨会

四、控制烟草危害

（一）早期控烟宣传及行业控烟行动

20 世纪 70 年代，我国政府就已经意识到吸烟有害健康。

1979 年 7 月，卫生部、财政部、农业部、轻工业部联合发出了《关于宣传吸烟有害与控制吸烟的通知》。20 世纪 80—90 年代，控制烟草危害工作逐步加强，出台一系列政策规定积极倡导控烟，控烟健康教育取得较大进展，逐步得到社会共识。1980 年 4 月 7 日，邮电部发行一套两枚宣传提倡戒烟的纪念邮票。1981 年 8 月，国家教委颁布《中学生守则》，规定中学生禁止吸烟。同年 3 月，中央爱卫会、卫生部联合发出《关于进一步开展吸烟有害健康的宣传和戒烟活动的通知》。

为了全面掌握我国公民吸烟情况并深入开展吸烟有害健康的宣传、科研和进行控制吸烟的立法，中央爱卫会和卫生部于 1984 年 3—6 月，组织 29 个省（自治区、直辖市）的卫生宣传教育部门，对 15 岁以上人口的吸烟情况进行了抽样调查，并于 1986 年印发了《关于全国五十万人吸烟情况抽样调查的报告》，对我国公民的吸烟率、男女吸烟比例、吸烟人群的职业及文化水平等因素进行了分析，提出了开展针对性的控烟宣传和限制性措施的建议。

1985 年 9 月，中央爱卫会、铁道部联合下发《关于禁止旅客在列车上随地吐痰乱扔脏物和在不吸烟车厢内吸烟的规定》。

1987 年 4 月，国务院颁布的《公共场所卫生管理条例》和 1991 年卫生部发布的《公共场所卫生管理条例实施细则》，规定了禁止吸烟的 13 类公共场所。1987 年 7 月，中央爱卫会、国家教委、卫生部、共青团中央、全国妇联联合发布《关于在儿童活动场所积极开展不吸烟活动的通知》；1991 年 3 月，全国爱卫会、卫生部、中国吸烟与健康协会等 11 个部门与社会组织联合印发《关于在公共场所和公共交通工具上深入开展不吸烟活动的通知》；6月，第七届全国人大常委会第二十次会议通过的《中华人民共和国烟草专卖法》，规定禁止或者限制在公共交通工具和公共场所吸烟，劝阻青少年吸烟，禁止中小学生吸烟，并对烟草包装和烟草广告做了限制规定；9月，第七届全国人大常委会第二十一次会议通过的《中华人民共和国未成年人保护法》，规定不得在未成年人集中活动的场所吸烟。

1993年2月，全国爱卫会、卫生部联合发出《关于开展"卫生部门包括卫生工作者反对吸烟"活动的通知》；同年3月，中国民用航空局发布《关于在国际航线旅客班机上逐步实行禁止吸烟的通知》。1994年4月21日，全国爱卫会、卫生部、广播电影电视部、新闻出版署联合发出《关于开展"大众传播媒介宣传反对吸烟"活动的通知》；同年10月27日，全国人大常委会通过《中华人民共和国广告法》，对烟草广告发布做了限制性规定。1995年，国家工商行政管理总局颁布《烟草广告管理暂行办法》；1996年3月28日，全国爱卫会、卫生部、文化部、广电部、国家体委联合发出《关于开展无烟草文体活动的通知》。1997年，全国爱卫会、卫生部、铁道部、交通部、建设部、民航总局联合颁布《关于在公共交通工具及其等候室禁止吸烟的规定》。同年，中国民用航空总局发布《民用机场和民用航空器内禁止吸烟的规定》。

1987年世界卫生组织作出决议，将1988年4月7日，定为第一个世界无烟日。中央爱卫会、卫生部联合发出了《关于围绕"世界无烟日"积极开展劝阻吸烟活动的通知》。

第一个世界无烟日，我国各地掀起了声势浩大的宣传教育活动，许多城市出现了停售烟草和倡导烟民不吸烟的一致行动。各地采取多种形式加强群众性控烟健康教育，涌现出一大批无吸烟学校、无吸烟单位和无吸烟家庭。从1989年起，世界无烟日定为每年国际儿童节的前一天，即5月31日，以提醒人们注意烟草对儿童的伤害。1999年5月31日，卫生部、全国爱卫会召开世界无烟日座谈会。每年的5月31日，围绕当年世界无烟日主题，我国各地都利用多种形式，开展广泛的控烟宣传活动。

为倡导控烟，领导干部、医务工作者纷纷做出表率。1997年5月31日，中央国家机关百名部级领导干部签名发出"戒烟倡议书"。同年8月24—26日，第十届世界烟草与健康大会在北京召开，江泽民同志出席了大会并讲话。

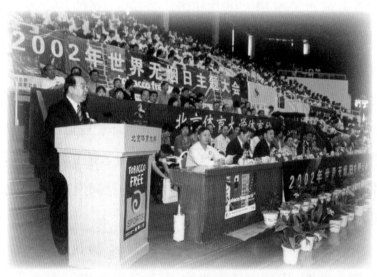

2002年，卫生部、全国爱卫会、国家体育总局和北京市爱卫会
联合在北京体育大学举办"无烟体育"世界无烟日主题大会

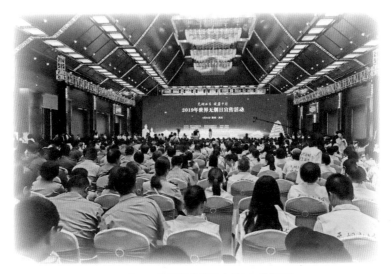

2019 年，世界无烟日主题宣传活动

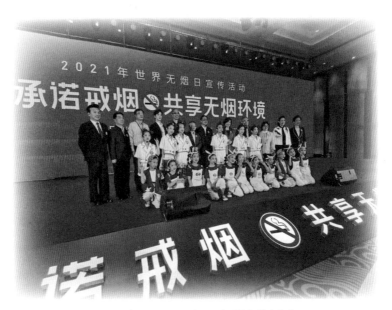

2021 年，世界无烟日主题宣传活动

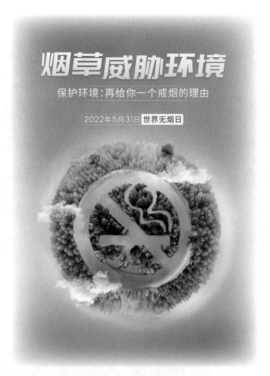

2005 年 12 月，全国人大常委会副委员长韩启德与协和医科大学校长刘德培、华中科技大学校长李培根等 23 名高校校长联合发出"远离烟草，引领健康"的倡议。北京医院院长林嘉滨、北京协和医院院长刘谦、中国人民解放军总医院院长秦银河等 18 名医院院长也联合向全国医务工作者发出"白衣战士控烟表率"的倡议。

（二）《烟草控制框架公约》在我国生效

世界卫生组织从 1999 年着手制订《烟草控制框架公约》。2000—2003 年，经国务院批准，由国家发展改革委、卫生部、外交部等 12 个部（委、局）组成的政府间谈判机构，支持并参与了《烟草控制框架公约》的谈判和制定。2002 年，卫生部成立国家控烟办公室，为烟草危害控制全国业务技术指导中心，挂靠在中国疾病预防控制中心慢病中心。2003 年 5 月，第 56 届世界卫生大会一致通过了《烟草控制框架公约》。我国于 2003 年 11 月 10 日签署了《烟草控制框架公约》。2005 年 8 月 28 日，第十届全国人大常委会第十七次会议正式批准《烟草控制框架公约》，成为第 89 个批准《烟草控制框架公约》的国家。

2006 年 1 月 9 日，《烟草控制框架公约》在我国生效。为了积极有效履行《烟草控制框架公约》，2007 年 1 月，在原政府间谈判机构的基础上，国务院批准成立了由国家发展改革委、卫生部、外交部、工商总局、烟草专卖局等 8 个部（委、局）组成的中国履约部际协调机制，负责中国控烟与履约工作。

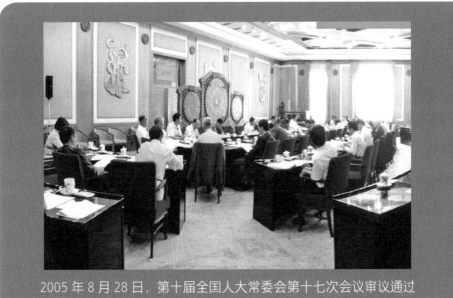

2005 年 8 月 28 日，第十届全国人大常委会第十七次会议审议通过世界卫生组织《烟草控制框架公约》

（三）履约进程

《烟草控制框架公约》生效前后，我国政府加快了控烟履约的步伐。2003 年 2 月，卫生部、国家工商总局联合印发了《全国无烟广告城市认定实施办法》；2008 年 10 月，新修订的《中华人民共和国消防法》规定不得在有火灾危险的场所吸烟；2007 年 11 月，国家烟草专卖局、国家质量监督检验检疫总局发布了《中华人民共和国境内销售卷烟包装标识的规定》，2009 年 1 月开始实施。

2009 年 5 月，卫生部、国家中医药管理局、总后勤部卫生部等联合发布《关于 2011 年起全国医疗卫生系统全面禁烟的决定》，要求 2011 年底医疗卫生系统全面禁烟，并积极展开创建活动；2010 年 6 月，教育部办公厅、卫生部办公厅联合发布《关于进一步加强学校控烟工作的意见》；2011 年 3 月，卫生部重新修订的《公共场所卫生管理条例实施细则》明确室内公共场所禁止吸烟，并对公共场所吸烟标识的设定、公共场所经营者开展吸烟宣传、劝阻吸烟做了规定。

2011 年 3 月，《中华人民共和国国民经济和社会发展第十二个五年规划纲要》明确提出"全面推行公共场所禁烟"；2011 年 2 月 12 日，国家广电总局办公厅发布《关于严格控制电影、电视剧中吸烟镜头的通知》；同年，中央文明委发布《全国文明城市测评体系（2011 年版）》规定：所有室内公共场所和工作场所全面控烟，并有明显的禁烟标识。

2012 年 5 月 8 日，卫生部等 15 个部门联合印发《中国慢性病防治工作规划（2012—2015 年）》。2012 年 10 月，国务院印发《卫生事业发展"十二五"规划》，明确提出"要加强控烟宣传，建立免费戒烟热线，全面推行公共场所禁烟，积极创建无烟医疗卫生机构、无烟学校、无烟单位、建立完整的烟草流行监测体系，认真履行《烟草控制框架公约》。到 2015 年，15 岁及以上人群吸烟率在 2010 年基础上下降 2~3 个百分点。"同年 12 月，为进一步推动我国烟草控制工作，工业和信息化部、卫生部、外交部、财政部、海关总署、工商总局、国家质检总局、烟草局等 8 个部门印发了《中国烟草控制规划（2012—2015 年）》。

2013 年 12 月，中共中央办公厅、国务院办公厅下发《关于领导干部带头在公共场所禁烟有关事项的通知》，要求各级领导干部要充分认识带头在公共场所禁烟的重要意义，模范遵守公共场所禁烟规定，自觉维护党政机关和领导干部形象。北京、上海、湖南、河南、河北及重庆等省（直辖市）先后开展了无烟政府的创建活动。

2016 年 11 月 21 日，第九届全球健康促进大会在上海召开，在大会的市长论坛上发布的《健康城市上海共识》提出，建立无烟环境，通过立法保证室内公共场所和公共交通工具无烟，并在城市中禁止各种形式的烟草广告、促销和赞助。2016 年 12 月 30 日，中共中央、国务院审议通过的《"健康中国 2030"规划纲要》，进一步提出"到 2030 年，15 岁以上人群吸烟率降低到 20%"的控烟目标。

2018 年 3 月，在新一轮国务院机构改革方案中，《烟草控制框架公约》牵头履约领导小组的职能被划归给新组建的国家卫生健康委员会。

2019 年 4 月 23 日，经国务院主要领导同志同意，新增中央文明办、教育部、广电总局、体育总局、全国妇联为《烟草控制框架公约》履约工作部际协调领导小组成员单位，国家卫生健康委为组长单位，外交部、工业和信息化部为副组长单位，领导小组办公室设在国家卫生健康委规划司，具体工作由爱国卫生工作办公室承担。

2019 年 5 月 30 日，中国疾病预防控制中心发布了 2018 年中国成人烟草调查结果。调查结果显示，2018 年我国 15 岁及以上人群吸烟率为 26.6%，其中男性为 50.5%，女性为 2.1%，农村为 28.9%，城市为 25.1%。与既往的调查结果相比，吸烟率呈现下降趋势，但与实现《"健康中国 2030"规划纲要》的控烟目标——"到 2030 年，15 岁以上人群吸烟率降低到 20%"相比，仍有较大差距。二手烟暴露情况整体有所改善，调查结果显示，非吸烟者的二手烟暴露率为 68.1%；二手烟暴露最严重的室内公共场所为网吧（89.3%）、酒吧和夜总会（87.5%）、餐馆（73.3%）。

无烟立法是确保公众免受二手烟的重要措施。2019 年 7 月 9 日，健康中国行动推进委员会发布《健康中国行动（2019—2030 年）》，明确提出"到 2022 年和 2030 年，全面无烟立法保护的人口比例分别达到 30% 及以上和 80% 及以上"。《北京市控制吸烟条例》于 2015 年 6 月 1 日开始实施，《上海公共场所禁烟条例》于 2010 年 3 月 1 日正式实施。

截至 2019 年 12 月，杭州、广州等 24 个城市立法（修法或新立法），实施了控制吸烟的地方性法规或政府规章，受到法律覆盖的人口比例不断提升。其中北京、深圳、上海等 11 个城市的控烟立法规定了室内公共场所、室内工作场所及公共交通工具全面禁烟，已基本达到《烟草控制框架公约》的要求。

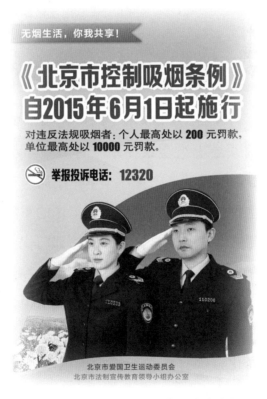

《北京市控制吸烟条例》实施宣传海报

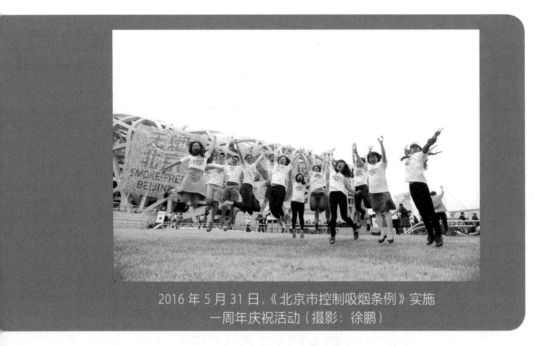

2016 年 5 月 31 日，《北京市控制吸烟条例》实施
一周年庆祝活动（摄影：徐鹏）

2020 年 9 月 9 日，2020 年《烟草控制框架公约》履约
工作部际协调领导小组会议在京举行。领导小组组长，国
家卫生健康委党组成员、副主任于学军出席。会议指出，要
深入贯彻习近平总书记关于卫生健康工作的重要指示批示精
神，认真落实健康中国战略，充分发挥部门优势，积极探索
符合中国国情的控烟模式和方法，切实提升控烟成效，提高
人民群众健康保障水平。会议强调，各成员单位要继续加强
沟通协作，从推进无烟环境建设、加强青少年控烟、完善电
子烟监管、强化控烟宣传教育、打击烟草非法贸易等方面
着手，扎实推动各项控烟工作落实落地，共同推动我国控烟
履约工作再上新台阶，为维护人民群众的生命健康作出更多
贡献。

2021 年 4 月 29 日，2021 年《烟草控制框架公约》履约工作部际协调领导小组会议在京召开，于学军出席会议并讲话。会议强调，控烟工作重点是减少存量、遏制增量、关注变量，今后一段时间要聚焦全面防控青少年、女性等重点人群吸烟，全力推进无烟党政机关、无烟学校等无烟环境建设，推动解决电子烟监管、税价联动等重点问题，采取针对性措施，推动各项任务落实，将控烟工作向纵深推进，助力健康中国建设。同时，要积极做好《烟草控制框架公约》第九届缔约方大会相关筹备和健康中国行动控烟行动监测考核等工作。领导小组各成员单位在会上交流发言。

（四）开展控烟活动

1. 无烟场所创建

无烟场所创建是无烟立法实施的前提及保障。根据 2020 年中国成人烟草监测结果，与 2010 年相比，公共场所二手烟暴露情况明显改善，在不同场所中看到有人吸烟的比例变化分别为：工作场所中由 60.6% 降至 39.6%；政府大楼中从 54.9% 下降至 22.5%；医疗机构中从 36.8% 下降至 16.7%；餐馆中从 87.6% 下降至 61.4%；公共交通工具中从 29.0% 下降至 11.6%。

自 2006 年起，卫生计生机构开始创建无烟医疗卫生机构。连续 5 年的第三方机构暗访以及新闻媒体的监督，使得全系统 4 万家以上机构的二手烟暴露得到了根本性的改变。2014 年，《国家卫生计生委办公厅关于进一步加强控烟履约工作的通知》印发，要求进一步加强无烟卫生计生机构的创建工作。2020 年 7 月 23 日，国家卫生健康委、国家中医药局联合印发《关于进一步加强无烟医疗卫生机构建设工作的通知》，要求医疗机构范围内禁止销售烟草制品，不得接受烟草赞助。

自 2013 年以来，各地党政机关积极落实中央办公厅、国务院办公厅《关于领导干部带头在公共场所禁烟有关事项的通知》要求，推动控烟工作，维护人民群众健康，充分体现了党中央、国务院对人民群众健康的高度重视，是我国政府坚持"以人为本"、控烟履约的重大举措，有力地推进了我国控烟履约进程，对提高全民健康水平产生重要而深远的影响。2019 年，《国务院关于实施健康中国行动的意见》明确提出"把各级党政机关建设成无烟机关"的目标，并要求 2022 年底基本实现。2020 年，国家卫生健康委、中央文明办、全国爱卫办联合印发《关于加强无烟党政机关建设的通知》，再次明确无烟党政机关室内区域全面禁止吸烟。截至 2022 年 5 月，全国省级及以上无烟党政机关建成率达 96.1%。

2014 年，教育部对全国各级各类学校禁烟工作进行部署，要求各地建立禁烟工作长效机制，广泛开展"无烟校园"创建活动。2019 年 10 月 29 日，国家卫生健康委、中央宣传部、教育部、市场监管总局、广电总局、国家烟草局、共青团中央、全国妇联等 8 部委联合印发《关于进一步加强青少年控烟工作的通知》。2020 年 11 月，国家卫生健康委、教育部印发《关于进一步加强无烟学校建设工作的通知》。学校开展全系统无烟环境的创建活动，幼儿园、中小学室内外全面禁烟，大学在教学区室内全面禁烟。中国控烟协会连续 3 年对全国 800 所高校进行暗访，结果显示大学吸烟情况得到明显改善。2020 年 11 月 17 日，国家卫生健康委、全国妇联、中国计生协联合印发《关于倡导无烟家庭建设的通知》。各地积极营造健康向上的育人环境和家庭氛围，培育青少年养成无烟健康行为习惯，保护青少年身心健康。

在无烟场所建设的基础上，无烟环境建设工作进一步拓展，2008 年北京举办奥运会，北京市引进无烟体育赛事理念，成功举办一届"无烟奥运"。之后，我国举办的各种国际赛事均为无烟赛事。

2. 控烟媒体宣传

2008 年 7 月，中国烟草控制大众传播活动正式启动。这是我国首次由政府主办、覆盖全国的控烟宣传媒体倡导与激励活动。中国疾病预防控制中心自 2009 年起，在元旦、春节等节日期间，持续开展"送烟＝送危害"宣传活动。各地陆续开展的"无烟两会""无烟婚礼""无烟马拉松"等活动，也在一定程度上改变着社会风气。国家卫生健康委每年 5 月 31 日之前，都会印发关于开展世界无烟日主题宣传活动的通知，号召全国各地利用多种形式，广泛开展控烟宣传活动，鼓励吸烟者戒烟，倡导无烟文化。

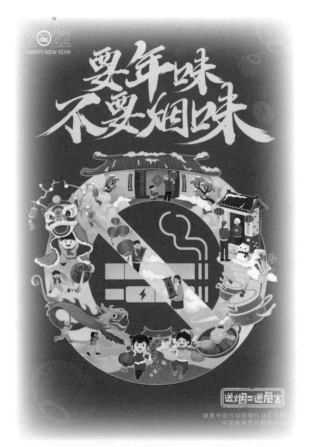

2022 年春节 "送烟 = 送危害" 控烟主题宣传海报

  2012 年，卫生部组织专家撰写了《中国吸烟危害健康报告》并正式发布，系统阐述了吸烟对健康的危害，对于提高公众的科学认知、推动控烟政策改变等工作发挥了重要作用。2020 年，由国家卫生健康委牵头，中日友好医院组织，中国工程院院士王辰为专家组组长，聘请控烟、慢性呼吸系统疾病、恶性肿瘤、心血管疾病、糖尿病、公共卫生等领域的权威专家组成专家委员会，在《中国吸烟危害健康报告》的基础上，修订完成了《中国吸烟危害健康报告 2020》，并在世界无烟日前正式发布。

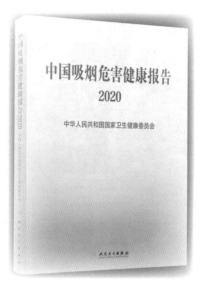

《中国吸烟危害健康报告 2020》

3. 戒烟竞赛

国际戒烟竞赛是一个旨在通过奖励来支持、鼓励人们戒烟的国际戒烟项目，是由多国合作并参与的一种具有低成本高效益的国际控烟活动，得到了全球的广泛关注。

1996 年，全国爱卫会、卫生部首次参加并组织了国际戒烟竞赛，有北京、天津、上海 3 个城市参加。1998 年 5 月，国际戒烟竞赛有天津、上海、洛阳、柳州、威海和濮阳等 6 个城市参加，有 3.8 万多名吸烟者参赛。此后，我国又连续参加了 2000—2006 年的 3 次戒烟大赛，我国共参加六届国际戒烟竞赛，参加戒烟人数也从 1996 年的 1.5 万人不断攀升。

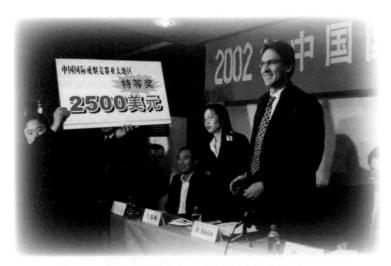

2002 年，中国国际戒烟竞赛颁奖仪式

　　2006 年，在中央补助地方烟草控制项目的支持下，戒烟竞赛活动覆盖到全国 31 个省（自治区、直辖市），参赛人数近 10 万，是历年来规模和影响最大的一次。戒烟竞赛在全国范围开展，并创造了多项第一：《烟草控制框架公约》在中国生效的第一年；国家财政第一次投入经费支持中西部 24 省份开展戒烟竞赛活动；第一次发起了疾控人员的戒烟竞赛；从开始宣传报名到一月随访的结束共有 50 余家中央和地方媒体对戒烟竞赛给予跟踪报道，在全国形成了广泛深入的影响。2008 年，中国独立组织戒烟大赛，更名为"中国戒烟大赛"，为了更有效地预防戒烟者复吸，竞赛时间从原来的 1 个月延长到 6 个月，努力营造全社会控烟的氛围。2021 年，为了鼓励引导吸烟者主动戒烟，进一步宣传推广戒烟服务，传播科学戒烟方法，在健康中国行动推进委员会控烟行动组的指导下，中国疾病预防控制中心举办了"戒烟

1+N"线上活动，呼吁大家带动身边烟民一起践行无烟健康生活方式。

4. 无烟草广告城市

1997 年，中国吸烟与健康协会在全国爱卫办的支持下发起全国无烟草广告城市活动。同年 2 月，卫生部、中国吸烟与健康协会向北京、杭州、濮阳、张家港、珠海等 5 个首批无烟草广告城市颁发奖牌；同年 6 月，向江阴、中山、汕头、惠州、韶关等 5 个城市颁发奖牌。2003 年 2 月 18 日，卫生部、国家工商总局联合印发《全国无烟草广告城市认定实施办法的通知》。2005 年 5 月，在卫生部、全国爱卫会联合举办的第十八个世界无烟日大会上，国家工商总局、卫生部命名河南濮阳等 14 个城市为"全国无烟草广告城市"。2007 年，浙江省杭州等 15 个城市再获"全国无烟草广告城市"称号。在创建全国无烟草广告城市的过程中，各地依法加大工作力度，如银川市政府 2005 年 9 月第 38 次常务会议审议通过了《银川市烟草广告管理暂行办法》，市级创建领导小组组织全市相关职能部门和辖区政府，分类分阶段对全市各类烟草广告开展了大规模的清理取缔行动。截至 21 世纪初期，全国共有 32 个城市获得"全国无烟草广告城市"称号。

1990 年，全国爱卫办在《国家卫生城市考核命名和监督管理办法》中要求，将"城市建成区无烟草广告"作为创建城市必须具备的 10 个条件之一。

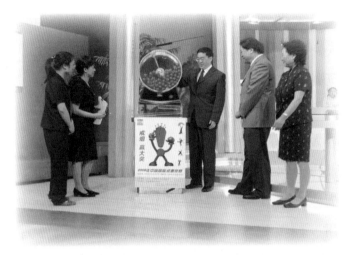

2006 年，中国国际戒烟大赛开奖

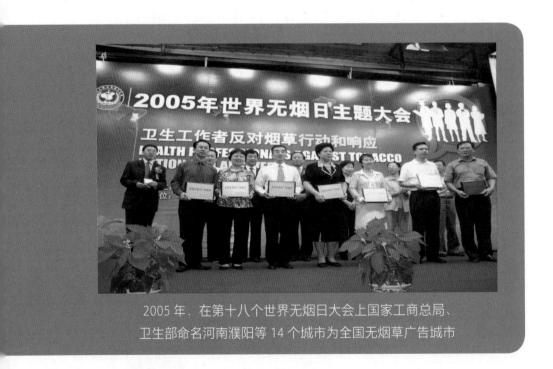

2005 年，在第十八个世界无烟日大会上国家工商总局、
卫生部命名河南濮阳等 14 个城市为全国无烟草广告城市

5. 戒烟服务

2008 年，卫生部、全国爱卫会印发《无烟医疗卫生机构标准（试行）》，要求无烟医疗机构必须配置戒烟医生和戒

烟咨询电话。2009年，我国引入世界卫生组织"简短戒烟干预技术"，将提供简短戒烟干预服务纳入无烟医疗卫生机构考核标准。2012年，将"积极提供戒烟服务"写入《中国烟草控制规划（2012—2015年）》。2014年，《国家卫生计生委办公厅关于进一步加强控烟履约工作的通知》印发，要求卫生计生机构在提供医疗卫生服务过程中，应当建立首诊询问吸烟史制度，将其纳入病历考核标准，为吸烟患者提供戒烟指导和服务。2014年起，中央补助地方项目每年在全国支持96家医院建设戒烟门诊，截至2016年12月，共支持256家医院开展戒烟门诊创建工作，完成了1.5万例戒烟者干预，特别在规范诊疗程序，戒烟门诊能力建设方面进展最为突出。

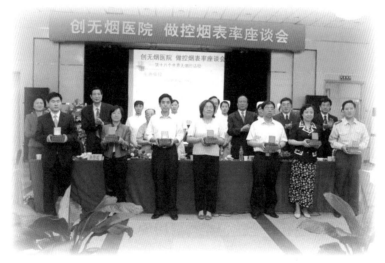

2005年无烟日前夕中国控烟协会在北京朝阳医院
召开"创无烟医院　做控烟表率"座谈会

6. 非政府组织作用

新探健康发展研究中心、中国控烟协会等开展了多种多样的控烟活动：政策倡导、媒体倡导、大众倡导、媒体宣传，采用法律手段，揭露烟草业的欺骗行为，抵制烟草广告、促销和赞助，通过能力建设，推动地方控烟法规的出台和出台后法规的实施。从 2007 年起，新探健康发展研究中心每年发布《中国控烟民间视角观察》，记录中国控烟的脚步。

中华中医药学会发起了中医药控烟倡议，组织开展系列控烟活动，实施 100% 无烟化全国计划，搭建无烟医院宣传平台等合作项目；参与制订《中国临床医生戒烟指南》中医药部分，扩大了中医药在公共卫生领域的服务范围。

《北京市控制吸烟条例》实施后，北京市控制吸烟协会陆续在全市组建了 10 000 余人的控烟志愿者队伍，参与全市控烟宣传、监督等活动。

第三节　健康促进与健康中国

进入 21 世纪以来，城乡基层卫生改革和新一轮深化医改为我国健康教育和健康促进的发展注入活力。国家积极出台政策，加大资金投入，大大提高了健康教育服务的可及性。2016 年，党中央、国务院召开全国卫生与健康大会。我国成功举办第九届全球健康促进大会，中国经验、中国主张得到世界卫生组织和全球多个国家的高度认可。健康促进和健康教育在建设健康中国新的历史时期有了新的机遇和挑战。

一、全面展开健康教育服务

2002 年 5 月，卫生部、国家计委、财政部、农业部等 7 部委联合下发《农村初级卫生保健发展纲要（2001—2005 年）》，将健康教育列为政府支持、农村医疗卫生机构与人员建设、基本医疗管理规范、疾病预防保健服务等 10 大项参考指标之中。

2003 年，卫生部、全国爱卫会、农业部等 7 部委联合制订下发了《全国九亿农民健康教育行动规划》及《全国亿万农民健康促进行动评价指标体系》，指导农村健康教育工作的实施。国务院副总理兼卫生部部长吴仪在全国卫生工作会议上把健康教育与健康促进定位为公共卫生体系七项职能之一，并强调各级卫生部门要把加强卫生宣传教育作为一项重要工作来抓，使之经常化、制度化。2005 年 1 月，教育部、卫生部、共青团中央联合下发《关于进一步加强和改进大学生心理健康教育的意见》；同月，卫生部首次制订并下发了《全国健康教育与健康促进工作规划纲要（2005—2010 年）》，成为我国健康教育与健康促进工作规范化发展的指导性规划。

2005 年，中央补助地方首次投入项目经费总额 1 200 万元，对中西部的 23 个省份和新疆生产建设兵团实施了以"健康生活，健康社区"为主题的健康教育与烟草控制项目，加强中西部地区健康教育与烟草控制能力建设，直接受益的城乡人口约 400 万人。项目实施地区共培训 7 964 人，覆盖了 1/3 以上的健康教育专业人员；中国批准《烟草控制框架公约》生效的当年，实施了省级《烟草控制框架公约》履约研讨及公众普法宣传，城乡健康教育试点社区居民的控烟知识知晓率平均提高近10个百分点。

2006年2月，《国务院关于发展城市社区卫生服务的指导意见》中明确指出，社区卫生服务的职能是"开展健康教育、预防、保健、康复、计划生育技术服务和一般常见病、多发病的诊疗服务"，将健康教育列为社区卫生服务六大职能之首。《中共中央 国务院关于深化医药卫生体制改革的意见》，把健康教育和健康促进明确列为公共卫生服务体系建设的重要组成部分。同年，卫生部下发了《〈全国健康教育与健康促进工作规划纲要（2005—2010年）〉督导评估方案》，并开展了中期督导评估工作。

2007年5月，国务院在批转《卫生事业发展"十一五"规划纲要》中，提出要加强全民健康教育，积极倡导健康生活方式。2012年，"居民健康素养水平"指标被纳入《国家基本公共服务体系建设"十二五"规划》和《卫生事业发展"十二五"规划》，成为一项衡量国家基本公共服务水平和人民群众健康水平的重要指标。

2009年，中央做出深化医药卫生体制改革的重大决策。卫生部等先后印发了《国家基本公共卫生服务规范（2011年版）》《基本公共卫生服务项目绩效考核指导意见》《创建示范社区卫生服务中心活动指导方案》《社区卫生服务机构绩效考核办法（试行）》《全国健康教育专业机构工作规范》《健康教育专业机构绩效考核办法（试行）》等一系列政策文件。

基本公共卫生服务项目与人民群众的生活和健康息息相关，覆盖我国 13 亿多人口，健康教育是其中的基础性项目。《国家基本公共卫生服务规范（2011 年版）》中明确了"健康教育服务规范"的五项任务和七项内容。健康教育服务包括提供健康教育资料、设置健康教育宣传栏、开展公众健康咨询活动、举办健康知识讲座、开展个体化健康教育。国家基本公共卫生服务经费按全国人口数安排，2009 年人均 15 元，2011 年提高到人均 25 元，2014 年提高到人均 40 元，2015 年提高到人均 45 元，2020 年达到人均 74 元。其中人均 3 元多用于健康教育服务。

在一系列卫生改革政策的指引下，全国各地健康促进与教育实践精彩纷呈，涌现出河南省新县健康促进县建设、广东省农民健康促进行动、杭州市健康城市建设、健康北京人——全民健康促进十年行动、山东省预防高血压项目、青岛市健康教育示范基地建设、江苏省健康促进学校建设等一批优秀实践。从跨部门行动到健康促进场所，从慢性病健康管理策略到卫生应急，多角度、多层面的健康促进实践，代表了我国的健康促进与健康教育取得的成效。

2008 年北京市政府启动了"健康奥运，健康北京"全民健康活动，该活动包括三大部分，19 项行动任务。2007 年 4 月 27 日，在北京市东城区菖蒲河公园东苑戏楼，举办了"健康奥运，健康北京"全民健康活动启动仪式。为保证"健康奥运，健康北京"全民健康活动顺利实施，市卫生局、市疾控中心成立了活动办公室并集中办公，负责对19项行动任务的具体落实。2007年4月—2008年12月，活动办公室与北京电视台共联合制作健康公益广告50集，每天120次反复播出。设计制作525毫升控油壶和2克限盐勺，通过全市街道乡镇向北京市650万居民家庭免费发放，通过"健康奥运，健康北京"栏目进行报道，并请专家进行访谈，向老百姓讲述控盐的知识和技能。组织编印《首都市民预防传染病手册》和《首都市民健康膳食指导》，同时通过邮局向市民家庭免费发放。创建105所健康促进学校，在北京龙潭公园举办由市政府主要领导参加的"健康奥运，健康北京"大型游园会。全面开展无烟医院、无烟出租车、无烟餐馆、健康促进示范村等建设活动，倡导无烟文化，养成良好生活方式。活动结束后，受到社会各界的广泛好评，项目执行过程中的许多生活方式干预措施和工作模式，为全国健康教育与健康促进工作树立了典范。

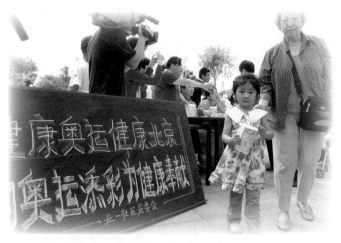

2006—2008年，北京市开展"健康奥运，健康北京"
全民健康活动，市民领取控油壶

为表彰宁夏回族自治区健康教育所所长王德臣长期在健康促进研究与实践以及控烟工作中作出的重要贡献，2011 年 5 月 19 日在瑞士日内瓦举行的第 64 届世界卫生大会全体会议上，授予王德臣 2011 年"科威特国健康促进研究奖"。

二、提高全民健康素养

健康素质是公民素质的重要组成部分，提高人口健康素质，必须从提高出生人口素质、提高全民健康素养、建立以预防为主的公共卫生体系三方面着手。健康素养是指个体具有获取、理解和处理基本的健康信息和服务，并运用这些信息和服务做出正确判断和决定，维持和促进健康的能力。提高公民健康素养水平是提高公民健康素质的前提条件之一。

我国健康教育工作者积极引入国际健康素养概念，结合实际研制出我国居民健康素养评价指标体系。2008 年 1 月，卫生部第 3 号公告发布《中国公民健康素养——基本知识与技能（试行）》（简称"《公告》"，又称"健康素养 66 条"），其内容包含基本知识和理念 25 条，健康生活方式与行为 34 条，基本技能 7 条等 3 个部分。这是我国健康教育领域发布的第一个政府公告，也是世界上第一份界定公民健康素养的政府文件。《公告》明确了今后开展公民健康素养、健康教育工作的重点内容，提供了一个全新的切入点，改变了以往以疾病防控为重点的传播模式，对全面提高我国公民健康素养水平具有重要意义。健康教育与健康促进工作效果的评价是一个世界性难题，

《公告》使健康教育与健康促进工作由虚变实，提供了客观评价的依据。

在全民"健康素养66条"的基础上，中国健康促进与教育协会组织妇儿、营养及健康教育专家编制了"母婴健康素养基本知识与技能（55条）"。2012年1月，卫生部办公厅印发《母婴健康素养基本知识与技能试行的通知》。2013年9月，环境保护部发布《中国公民环境与健康素养（试行）》。教育部采纳"健康素养66条"的核心信息编制国家健康教育教学大纲；中国老年保健协会编制"健康老人99条"等。

2008年9月，卫生部制订了《中国公民健康素养促进行动工作方案（2008—2010年）》。方案要求：在全国建立卫生部门牵头、多部门合作、全社会参与的"健康素养促进行动"工作网络；"健康素养促进行动"工作网络专业人员培训率达到80%；针对中国公民健康素养公告的健康传播活动覆盖率以县为单位达到60%；建立公民健康素养监测、评价体系。随后，各省（自治区、直辖市）建立工作机制，加强能力建设，利用电视、报刊、广播、网络、小册子、宣传画、巡讲等传播手段，宣传普及"健康素养66条"。与此同时，卫生部出版了《中国公民健康素养——基本知识与技能（试行）释义》和《健康66条——中国公民健康素养读本》，还将后者翻译成了六种民族语言，包括蒙古文、藏文、维吾尔文、哈萨克文、朝鲜文、壮文这六种少数民族语言的文字材料，供民族地区使用。2015年，国家卫生计生委根据现阶段城乡居民主要健康问题、健康危险因素、健康需求、不良卫生习惯、卫生资源的供给与利用存在的问题，组织专家修订并重新印发了《中国公民健康素养——基本知识与技能（2015 年版）》。

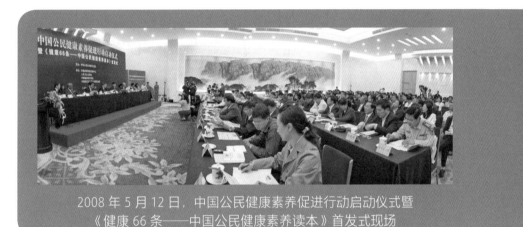

2008 年 5 月 12 日，中国公民健康素养促进行动启动仪式暨《健康 66 条——中国公民健康素养读本》首发式现场

从 2012 年起，卫生部和财政部联合建立由国家卫生计生委宣传司牵头实施的中央补助地方健康素养促进行动项目，该项目以普及健康素养基本知识和技能，提高居民自我防病意识和能力，提高居民健康素养水平为主要目标。2012 年项目经费为 2.38 亿元，2013 年增加到 2.44 亿元，2014 年增加到 2.59 亿元，2015 年继续保持 2.59 亿元。项目主要在中西部地区开展，部分工作覆盖全国。项目内容包括健康公益广告、健康巡讲；健康促进县（区）建设（2014 年新增子项目）、12320 热线戒烟咨询服务（2014 年新增子项目）、创建无烟医疗卫生机构（2013 年起调整为创建健康促进医院）、健康素养和烟草流行监测、重点领域和重点疾病健康教育等内容，其中重点领域和重点疾病健康教育包括

艾滋病、结核病、麻风病、血吸虫病、包虫病（棘球蚴病）、碘缺乏病、氟中毒、砷中毒、职业病、口腔疾病、鼠疫防治等健康教育子项目。

2012 年，健康素养促进行动项目建立起来的全国居民健康素养监测系统，标志着健康素养评价工作从以往间隔性的横断面调查进入了长期、连续的系统监测时期。健康素养监测每年开展一次，由中国健康教育中心负责技术提导。监测结果显示，2021 年，中国城乡居民健康素养水平达到 25.40%，比 2012 年的 8.80% 提升了 16.6 个百分点。

2014 年 9 月，国家中医药管理局、国家卫生计生委共同启动了全国中医养生保健素养调查工作，以此为基础，从"十三五"起，开始持续监测中国公民中医药健康文化素养水平，每年开展一次调查。2020 年，中国公民中医药健康文化素养水平达到 20.69%，比 2014 年的 8.55% 提升了 12.14 个百分点。

2014 年，国家卫生计生委制订下发了《全民健康素养促进行动规划（2014—2020 年）》。规划提出，到 2020 年，全国居民健康素养水平提高到 20%；东、中、西部地区居民健康素养水平分别提高到 24%、20% 和 16%；全国具备科学健康观的人口比例达到 50%，居民基本医疗素养、慢性病防治素养、传染病防治素养水平分别提高到 15%、20% 和 25%；在全国建设健康促进县（区）600 个，健康促进医院、健康促进学校、健康促进机关、健康促进企业、健康社区各 1 400 个，健康家庭 60 000 个。《全民健康素养促进行动规划（2014—2020 年）》提出的重点任务包括大力开展健康素养宣传推广、启动健康促进县区、健康促进场所和健康家庭建设活动、全面推进控烟履约工作、健全健康素养监测系统。

2014年，国家卫生计生委启动了全国健康促进县（区）试点项目，运用健康促进策略统筹应对健康问题，通过县（区）平台，推动"将健康融入所有政策"贯彻落实，围绕建立健康促进工作机制、制定健康公共政策、建设健康促进场所、营造健康文化、改善健康环境、培育健康人群等六个方面开展工作，由中国健康教育中心负责技术指导。2014—2018年，为试点阶段；2018年开始，进入全面建设阶段。健康促进县（区）试点建设工作启动后，各地高度重视，取得了较显著的成效，主要表现在：建立了健康促进工作长效机制，在落实"将健康融入所有政策"方面开展了许多探索性工作；大力开展健康促进场所建设，打造有利于人们健康的工作、学习和生活环境；大幅提升人群健康素养水平，试点地区人群健康素养水平显著高于所在省份的平均水平，群众的健康积极性得到有效激发。截至2020年末，全国分四批共有261个县（区）通过国家级健康促进县区技术评估，361个县（区）通过省级健康促进县区技术评估，通过国家级或省级技术评估的县（区）占到全国县区总数的21.82%，达到了"十三五"规划提出的目标值。同时，累计建设健康社区6 203个、健康村9 143个、健康家庭165.93万个，分别占社区、村、家庭总数的43.13%、25.54%、5.56%。累计建设健康促进学校9 237个、健康促进医院3 862个、健康促进机关9 096个、健康促进企业2 151个，累计建设健康步道

2 713 个、健康主题公园 1 016 个。

三、实现健康与可持续发展

健康和经济社会可持续发展相互影响、相互依赖。健康是实现可持续发展的先决条件、成果和指标；良好的健康能够提高生命质量，增强学习能力，改善劳动生产力，促进家庭幸福和社会和谐。经济社会可持续发展又是维护和促进健康的基础和保障。在可持续发展的 17 个目标中，除目标 3 特指健康外，其他 16 个可持续发展的目标都关乎健康的社会、经济和环境决定因素。

2016 年 10 月 25 日，中共中央、国务院发布《"健康中国 2030"规划纲要》，提出新时期健康教育与健康促进的任务和要求。其中"主要健康危险因素得到有效控制"列为健康中国建设的重要目标；提出到 2030 年，"全民健康素养大幅提高，健康生活方式得到全面普及，有利于健康的生产生活环境基本形成"。居民健康素养水平、国民体质达标率、经常参加体育锻炼人数以及空气和水质量指标被列入健康中国建设主要指标；"普及健康生活"和"建设健康环境"被列入健康中国 5 大建设任务中。

2016 年 11 月，国家卫生计生委、中宣部、教育部、财政部、环境保护部、工商总局、新闻出版广电总局、体育总局、中医药局、中国科协等 10 部委联合下发了《关于加强健康促进与教育工作的指导意见》，提出"牢固树立新发展理念，认真落实党中央、国务院决策部署，坚持'以基层为重点，以改革创新为动力，预防为主，中西医并重，把健康融入所有政策，人民共建共享'的卫生与健康工作方针，以满足人民群众健康需求为导向，以提高人群健康素养水平为抓手，以健康促进与教育体系建设为支撑，着力创造健康支持性环境，倡导健康生活方式，努力实现以治病为中心向以健康为中心的转变，促进全民健康和健康公平，推进健康中国建设。"

2016 年 11 月 21—24 日，由国家卫生计生委和世界卫生组织共同主办的第九届全球健康促进大会在中国上海举行，大会主题为"可持续发展目标中的健康促进"。共有 131 个国家、19 个国际组织的 1 260 多位嘉宾参会，其中包括 81 位部长级代表和 123 名市长。国务院总理李克强、副总理刘延东，世界卫生组织总干事陈冯富珍女士出席并致辞，联合国秘书长潘基文发来视频致辞。李克强和刘延东介绍了我国卫生与健康工作取得的成绩和工作部署，国家卫生计生委主任李斌围绕健康中国作主旨发言。大会包括 6 个主论坛、30 个分论坛，健康城市市长论坛、中国国家日（11 月 23 日）和对上海 16 个区的现场考察活动，紧密围绕大会主题和健康城市、部门协作、社会动员和健康素养等 4 项议题展开。发展改革委等部委、30 多个省、市、县区领导以及相关专家、非政府组织代表作专题发言。大会还向全球呈现了健康中国、深化医改、健康素养促进、爱国卫生运动、传染病和慢性病预防控制、中医药、卫生应急等方面 27 个中国健康促进优秀实践案例。大会发表《上海宣言》，呼吁在所有可持续发展目标中促进健康和福祉，为全球健康治理规划新方案。

2017 年 1 月，国家卫生计生委发布《"十三五"全国健康促进与教育工作规划》，标志着我国健康促进与健康教育进入了新的发展阶段。"十三五"全国健康促进与教育工作主要目标是，到 2020 年全国居民健康素养水平达到 20%，进一步完善健康促进与教育工作体系，"把健康融入所有政策"策略得到有效实施，健康促进县（区）、学校、机关、企业、医院和健康家庭等建设活动要取得明显成效，初步形成有利于健康的生产生活环境。健康促进与健康教育持续为《"健康中国 2030"规划纲要》的实现和医药卫生事业的发展增添新的动力。

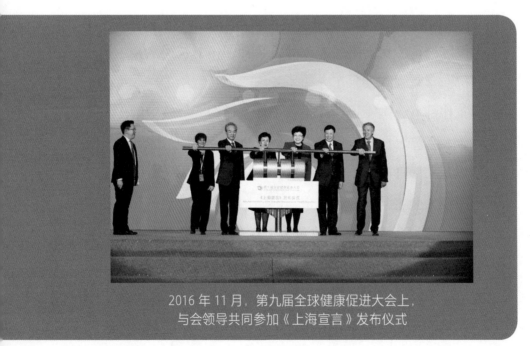

2016 年 11 月，第九届全球健康促进大会上，
与会领导共同参加《上海宣言》发布仪式

2018 年 10 月 17 日，国家卫生健康委、发展改革委、财

政部、医疗保障局、国务院扶贫办联合印发《健康扶贫三年攻坚行动实施方案》；2018年10月19日，国家卫生健康委办公厅、国务院扶贫办综合司印发《贫困地区健康促进三年攻坚行动方案》，提出通过实施健康教育进乡村行动、健康教育进家庭行动、健康教育进学校行动、健康教育阵地建设行动、基层健康教育骨干培养行动等五个重点行动，实现到2020年我国贫困地区居民健康教育全覆盖，省、市、县各级建成健康教育骨干队伍并实现培训全覆盖。

2019年6月24日，《国务院关于实施健康中国行动的意见》（国发〔2019〕13号）印发，明确了三个方面共15个专项行动。一是从健康知识普及、合理膳食、全民健身、控烟、心理健康等方面综合施策，全方位干预健康影响因素；二是关注妇幼、中小学生、劳动者、老年人等重点人群，维护全生命周期健康；三是针对心脑血管疾病、癌症、慢性呼吸系统疾病、糖尿病四类慢性病以及传染病、地方病，加强重大疾病防控。通过政府、社会、家庭、个人的共同努力，努力使群众不生病、少生病，提高生活质量。《国务院关于实施健康中国行动的意见》强调，国家层面成立健康中国行动推进委员会，制订印发《健康中国行动（2019—2030年）》，细化上述15个专项行动的目标、指标、任务和职责分工，统筹指导各地区各相关部门加强协作，研究疾病的综合防治策略，做好监测考核。2019年6月24日，《国务院办公厅关于印发健康中国行动组织实施和考核方案的通知》正式下发。健康中国行动的一系列文件均把健康促进与健康教育放在突出重要位置，如《健康中国行动

（2019—2030 年)》把"建立健全健康教育体系"写入指导思想，把"普及健康知识"列为基本路径之一，将全民健康素养水平大幅提升列为行动总目标，在 15 个专项行动中，专门设置健康知识普及行动，在其他 14 个专项行动中，均把普及健康知识、养成健康行为作为重要内容。

2019 年 7 月 9 日，健康中国行动推进委员会成立，国务院副总理孙春兰任主任。健康中国行动推进委员会负责统筹推进《健康中国行动（2019—2030 年)》组织实施、监测和考核相关工作。按年度研究部署行动推进的重点任务，并协调推动各地区各相关部门工作落实。根据疾病谱变化及医学进步等情况，研究对健康教育和重大疾病的预防、治疗、康复、健康促进等提出指导性意见，并适时调整指标、行动内容。完成党中央、国务院交办的其他事项。健康中国行动推进委员会办公室设在卫生健康委，承担健康中国行动推进委员会的日常工作，做好与爱国卫生有关工作的衔接。健康中国行动推进委员会设立专家咨询委员会，为实施健康中国行动提供专业技术支持。2019 年 7 月 9 日发布的《健康中国行动（2019—2030 年)》，作为推进健康中国建设规划的"施工图"，明确了各项行动的具体目标、指标、任务和职责分工。2019 年 7 月 16 日—31 日，健康中国行动推进办组织召开系列新闻发布会，具体解读健康中国 15 个专项行动的目标、指标和重点行动内容。

2019 年 9 月 24 日，按照《国务院办公厅关于印发健康中国行动组织实施和考核方案的通知》（国办发〔2019〕32 号）要求，健康中国行动推进委员会设立 15 个专项行动工作组，负责各专项行动的具体实施和监测工作。具体任务是：研究制订专项行动实施方案，确定专项行动年度工作重点并协调落实；建立专项行动专家组；开展调查研究，对专项行动实施提出指导性意见，研究提出对专项行动目标指标和行动任务作适当调整的意见建议；建立专项行动年度监测机制，组织开展监测评估；制订专项行动宣传工作方案，做好宣传解读和典型引导工作；指导、协调地区专项行动的实施工作；完成健康中国行动推进委员会交办的其他事项。此外，明确各专项行动工作组的牵头部门负责同志任组长，并确定了 15 个行动组的组长、副组长及成员单位，保障各项行动的顺利实施。

2019 年 12 月 28 日，《中华人民共和国基本医疗卫生与健康促进法》经第十三届全国人民代表大会常务委员会第十五次会议审议通过，2020 年 6 月 1 日起施行。该法是我国卫生健康领域的第一部基础性、综合性法律，对完善基本医疗卫生与健康促进法治体系，引领和推动卫生健康事业改革发展，加快推进健康中国建设，保障公民享有基本医疗卫生服务，提升全民健康水平，具有十分重大的意义。该法第四条第二款提出，国家建立健康教育制度，保障公民获得健康教育的权利，提高公民的健康素养。该法第六章专章明确了健康促进工作任务要求。

2020 年 2 月 19 日，健康中国行动推进办组建国家健康科普专家库，并公布了首批入库的 1 061 名专家名单，有力推进健康知识普及行动，充分发挥专家的技术支持作用，为人民群众提供科学的健康科普知识。2020 年 10 月 21 日，在全国抗击新冠肺炎疫情取得重大战略成果、健康中国行动有序推进的大背景下，健康中国行动推进办组织实施健康形象大使设立和健康达人评选活动，充分发挥社会公众人物的倡导引领作用，以及身边人的健康示范作用，鼓励个人和家庭积极参与健康中国行动，动员全社会参与，落实个人健康责任，倡导文明健康、绿色环保的生活方式，开展健康知识普及，树立良好饮食风尚，推广文明健康生活习惯。

2021 年 1 月 9 日，全国爱卫会、中央文明委、健康中国行动推进委员会联合开展倡导文明健康绿色环保生活方式活动，活动主要内容为：一是讲文明。树立文明卫生意识，养成良好卫生习惯，倡导餐桌文明，推广分餐公筷；二是铸健康。培养自主自律的健康生活方式，合理膳食，适量运动，戒烟限酒，心理平衡；三是守绿色。动员群众尊重自然、顺应自然、保护自然，倡导低碳、循环、可持续的生产生活方式，自觉践行绿色生活；四是重环保。推行垃圾分类，绿色低碳出行。切实增强节约意识、环保意识和生态意识。

2021 年 3 月 18 日，为贯彻落实《"健康中国 2030"规划纲要》《国务院关于实施健康中国行动的意见》《国务院办公厅关于印发健康中国行动组织实施和考核方案的通知》和《健康中国行动（2019—2030 年）》，确保健康中国行动推进实施，健康中国行动推进委员会研究制订了《健康中国行动 2019—2020 年试考核实施方案》，开始对各地健康中国建设及健康中国行动的落实情况进行督导评估。考核结果显示：各地坚持以习近平新时代中国特色社会主义思想为指导，认真贯彻落实党中央、国务院决策部署，树立"大卫生、大健康"的理念，围绕建设健康中国的目标，完善政策、调度、宣传、监测、考核等机制，搭建工作平台，组织开展 15 个专项行动，稳步推进落实各项重点任务，党委领导、政府主导、部门协同、全社会参与的模式基本形成，从中央到地方、跨部门宽领域的工作网络基本搭建，推进健康中国行动实施取得良好开局，各方面工作取得了显著成效。在可获得的 23 个试考核指标中，6 个指标已经达到《"健康中国 2030"规划纲要》2030 年的目标值，12 个指标已经达到 2022 年的目标值。

2021 年 5 月 10 日，孙春兰副总理在省部级干部全面推进健康中国建设专题研讨班座谈会上强调，推动卫生健康事业高质量发展，把人民健康福祉提高到新水平。要深入学习贯彻习近平总书记关于健康中国建设的重要论述，落实党中央、国务院决策部署，牢固树立大卫生大健康理念，坚持以人民健康为中心的发展思想，坚持医疗卫生事业公益性，坚持深化"三医"联动改革，从以治病为中心转向以人民健康为中心，不断增强人民群众获得感幸福感安全感。

第五章

卫生城镇创建

卫生城镇创建活动始于 1989 年，是全国爱卫会为贯彻落实《国务院关于加强爱国卫生工作的决定》、改善城镇卫生面貌、提高人民群众卫生意识和健康水平，按照自愿原则在全国范围内开展的一项活动。卫生城镇创建工作从无到有，从小到大，从开展一般性城镇卫生治理，逐步向城乡环境卫生综合整治发展。卫生城镇创建的过程，是落实党和政府执政为民、生态发展的过程，是提升城镇综合管理水平、预防控制疾病、提高居民健康素养和城镇环境综合管理水平的过程。大量的成功经验证明，国家卫生城镇创建活动是行之有效的社会环境综合治理的"大处方"，开创了新时期爱国卫生运动的新局面。

第一节　创建活动的起源

随着改革开放进程不断加快，与经济快速发展形成鲜明对比的是城市环境卫生状况的发展落后。垃圾围城、污水横流的现象在很多地方存在，卫生基础设施也滞后于城市发展和群众生活需要。针对这种情况，1988 年 11 月召开的全国爱卫会第八次委员会扩大会议明确提出，开展卫生评比竞赛活动，集中力量治理一些突出的卫生问题。1989 年，全国爱卫会决定在全国组织开展卫生创建活动，有效地改善城乡环境卫生面貌，提升群众文明卫生素质，进一步提高人民群众的健康水平。

一、早期卫生创建活动

中华人民共和国成立初期开展的爱国卫生运动，对改变城镇卫生落后状况、预防传染病，起到了十分重要的作用，为卫生创建活动提供了丰富的理论借鉴，为城镇卫生管理积累了宝贵经验。从 20 世纪 50 年代开始，通过开展爱国卫生运动，全国先后涌现了杭州市小营巷、广东省水东镇、江苏省浒浦镇、上海市南翔镇等一批卫生先进城镇，各地通过组织群众参与除四害、"两管五改"、治理污水沟、建设卫生设施和卫生评比竞赛等爱国卫生运动，改善了生活环境，普及了科学卫生知识，破除了封建迷信，逐步形成"讲卫生、爱清洁"的社会氛围。

1960 年 3 月，中央爱卫会在广东省佛山市召开全国城市爱国卫生运动现场会议，授予佛山市"全国卫生红旗城市"称号，作为卫生城市的雏形，对于"移风易俗、改造家园"发挥了重要的作用。

1981 年 2 月，中央爱卫会和全国总工会、中国文联等单位联合发出倡议，开展"五讲四美"文明礼貌活动。随后，中央宣传部、教育部、卫生部等 5 个部门，联合发出了关于支持这一倡议活动的通知，并正式提出在开展"五讲四美"文明礼貌活动中，要大力开展爱国卫生宣传，把讲卫生、防疾病和搞好环境结合起来，要搞好城乡卫生，有计划地进行城镇卫生基本建设，将爱国卫生运动列为社会主义精神文明建设的一项重要内容。

1982年2月，中共中央书记处批准了中央宣传部、中央爱卫会等16个单位的建议，做出了每年3月为"全民文明礼貌月"活动的决定，以清洁卫生为突破口，狠抓治脏，改造环境，初步实现了治标与治本相结合、宣传教育与法治相结合的社会卫生管理模式，涌现出一大批卫生单位、村、街和军营等先进典型。

1983年12月，《国务院批转中央爱国卫生运动委员会第六次委员会扩大会议纪要的通知》提出，要大力开展创建文明卫生街、村、单位和军营的活动。"七五"计划期间文明卫生街、村的普及率，大中城市、开放游览地区要达到70%以上，小城镇争取达到50%以上，农村争取达到30%以上。随后，全国各地对文明卫生单位创建工作的重视程度不断提高，通过建设文明卫生单位活动，把单项的卫生治理活动引向了综合治理的轨道，文明卫生单位创建活动成效初显。随后，中央爱卫会相继出台并完善了卫生先进单位等一系列创建标准，组织开展检查和考核评比。

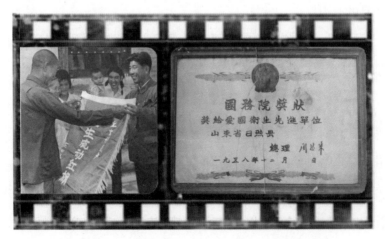

1958年，国务院为卫生先进单位颁发锦旗、奖状

　　截至 1984 年底，全国涌现大量的文明卫生单位，成为城市卫生状况明显好转的标志。据北京、天津、上海、黑龙江、山西等 10 个省（自治区、直辖市）的统计，已命名的文明卫生村、镇、街、巷和单位约 3.1 万个。山西省晋城市有 80% 的单位建成了文明卫生单位，有 270 多个村庄被评为文明卫生村。山西省有三分之一的市、县、镇成为卫生红旗城镇或卫生先进城镇。河北省开展 12 个城市和 137 个县城的卫生竞赛，取得了明显的效果。苏州、三明、沙市、赤峰、大连、丹东、吉林、安阳等一大批城市的卫生面貌也都发生了明显的变化。全军各部队的卫生状况也有了更大的改观，讲卫生、除四害活动齐头并进，收效显著。

　　1984 年 12 月 10—13 日，中央爱卫会在广东省中山市雍陌乡召开全国爱国卫生运动工作经验交流会。会议提出，各地要高标准、大面积创建文明卫生单位，要制订创建规划，把创建活动扎扎实实开展起来。要坚持质量，成熟一个，命名一个。不要追求数量，更不要浮夸、搞形式主义。在坚持高标准的前提下，从一个单位，一个街、巷、村、镇的创建，向一个县、几个县的方向发展，向一个地区、几个地区的方向发展，努力开创爱国卫生运动的新局面。

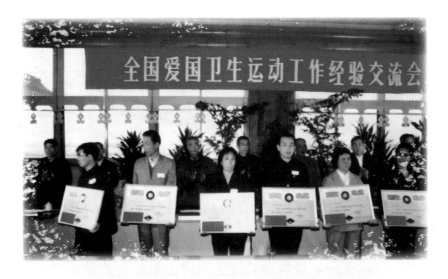

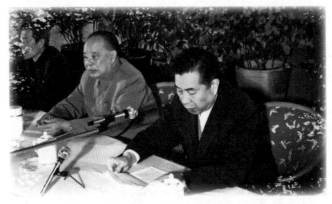

1984 年，召开全国爱国卫生运动工作经验交流会

    1985 年 5 月 9 日，中央爱卫会在湖北省长沙市召开全国中小城市文明卫生建设经验交流会议。沙市、丹东、常州、三明等 11 个城市介绍了经验。

    1985 年 12 月 20 日，中央爱卫会召开第七次委员会议。会议认为，两年间，各地以净化、绿化、美化为内容，以洁、齐、美为目标，创建了大量的文明卫生街、村、单位、军营，有 30 多个城市被评为卫生先进城市，约占全国城市总数的 10%。会议要求，首先要把 30 万人口以上城市的卫生搞好，要继续开展创建文明卫生单位活动；创建活动的面要不断扩大，水平要不断提高，逐步由单位发展到区、镇，直到城市，由点到面，全面发展；要将京、津、沪、各省会和计划单列市、开放城市以及旅游区列为创建重点，力争尽快建成文明卫生城市，为全国起到示范带头作用。

1986 年 5 月，中央爱卫办在广东省电白县召开城镇爱国卫生运动经验交流会议，推广该县水东镇在发动群众、依靠科学除四害讲卫生、进行城镇卫生综合治理及垃圾粪便无害化处理方面的经验。会议特邀专家分别就城镇的规划卫生、给排水卫生、废弃物处理、除四害的规律与技术，以及如何组织卫生科普活动等问题作专题报告，研讨如何进一步提高小城镇卫生建设和管理水平。

截至 1987 年 8 月，据 26 个省、自治区、直辖市和计划单列市的不完全统计，已建成卫生先进单位 13.4 万个，其中上海、天津、山东、浙江等地普及率达 20% 以上。建成卫生先进村（街）约 5.9 万个，其中京、津、沪、鲁、浙等地普及率为 15%以上。建成卫生乡 4 000 多个，其中上海、黑龙江、山东等地普及率达 15% 以上，建成卫生先进城（镇）共计 350 余个。

二、窗口单位卫生创建

1989 年 4 月，针对一些车站、港口、机场及客运列车、轮船、飞机等窗口单位环卫基础设施落后、卫生状况不佳的问题，全国爱卫会决定从城市窗口单位抓起，与铁道部、交通部、中国民用航空局联合下发《关于开展车站、港口、机场及旅客列车、客轮、客机卫生检查、评比、命名的联合通知》，在全国开展检查、评比、命名卫生车站、卫生港口、卫生机场以及卫生列车、卫生客轮、卫生客机活动，要求尽快提高我国窗口单位的卫生水平，使之达到相关卫生标准，逐步接近或符合国际要求，全国爱卫会负责组织对推荐单位进行检查、评比、命名以及表彰和奖励。《车站、港口、机场卫生检查、评比、考核标准》和《旅客列车、客轮、客机卫生检查、评比、考核标准》也一并下发。同年 5 月 23 日，全国爱卫办印发《车站、港口、机场、旅客列车、客轮、客机卫生检查考核标准、项目、内容》，细化了检查考核内容要求。

《关于开展车站、港口、机场及旅客列车、客轮、客机卫生检查、评比、命名的联合通知》下发后，铁道部、交通部和中国民用航空局十分重视，将开展卫生达标活动纳入发展生产和工作计划，从抓卫生做起，迅速改建和新建了一批卫生基础设施，并建立和健全了各项卫生制度，卫生面貌有了较大的改进，带动了优质服务和安全工作。各省、自治区、直辖市、计划单列市的各级政府也高度重视这项活动，与部门协调一致，通力合作共创共建。

1991 年 7—9 月，全国爱卫会组织有关单位专家组成 4 个检查考核组，对铁道部、交通部和中国民用航空局首批申报的单位和交通工具进行卫生检查考核。同年 12 月 17 日，全国爱卫会、铁道部、交通部和中国民用航空局联合命名了一批卫生窗口单位，包括广州火车站等 11 个"全国卫生车站"、广州铁路局 Z1/2 次等 12 列"全国卫生旅客列车"、大连港等 5 个"全国卫生港口"、广州海运局马兰轮等 8 艘"全国卫生客轮"、天津张贵庄机场等 6 个"全国卫生机场"和中国北方航空公司 2134 号等 8 架"全国卫生客机"。据对 22 个站、港、场的不完全统计，两年间，在开展窗口单位卫生创建中，用于卫生基础设施改造更新方面投资 4 000 多万元，治理环境方面 2 000 多万元，食品卫生设施方面 120 多万元，灭鼠灭蝇灭蚊方面 62 万元，改善职工劳动条件方面 130 多万元。各站、港、场普遍实行了劝阻吸烟规定，加强除四害，绿化美化环境，逐步建立了卫生管理制度。

1993—1998 年，全国爱卫会又先后命名了 8 个"全国卫生机场"、26 架"全国卫生客机"、3 个"全国卫生港"、16 个"全国卫生火车站"、21 对"全国卫生旅客列车"、7 艘"全国卫生客（货）轮"、5 个"全国卫生车站"等一批卫生窗口单位。这些窗口单位在卫生创建活动中发挥了表率和示范作用。

1998 年 11 月，全国爱卫会第十二次全体委员会议认为，在城市铁路、交通、民航等部门开展的创建卫生窗口单位的活动，树立了一批全国卫生先进的车站、港口、机场，不仅为创建卫生城市打好了基础，而且改善了窗口单位对内对外的形象，提高了运输服务质量，增加了企业活力和经济效益。窗口单位的检查评比活动，对于改善窗口行业的卫生服务工作，带动所在市的创建工作都起到了积极的作用。通过持续开展对行业、窗口单位的检查评比活动，改善了城市卫生面貌，提高了人民健康水平，为群众的生产、工作、生活、学习提供了卫生整洁、优美舒适的环境。

三、工业企业卫生创建

为改善工业企业卫生面貌、保证广大职工身体健康、促进企业生产发展，全国爱卫会决定在全国工业企业内开展创建卫生先进单位活动，并于 1989 年 9 月发出《关于开展全国工业企业卫生先进单位检查、评比、命名活动的通知》，要求本次活动要在工业企业党政领导和爱卫会的组织领导下进行，达到全国工业企业卫生先进单位标准的，报请主管部（委）爱卫会会同所在省（自治区、直辖市）爱卫会考核验收后，报全国爱卫会。由全国爱卫办组织考核、验收，合格者由全国爱卫会授予"全国工业企业卫生先进单位"称号。《全国工业企业卫生先进单位检查、评比、命名标准》作为《关于开展全国工业企业卫生先进单位检查、评比、命名活动的通知》的附件随文下发。

为推动全国工业企业爱国卫生工作的进一步开展，1989 年 9 月 11—13 日，全国爱卫会在鞍山钢铁公司召开了全国大中型工业企业爱国卫生工作现场经验交流会议，会上介绍了鞍山钢铁公司爱国卫生工作的经验：一是各级党政领导始终把爱国卫生工作当作一件大事来抓，纳入企业两个文明建设总体规划，与安全生产和文明生产结合起来，作为企业升级考核的重要内容；二是在开展爱国卫生工作中，坚持科学管理，统筹规划，层层分解，落实目标责任制，始终一贯地实行挂牌考核和经济利益挂钩，调动了多方面的积极性；三是树立社会"大卫生"

观念，自觉地为创造一个优美的生产环境和生活环境工作；四是从公司到基层都有较完善的爱国卫生工作组织系统和一批热心爱国卫生工作的专兼职干部。会议对积极开展卫生达标评比竞赛活动予以肯定。

这一时期，工业企业爱国卫生工作取得了很大的成绩，主要表现在以下几点。一是围绕生产建设，狠抓企业内部的环境治理整顿工作，使环境质量、生活质量有了较大提高。据 40 个大中型企业不完全统计，近几年，投资近 10 亿元，降尘量下降 60%~85%，污水排放 90% 达到国家二级标准。不少厂矿企业环境治理整顿工作中改建了一批厕所，成为清洁工厂。二是加强法治建设，实行科学管理。不少企业建立了爱卫会及其办事机构，配备专、兼职干部，逐步形成了一支环卫、食品、卫生监督、除四害、健康教育队伍和监督网络系统，普遍推行了目标管理和经济责任制，不少企业还制订了卫生达标、评比、检查办法。三是除四害工作成绩突出。据统计，自 1983 年下发《国务院关于开展春季灭鼠活动的通知》以来，全国 100 家大中型企业中有 87 家开展了灭鼠工作，九大行业的 450 家企业有 43% 实现灭鼠达标。近几年来，交通部主要的沿海港口和部分内河港口及轮船，铁道部 16 个火车站，民航系统 21 个机场基本实现了无鼠害。

随后，全国爱卫会印发《关于加强工业企业爱国卫生工作的意见》，指出在企业内开展卫生达标评比竞赛活动，是推动群众性爱国卫生工作行之有效的办法，要求各工业企业要把爱国卫生工作纳入企业建设和管理的总体规划，建立必要的制度，充分发挥爱卫会对爱国卫生工作的统筹协调、统一领导的职能作用，使卫生防病工作进一步得到落实。同时，还下发《关于开展全国工业企业卫生先进单位检查、评比、命名活动的通知》，制订《全国工业企业卫生先进单位检查、评比、命名标准》，对在工业企业开展创建卫生先进单位活动的组织领导、命名程序等方面提出了要求，进行了部署。

第二节　创建活动的启动

1990 年 6 月，威海市被命名为我国首个国家卫生城市。创建国家卫生城市活动的不断深入开展，鼓舞了各地的创建热情。为了推动创建国家卫生城市活动的开展，全国爱卫会在 1990—1999 年先后组织了 4 次全国城市卫生检查评比活动。为使创建国家卫生城市活动向农村辐射并城乡联动、整体发展，1997 年 8 月，全国爱卫会在全国范围内启动开展创建国家卫生镇活动。2000 年 11 月，全国爱卫会决定在北京、天津、上海、重庆 4 个直辖市开展创建国家卫生区活动。国家卫生区创建活动与国家卫生城市同步进行，极大地调动了直辖市卫生创建积极性。

一、启动卫生城市创建活动

（一）国家卫生城市

为贯彻《国务院关于加强爱国卫生工作的决定》和全国爱

卫会第八次委员会扩大会议精神，1989 年 10 月 19 日，全国爱卫会下发《关于开展创建国家卫生城市活动的通知》，要求各地在各级政府的直接领导下，以卫生治本建设为主，动员全社会的力量，有计划、有步骤地进行卫生城市创建活动。文件对创建国家卫生城市的考核、命名、管理程序提出了要求。考核命名采取自下而上逐级推荐的办法进行，经考核鉴定达到《国家卫生城市标准》的城市，由全国爱卫会给予命名、表彰和奖励。被命名的国家卫生城市，出现水平明显下降、社会反映强烈的，全国爱卫会将组织复查、确实达不到标准的城市，要限期改进；逾期仍不达标者，撤销其命名。

全 国 爱 国 卫 生
运 动 委 员 会 文件

全爱卫字（89）第52号

关于开展创建国家卫生城市活动的通知

各省、自治区、直辖市、计划单列市人民政府：

为贯彻国务院《关于加强爱国卫生工作的决定》和全国爱卫会第八次委员扩大会议精神，改善城市卫生面貌，增强人民健康，全国爱国卫生运动委员会决定，在全国开展创建国家卫生城市活动。

提高城市卫生水平，使城市广大人民有一个清洁、优美、整齐、舒适的生活环境和工作环境，是加强社会主义精神文明和物质文明建设的需要，也是各级政府为民造福的一项重要工作，对坚持改革开放，促进安定团结，发展生产，繁荣经济，保护人民健康，具有重要意义。现将有

· 1 ·

关于开展创建国家卫生城市活动的通知

随《关于开展创建国家卫生城市活动的通知》印发的《国家卫生城市检查、考核标准》，包含组织管理科学，健康教育效果明显，市容环境整洁、优美，公共场所、饮食行业符合卫生要求，除害防病成绩显著和市民满意度调查等六个项目17条标准。

　　山东省威海市委、市政府积极响应全国爱卫会的号召，率先开展了创建工作，对照《国家卫生城市标准》，加强了爱国卫生组织管理、健康教育、市容环境卫生、公共场所和饮食行业卫生管理、除害防病等工作，城市整体卫生面貌得到了很大改善，受到了市民的广泛赞誉。1990年6月，威海市通过了全国爱卫会的考核鉴定，被命名为我国首个国家卫生城市。据统计，同期全国有121个城市市委、市政府对创建国家卫生城市作了安排和部署，有些城市还制定了规划和实施方案。

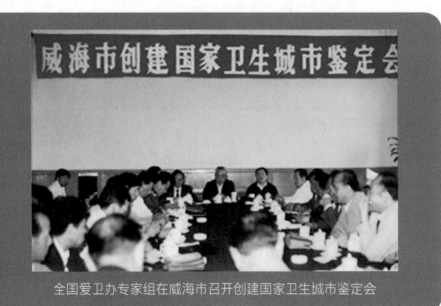

全国爱卫办专家组在威海市召开创建国家卫生城市鉴定会

　　在威海市召开创建国家卫生城市考核鉴定会后，1990年6月17日，为研究部署创建国家卫生城市和开展全国城市卫生检查评比工作，全国爱卫会在威海市召开了全国创建国家卫生城市现场经验交流会。李铁映同志在大会讲话中强调，开展创建国家卫生城市活动，是两个文明一起抓的大事，要统筹规划，综合治理，突出重点，精心组织，分步实施，要广泛发动群众，大力发扬爱国主义和艰苦奋斗精神。会议期间，还召开了部长、省市分管领导座谈会，就如何组织开展创建国家卫生城市活动进行了专题研究。国务院、有关部委和各省、自治区、直辖市、计划单列市、部分省会城市领导，爱卫办主任，有关专家和新闻记者等出席会议。

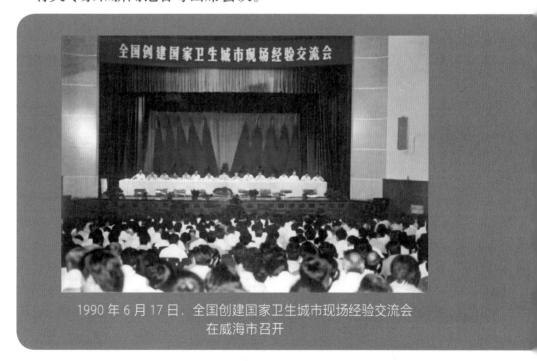

1990年6月17日，全国创建国家卫生城市现场经验交流会
在威海市召开

为落实全国创建国家卫生城市现场经验交流会精神，贯彻国务院和全国爱卫会关于"国家卫生城市要站得住脚，宁缺毋滥"的指示，全国爱卫会狠抓创卫质量和先进典型培养，组织邀请建设、卫生、环保等方面的专家，多次深入东部沿海基础条件较好、建成区面积不大的城市进行帮助指导。1996年，全国爱卫办在江苏省张家港市再次召开创建国家卫生城市现场经验交流会。威海市和张家港市的成功经验表明，创建工作一是要有一定的基础和经济条件，二是需要政府有创建的动力。这两个城市都依托外向型经济，迫切需要创卫改善投资环境。创卫早期，沿海地区一些省份在组织开展创建国家卫生城市活动中，以小促大、先易后难的做法，为全国如何组织开展创建国家卫生城市工作提供了宝贵经验。按照这一思路，中西部省

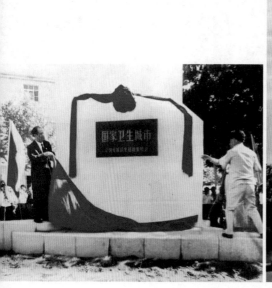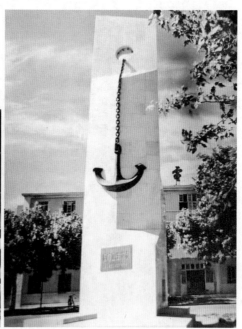

威海市国家卫生城市纪念碑

（自治区、直辖市）在创建国家卫生城市活动中陆续实现了零的突破，如四川省绵阳市、新疆维吾尔自治区库尔勒市。创卫早期，通过组织交流学习，不同地区的先进典型起到了很好的示范作用，有力地带动了其他城市的创建工作。通过创建初期的积极探索，不断调整改进工作，创建国家卫生城市活动很快在全国范围内开展起来。

（二）国家卫生区

随着创建国家卫生城市活动的不断开展，从沿海地区到中西部地区陆续涌现了一批中小规模的国家卫生城市，极大地鼓舞了各地的创建热情。一些大城市，尤其是特大城市也积极加入创卫行动中，但由于这些城市区域范围大，管辖县区多，工作发展不平衡，难以从整体上达到《国家卫生城市标准》的要求。为了推动创建活动的全面开展，全国爱卫会决定在北京、天津、上海、重庆4个直辖市开展创建国家卫生区活动。全国爱卫会在组织调研的基础上，参照《国家卫生城市标准》，根据直辖市辖区的实际情况，对部分标准指标做适当调整。2000年11月24日，全国爱卫会印发了《国家卫生区标准（试行）》，考核鉴定和监督参照国家卫生城市考核鉴定和监督管理办法执行。2002年6月，经过全国爱卫会考核验收，上海市静安区、黄浦区被命名为首批"国家卫生区"。2014年，全国爱卫会在修订新的《国家卫生城市标准》时，不再单独设立国家卫生区标准，要求创建国家卫生区参照《国家卫生城市标准》及其申报、评审、考核管理办法，使国家卫生区创建活动与国家卫生城市同步进行，大大调动了直辖市卫生创建的积极性。

二、开展全国城市卫生检查评比

为了落实威海会议精神、推动创建国家卫生城市活动的开展，经国务院批准，全国爱卫会分别于 1990 年、1992 年、1995 年和 1999 年组织了 4 次全国城市卫生检查评比活动。根据分工，国家层面组团检查省会以上城市，各省、自治区组团检查所辖地、县级市。

1990 年第一次检查评比时，共检查了 434 个城市，全国爱卫会根据评比结果表彰了一批卫生先进城市，极大地调动了各地的创卫积极性，许多城市加快了卫生基础设施建设步伐，加强城市卫生管理。

1992 年第二次检查评比结果表明，各市政府普遍将城市卫生基础设施建设摆到重要议事日程，其建设发展速度是中华人民共和国成立以来没有过的。据统计，两年间北京、广州等 16 个大城市用于城市基础设施建设的投资达 85.38 亿元，山东、江苏、广东、四川等 13 省（自治区、直辖市）的 96 个地级市和 162 个县级市用于城市基础设施建设的投资，分别为 41.55 亿元和 32.24 亿元，主要用于修建污水处理厂、垃圾和粪便处理场、新建和改建公共厕所、修建垃圾转运站等城市卫生基础设施，仅上海、南京等 14 个城市就新建了 24 座生活污水处理厂，29 个大城市、102 个地级市、177 个县级市共新建和改建公厕 11 058 座。14 个城市制定和修改城市卫生管理法规 519 个；许多城市实行了创卫目标管理责任制，健全市、区、街卫生监督执法网，加强"门前三包"卫生责任制，整顿市场、整修道路、绿化美化了环境；许多城市的领导对群众反映的社会公共卫生问题，深入实际调查研究，现场办公解决问题；各大城市相继建立健全了健康教育所，京、津、沪等30个城市中小学普遍开设了健康教育课；据34个直辖市、省会城市和计划单列市的检查结果显示，火车站、飞机场、港口等窗口单位的达标率最高，发挥了表率和示范作用。

第二次全国城市卫生检查评比后，针对城市基础设施建设的周期比较长的情况，为避免出现迎检临时突击现象，全国爱卫会决定将检查评比间隔时间由两年改为三年，于1995年进行第三次检查评比活动。全国爱卫办认真总结前两次检查评比活动的经验，1994年组织修订并印发《国家卫生城市检查考核标准实施细则》和《全国城市卫生检查评比标准》，进一步规范完善了检查标准。

全国爱卫会对做好第三次城市卫生检查评比工作高度重视，1995年4月进行工作部署，7月26日，以全国城市卫生检查总团名义下发《全国城市卫生检查工作纪律》。国务委员兼国家计生委主任彭珮云担任总团长，出席检查团培训班，对检查评比工作提出明确要求。为了避免形式主义，检查评比由明察改为明察与暗访相结合，由推荐改为推荐与抽查相结合，并扩大了检查范围和检查单位数量。在对全国611个城市开展的第三次卫生检查评比工作中，修订检查评比标准，改进检查方法等方面又有新的发展，收到了较好的成效。随着创建卫生城市活动的深入开展，各省市对创建卫生城市活动的重要意义认识不断深化和提高，认识到这项工作是一个城市的现代化建设和现代化管理水平的体现，是衡量一个城市物质文明建设和精神文明建设的重要考核指标，是为人民办实事、办好事，密切党和政府与群众关系的一项德政工程，对于城市的改革开放和经济建设起着积极的促进作用。

第四次检查评比活动推迟至1999年8—9月进行。国务院和全国爱卫会领导非常重视这次评比活动，国务院副总理李岚清作出一系列重要指示，全国爱卫办组织专家进一步修订了检查评比标准，提高对环境保护、垃圾、污水处理等硬指标要求，增加了背街小巷、农贸市场、中小餐馆、城乡接合部等普遍存在的卫生薄弱环节的检查内容。检查方法上作了重大调整，纪律要求方面也更加严格。被检查的单位全部由检查团在全市范围内采取明察与暗访相结合的方式，随机进行抽查。检查的重点包括城市卫生基础设施的建设、管理和运行情况，以及背街小巷、农贸市场、中小餐馆、城乡接合部的卫生与各行各业从业人员及居民的卫生素质。为了鼓励先进，这次检查将大连、厦门、中山、佛山、濮阳、威海、张家港和吴江等8个国家卫生城市列为免检城市。

20世纪90年代，经国务院批准开展的四次全国城市卫生检查评比活动，对提高各级领导、广大干部和群众的卫生意识，推动城市基础设施建设，加强城市卫生管理，起到了积极的促进作用。通过检查评比，命名表彰了三批"全国卫生城市""十佳卫生城市"和一批"全国城市卫生检查先进城市"，极大地激励了各地开展卫生创建活动的积极性，推动了创建国家卫生城市活动在全国范围内的开展。与此同时，全国爱卫会在组织开展灭鼠达标活动的基础上，开展了灭鼠、灭蝇、灭蚊、灭蟑螂先进城区活动。这些单项卫生达标活动，为各个城市进一步开展创建国家卫生城市活动打下了良好基础。

由全国统一组织大规模的检查评比活动，尽管不断在改进工作方式方法，但仍暴露出一些不容忽视的问题。一是各地差异很大，全国统一检查评比不尽合理；二是难以避免迎检中的形式主义。经卫生部党组研究并报国务院批准，全国爱卫会不再组织开展全国统一的城市卫生检查评比活动及其他单项卫生检查评比活动，日常的城市卫生检查等具体工作主要由地方各级爱卫会负责组织，全国爱卫会主要负责组织开展创建国家卫生城市和卫生镇活动，同时根据工作需要组织对一些城市的抽查，重点是省会以上城市，检查方法以暗访为主。

全国大面积的城市卫生检查评比和创建卫生城市活动，在推动城市卫生工作方面起到了巨大的正面作用，成绩显著，为人民群众办了很多实事。

三、国家卫生乡镇（县城）创建活动

为贯彻落实《中共中央　国务院关于卫生改革与发展的决定》，使创建国家卫生城市活动向农村辐射，城乡联动、整体发展，1997年8月，全国爱卫会下发《关于开展创建国家卫生镇活动的通知》，在全国范围内开展创建国家卫生镇活动。《国家卫生镇考核标准（试行）》和《国家卫生镇考核命名办法（试行）》随文印发。1998 年 2 月，全国爱卫办下发《关于开展创建国家卫生镇活动的补充通知》，决定根据工作实际，将创建活动扩展到县城、乡和具有建制镇职能的街道，增加"国家卫生县城"称号，其考核标准和考核命名办法与《国家卫生镇考核标准（试行）》和《国家卫生镇考核命名办法（试行）》相同，并要求各省（自治区、直辖市）爱卫会将农村改水改厕和健康教育作为硬性指标。

地方党委和政府对创建国家卫生镇（县城）工作高度重视，将其纳入重要议事日程，全面开展创建活动。在总结多年爱国卫生工作经验的基础上，结合当地实际，制定相应创建规划和方案，增加资金投入，逐步完善卫生基础设施，强化健康教育，提高全民整体素质，加强行业卫生管理，严格执法，使城镇环境卫生面貌和人们的精神风貌发生了显著变化。1998 年 2 月，全国爱卫会命名江苏省张家港市塘桥镇、广东省深圳市宝安区新安镇和中山市小榄镇为国家卫生镇，命名陕西省咸阳市礼泉县城为国家卫生县城。1998 年 6 月，全国爱卫办在江苏省张家港市召开创建国家卫生镇（县城）现场经验交流会，会上对首批获得国家卫生镇、国家卫生县城称号的 4 个镇（县城）进行表彰并颁发奖牌。

由于《国家卫生镇（县城）标准》中设置了省级卫生镇和卫生村创建的基础条件，有效地促进了各地开展创建省级卫生城镇、卫生村活动，使农村卫生创建工作在全国广泛深入开展，形成了完整的创建体系。创建工作从城市向农村辐射，成为农村爱国卫生工作的重要载体和推动社会主义新农村建设的有效措施。

第三节　创建活动的发展

卫生城镇创建活动经过长期的探索和发展，不断改进工作方式方法，逐步进入规范发展期。为民创卫、依法创卫、科学创卫、和谐创卫的氛围越来越浓厚，全国各地呈现出良好发展的态势。地方党委政府也充分认识到卫生城镇创建活动对城镇卫生基础设施建设和综合管理的推动作用，积极性得到充分调动，卫生城镇创建活动广泛深入开展。

一、培育典型和发展壮大

（一）加强经验交流推进创建工作

卫生创建活动是一项系统工程，涉及面广，各地在创卫实践中，有许多好的做法和经验，可以相互学习和借鉴。特别是进入21世纪以来，全国爱卫会组织了一系列的经验交流活动，推动了创卫活动的深入、全面发展。

2001年4月16—18日，全国爱卫办在广东省中山市召开了创建国家卫生城（镇）研讨会，总结和交流前十年创建活动的情况和经验。全国爱卫会副主任、卫生部部长张文康到会并讲话，指出创建活动要不断改进工作方法，力戒形式主义和表面文章；要充分发挥爱卫会的组织协调职能；除了按照自愿申报，成熟一个、考核命名一个的原则开展评审外，还将采取明察与暗访相结合的方法，适时组织抽查，重点检查卫生基础设施和管理制度及管理措施。他还强调，在新的历史时期，创卫工作不要超越当地的经济发展水平，必须与国民经济社会发展相协调，要进一步加强与文明城市建设、文明村镇建设的结合，充分发挥创卫工作在社会主义精神文明建设中的重要作用。

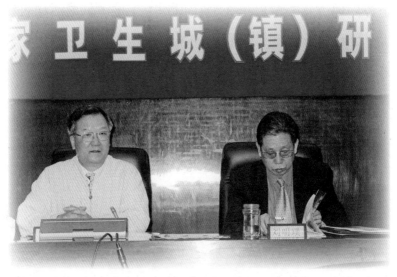

2001 年，全国爱卫办在广东省中山市召开
创建国家卫生城（镇）研讨会

2005 年 4 月 22 日，卫生部党组书记、全国爱卫会副主任高强在全国爱国卫生工作电视电话会议上指出：随着广大群众卫生环境意识和预防疾病意识的不断增强，全国掀起了卫生创

建活动的热潮。四川省绵阳市、广东省江门市、吉林省四平市、江苏省张家港市、新疆维吾尔自治区库尔勒市等一批典型城市，通过卫生创建活动，明显改善了基础设施，健全了长效管理机制，强化了行业管理，提高了群众的卫生意识，在我国卫生创建活动中，发挥了典型示范作用。

　　2005 年 12 月 5—7 日，全国爱卫会在四川省绵阳市召开了国家卫生城市建设经验交流现场会。绵阳市等 5 个城市在会上作了经验交流，与会代表现场参观考察绵阳市创卫成果。会议认为，创建卫生城市活动有力地促进了城市基础设施建设，强化了行业卫生管理，提高了群众的卫生意识，在构筑防病基础、保障人民健康方面发挥了积极的作用，得到了党中央、国务院的充分肯定和广大群众的拥护。绵阳市获得国家卫生城市称号后，与时俱进，不断探索，进一步建立健全长效管理机制，城乡联动，城乡卫生面貌发生了较大改观，创造出的经验具有普遍指导意义，受到与会代表的一致称赞。会议要求，要继续把创建国家卫生城市作为解决民生问题、提升城市形象、增强城市竞争力的重要手段，作为推动社会经济跨越式发展的重要载体，深化爱国卫生内涵，努力推进卫生城市和健康城市建设再上新台阶。各省（自治区、直辖市）爱卫办主任、2005 年创建国家卫生城市的分管市长等 200 余人参加了会议。

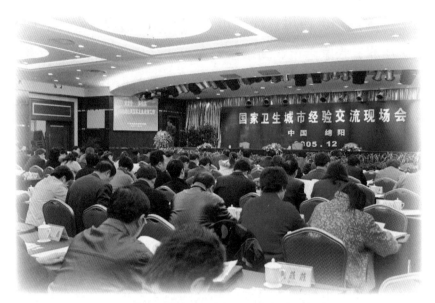
2005 年，国家卫生城市经验交流现场会

　　2009 年 7 月 21—24 日，全国爱卫会在吉林省长春市举行首届国家卫生城市市长论坛。论坛围绕 21 世纪创建国家卫生城市、建设有特色的国家卫生城市、国家卫生城市和民生问题、国家卫生城市和经济社会发展、国家卫生城市和群众文明卫生素质、国家卫生城市和疾病预防控制、国家卫生城市和城市建设、国家卫生城市和环境保护、国家卫生城市和政府工作作风、国家卫生城市和小康社会等十个方面内容开展研讨。卫生部部长陈竺出席论坛并讲话，全国 73 个国家卫生城市、区、镇提交了书面经验材料，22 个城市市长作了大会发言。会议认为，通过创建国家卫生城镇活动，推动了城镇垃圾、污水处理等基础设施建设；加大了绿化、亮化、美化、硬化工作力度，改善了工作、生活条件；加速了旧城区、城中村、棚户区改造和社区卫生服务中心等建设步伐；强化了预防和控制疾病

的工作；加快了交通设施建设速度，规范了城市交通秩序；推
广了"数字城管"等先进的管理方式，促进了现代科学技术的
应用；为拉动内需，优化投资环境，建设现代化城市，提高城
市的综合管理水平，为经济持续、稳定、快速发展奠定了基
础。良好的城市人居环境还可以影响人、感化人，促进人们思
想观念、行为习惯的改变，从而提高人们的文明卫生素质，推
动社会的协调发展。

2011年12月20日，全国爱卫会在北京召开国家卫生城镇
命名表彰电视电话会议，各省（自治区、直辖市）设分会场，
全国爱卫会副主任、卫生部部长陈竺出席会议并讲话。中央宣
传部、住房和城乡建设部、环境保护部、农业部、总后勤部等
全国爱卫会副主任单位的负责同志参加会议。会议向北京市平
谷区等35个新命名的国家卫生城市（区）代表颁发了国家卫
生城市（区）牌匾。新命名的贵阳市和通过复审的杭州市、天
津市杨柳青镇分别代表新命名和重新确认的国家卫生城镇，向
大会汇报了创建和巩固国家卫生城镇的做法、经验与取得的成
效。陈竺在讲话中高度肯定了20多年来卫生创建所取得的成
绩，他强调，卫生创建活动是一项涉及面很广的社会公益性工
作，是体现党和政府以人为本执政理念、关心和实现群众利
益、促进社会和谐的大事。各地要抓好机构建设、科学管理、
城乡联动和群众参与，使卫生创建活动更加深入人心，把卫生
创建工作提高到一个新的水平。

2012年6月27日，全国爱卫办在贵州省贵阳市召开了
创建国家卫生城市现场会，来自16个省（自治区、直辖市）、

30个城市（区）的爱卫会负责人和相关人员150余人参加会议。卫生部副部长徐科出席会议并讲话，贵阳市在大会上以创建国家卫生城市工作为主题进行了发言。与会代表还现场考察了贵阳市云岩区、乌当区和金阳新区的农贸市场、建筑工地、老旧居民区、小餐饮行业卫生管理及爱卫组织机构建设等情况。会议要求要巩固和发展好卫生创建成果，充分地发挥典型示范和新闻媒体的舆论引导作用，继续为促进群众健康作出新贡献。

2013年6月18—21日，全国爱卫办在陕西省宝鸡市召开创建国家卫生城市现场会。会议交流了卫生城市创建经验，实地考察了社区卫生服务中心、小区、广场、铁路沿线、公园和"五小门店"集中区等。许多代表都深有感触地说，宝鸡的创卫工作，不管在城区还是在农村，都坚持了为民创建的理念，让群众能看到变化、能得到实惠，从而赢得了群众的理解、支持和参与，创卫工作也得以不断向纵深发展。

2015年3月23日，全国爱卫办在安徽省马鞍山市当涂县召开国家卫生城市和健康城市建设工作座谈会，总结交流卫生城市创建经验，研讨巩固卫生城市创建成果和推进健康城市建设的工作思路，浙江省预防医学会介绍了2012—2014周期国家卫生城市创建工作综合评估结果，广东省云浮市等8个城市分享了卫生城市创建工作经验。国家卫生计生委副主任、国家中医药管理局局长全国爱卫办主任王国强出席会议并讲话，指出要加强对卫生创建的总结归纳，将好的机制和好的做法，通过地方立法、政府规定等形式固定下来，长期坚持下去；要研究制订巩固发展卫生城市建设的工作方案，明确部门职责，强化督查考评。强调各地要在卫生城市创建的基础上，编制健康城市发展规划，建立政府主导、多部门合作、全社会参与的工作机制，实施以社区为基础的"健康细胞"工程建设，开展健康城市建设效果评价，循序渐进推动城市健康水平的不断提高。

通过不同城市的多次经验交流，较好地推广了国家卫生城市创建的经验，解决了一些卫生城市创建中的重点难点问题。

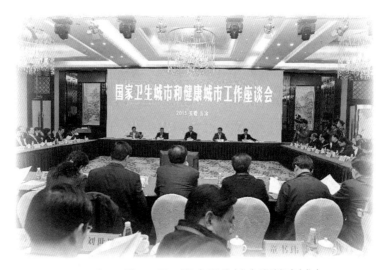

2015 年 3 月 23 日，国家卫生城市和健康城市
工作座谈会在安徽省马鞍山市当涂县召开

2017 年 5 月 12 日，爱国卫生运动 65 周年暨全国爱国卫生工作座谈会在浙江省杭州市召开。中央政治局委员、国务院副总理、全国爱卫会主任刘延东出席会议并做重要讲话，指出全国爱卫会启动全国卫生城镇创建活动，打造了一批国家卫生城镇，城乡环境面貌显著改善。要规范卫生城镇创建工作，完善退出机制，大幅度提高卫生县城（乡镇）创建质量和数量，

带动城乡卫生环境的整体改善。会上，浙江省、广东省、贵州省、宁夏回族自治区和浙江省杭州市、山东省威海市、安徽省金寨县等有关负责同志分别作了发言，展现了各地区积极开展爱国卫生工作的成效和经验。

为了深入贯彻落实全国卫生与健康大会精神和刘延东同志在杭州会议上的重要讲话要求，2017 年 7 月 27 日，全国爱卫办在山东省威海市召开全国卫生城镇和健康城市工作经验交流会。王国强同志在会议上充分肯定卫生城镇创建所取得的成效，指出党的十八大以来，各地按照党中央、国务院要求，将卫生城镇创建作为提高城市卫生管理水平和促进群众健康的有效载体，卫生创建的参与度空前提高。通过开展卫生城镇创建，城乡人居环境从根本上得到改善，公共服务和管理水平大幅提高，人民群众的获得感和幸福感显著增强。在卫生创建工作中，各地更加注重在日常管理上下功夫，不断完善长效机制，"政绩工程""面子工程"和突击迎检等现象大为减少，逐步实现了城市管理的科学化、规范化和常态化。

会议认为，国家卫生城镇的称号，既是一项崇高的荣誉，更是一份沉甸甸的责任。卫生城镇创建工作经过近 30 年的发展，建立了科学的标准体系，形成了规范的评审机制，有助于城市系统梳理城市管理中存在的突出问题，健全党委政府领导、跨部门协作、全社会参与的工作机制，补齐管理短板，有效提高社会卫生综合管理水平。同时，开展卫生城镇创建，坚持民生为本，从城乡基础设施、生产生活环境、基本公共服务等群众最关心、最直接的问题入手，取得的成效群众看得见、摸得着、感受得到，有助于提高群众的满意度、获得感，是从源头上预防和减少社会矛盾、促进社会和谐稳定的有效途径。当然，近年来，我国卫生城镇创建工作仍然存在一些区域发展、城乡发展不平衡等突出的问题。

会上，延安市和石河子市代表新命名的国家卫生城市作了发言，世界卫生组织驻华代表施贺德博士对中国卫生城镇和健康城市建设工作给予了高度肯定，提出了很好的建议。

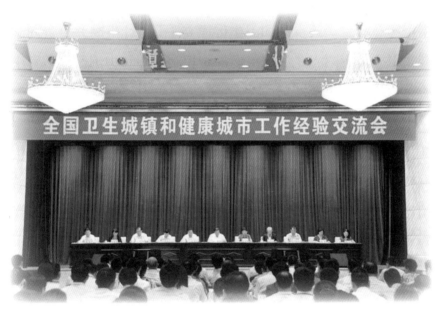

2017 年 7 月 27 日，全国卫生城镇和健康城市
工作经验交流会召开

2018 年 12 月 10 日，全国爱国卫生工作座谈会在京召开。为认真学习、深入贯彻习近平总书记关于实施健康中国战略和乡村振兴战略、深入开展爱国卫生运动的重要讲话精神，特别是关于"厕所革命"、农村改厕的系列重要批示指示精神，广

泛听取各地对当前和今后一个时期做好爱国卫生工作的意见和建议。国家卫生健康委副主任、全国爱卫办主任曾益新，传达了中央领导指示精神并提出要求。曾益新同志强调，要正确认识机构改革中爱国卫生工作职能的变化，要从更高水平、更深层次、更大平台上强化爱国卫生工作。各地要准确分析机遇和挑战，承担起健康中国建设赋予爱国卫生工作的新使命。要扎实工作，推进健康融入万策，确保党中央、国务院决策部署落地生根，共同谱写新时代爱国卫生新篇章。各省、自治区、直辖市和新疆生产建设兵团卫生健康委（卫生计生委）负责同志和爱卫办负责同志，中国疾病预防控制中心和中国健康教育中心负责同志共 80 余人参加了会议。

为贯彻落实党中央、国务院决策部署，全力推进"厕所革命"，2019 年 4 月 28 日，全国爱卫办印发《关于在国家卫生城镇推进"厕所革命"工作的通知》，督促指导各地在卫生城镇创建、健康城镇建设中协同推动落实农村改厕各项任务。通知要求各地切实增强对"厕所革命"重要意义的认识，将"厕所革命"作为卫生城镇创建的重点任务，有效促进相关设施建设和长效管理机制建立，切实解决人民群众关心的热点难点问题。

2020 年 11 月 12 日，国家卫生健康委召开爱国卫生工作动员会，要求结合新冠肺炎疫情防控需要，做好卫生城镇创建和健康城镇建设工作，发挥其示范引领作用，辐射带动周边地区整体提升工作质量。要组织开展好卫生城镇新创和 2020 年复审工作，深入学习掌握创建标准，认真落实好各项整改工作，不断巩固卫生创建的工作成果，确保问题调度、跟踪督办、监测评价等制度落实到位。要积极开展健康企业、健康家庭、健康社区、健康学校等"健康细胞"建设，持续改善健康环境，提高健康服务水平，营造良好社会氛围，夯实健康中国建设的基础。

（二）发挥典型示范作用

在组织开展卫生创建活动中，全国和各省、自治区、直辖市注重树立典型，以典型促全局，循序渐进逐步发展。通过典型引路，因地制宜，有效地推动了活动的深入开展。20世纪90年代前期，为了贯彻国务院和全国爱卫会领导同志关于国家卫生城市要站得住脚、宁缺毋滥的指示，全国爱卫办选择江苏省张家港和江阴两个县级市作为典型示范城市，两市市委书记、市长高度重视创建国家卫生城市工作，亲自挂帅、亲自部署、亲自检查落实各项创建工作任务，全市形成了齐抓共管的良好局面。经过坚持不懈地努力，1994年张家港市和江阴市同时进入国家卫生城市先进行列。1996年全国爱卫办在张家港市召开创建国家卫生城市现场会，并实地考察了江阴市。两市在创建国家卫生城市活动中所取得的显著成效，受到与会代表的一致好评。尤其是张家港市自加压力、敢于争先的精神，鼓舞了各地慕名前来参观学习的代表，增强了他们开展创建国家卫生城市的信心。张家港市在摘取国家卫生城市的称号后，不负众望，再接再厉，巩固发展创卫成果，实现了城乡联动，进一步促进了"两个文明"建设，走在了全国的前列。江苏省在20世纪90年代初开始抓创卫时，以小带大，先易后难的做法，为全国和各省（自治区、直辖市）组织开展创建国家卫生城市工作提供了宝贵经验。

（三）不断扩大创建覆盖面

受城市基础设施等条件的限制，创建活动初期主要是在一些沿海地区经济较发达的中小城市开展。为了全面推进创建活动的开展，全国爱卫会积极支持中西部省份的创建工作。三十多年来，经过各地坚持不懈的努力，各省（自治区、直辖市）和新疆生产建设兵团在创建国家卫生城市（区）活动中，全部实现了"零"的突破。

随着创建活动的深入开展，在起步较早、基础条件较好的地区，逐步出现了连片创建的好势头。如 2000 年江苏省苏州市及所辖的县级市全部创建为国家卫生城市；2004 年深圳市、张家港市实现辖区内国家卫生镇全覆盖；2013 年宝鸡市实现国家卫生县城全覆盖。2014 年，西藏自治区拉萨市、林芝市的成功创建，标志着各省（自治区、直辖市）在创建国家卫生城市（区）活动中全部实现了"零"的突破。从 2015 年开始，这一良好发展势头，向着更大的省级区域扩展，上海市率先实现国家卫生区全覆盖，浙江省率先实现国家卫生城市地级市全覆盖。2017 年，浙江省在全国率先实现国家卫生城市和卫生县城的两个全覆盖，江苏省实现了国家卫生城市全覆盖，新疆生产建设兵团实现了国家卫生城市"零"的突破。

2014 年 12 月，《国务院关于进一步加强新时期爱国卫生工作的意见》明确提出，深入推进卫生城镇的创建："争取到 2020 年，国家卫生城市数量提高到全国城市总数的 40%，国家卫生乡镇（县城）数量提高到全国乡镇（县城）总数的5%。"各地认真贯彻落实，"十三五"期间国家卫生城镇的数量大幅提高，五年内创成国家卫生城市数量约占总数的一半，创成国家卫生乡镇（县城）数量增长4.5倍。截至2021年12月底，全国现有国家卫生城市（区）438个（含直辖市所辖区、地级市和县级市），占总数762个的57.5%，其中国家卫生区63个，地级市208个，县级市167个。现有国家卫生乡镇（县城）3 307个，占全国乡镇总数31 550个的10.5%。其中，国家卫生县城629个，国家卫生乡镇2 678个。通过创建活动开展，有力地带动了各地全面改善城乡环境卫生面貌，提升社会健康综合管理水平。

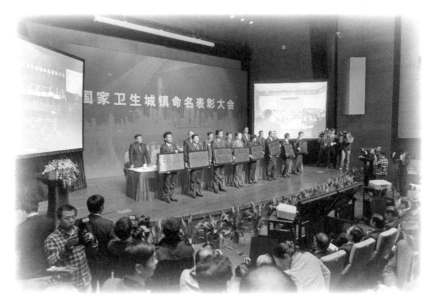

国家卫生城镇命名表彰大会

二、逐步提高标准要求

1989 年首次出台的《国家卫生城市标准》，重点是解决城市基础卫生设施建设问题，关注焦点是垃圾和污水的收集处理、城市主次干道清扫保洁、公共卫生厕所建设和四害孳生地治理等问题。随着经济社会的不断发展，人民群众对卫生环境需求的不断提高，逐步将市容市貌、绿化美化、疾病控制、健康促进等工作纳入考核内容，领域也逐步扩展到爱国卫生组织管理、健康教育和健康促进、市容环境卫生、生态环境保护、重点场所卫生、食品和生活饮用水安全、公共卫生与医疗服务、病媒生物预防控制等方面。

《国家卫生城市标准》经过 1994 年、1999 年、2005 年、2010 年、2014 年和 2021 年六次修订，《国家卫生乡镇（县城）标准》也经过 2003 年、2007 年、2010 年和 2021 年先后四次修订。标准修订始终围绕着城镇卫生基础设施、卫生管理，尤其是人民群众关心的突出卫生问题。

2005 年，第三次修订《国家卫生城市标准》时，在适当提高对基础设施指标要求的同时，将工作重点放在解决"五小行业"、集贸市场、城中村及城乡接合部等群众生活和卫生防病密切相关的问题。《国家卫生城市标准》不断修改完善，扩大了参与部门，提高了创建标准，特别是随着《中华人民共和国环境保护法》《中华人民共和国食品安全法》等法律法规的发布和修订，对生态环境、食品安全等方面提出了更高的要求。

2014 年，全国爱卫会组织进行第五次《国家卫生城市标准》修订，进一步对标准项目进行了规范，结合实际，增添了新的内容。将标准由原来的 10 大项调整为"爱国卫生组织管理、健康教育和健康促进、市容环境卫生、环境保护、重点场所卫生、食品和生活饮用水安全、公共卫生与医疗服务、病媒生物预防控制"8 大项，从 66 条精减为 40 条，增加了全民健身、"数字城管"、生活垃圾分类和餐厨垃圾管理、秸秆禁烧和综合利用、学校卫生、职业卫生、慢性病防控、精神疾病救治等内容，删除了一些不便于操作和过时的内容，提高了对城市空气质量、绿化、道路保洁时间、生活垃圾和污水处理等量化指标的要求。

2021 年，全国爱卫会第六次组织修订印发了《国家卫生城市和国家卫生县标准》及《国家卫生乡镇标准》，重点围绕常态化疫情防控工作要求，推进补齐公共卫生短板，推动健康中国行动落实，统筹考虑经济社会发展和创建标准的延续性、可操作性，聚焦疾病防控、人居环境改善、饮食习惯、社会心理健康、公共卫生设施建设等，引导各地全面改善环境卫生状况，提升群众健康素养水平，推进健康中国建设。一是强化传染病防控相关要求，增加农贸市场、学校等重点场所和冷链设施等的卫生防疫要求，倡导"公勺公筷""分餐制"等文明健康生活方式，积极预防控制重大传染病可能产生的公共危害。二是将县和城市纳入同一标准体系，随着经济社会发展和城镇化建设加快，大部分县城已经发展为县域内的社会、经济、文化等中心，和城市区别不大，因此将城市标准适用于县创建，有利于促进城乡一体化，同时为体现城市和县的差异，在部分具体评价指标设定中县略低于城市。三是助力健康中国行动实施，在标准中增加了防控青少年近视和肥胖、老年健康、自动体外除颤器配置使用等健康中国行动 15 项专项行动工作指标要求。四是优化部分指标和标准内容表述，结合实际情况、经济社会发展和可操作性，删除了不便于实际工作考核的宽泛表述和个别指标，调增了道路机械化清扫率、城市管理信息化覆盖率等指标要求。

国家卫生城镇标准通过修订，要求也越来越高，特别是对城中村改造、污水集中处理等硬件建设提出了更高的要求，对软件管理要求也越来越精细化、规范化，更加强调依法管理和动员群众参与管理，促进了社会卫生治理水平的提高，体现了统筹性和综合性，使创建活动更加贴近实际、贴近群众、贴近生活。

为帮助各地学习和掌握标准，2006 年 3 月，全国爱卫办针对 2005 年修订的《国家卫生城市标准》，在广泛听取各地意见的基础上，组织专家编写出版了《国家卫生城市标准指导手册》，对标准条款逐一进行释义，并附上了与创建标准内容相关的法律法规、部门规章及行业标准，成为卫生创建活动开展以来第一本较为全面系统的创建工具书。2015 年，全国爱卫办再次组织专家编写了《国家卫生城市标准（2014 版）指导手册》。

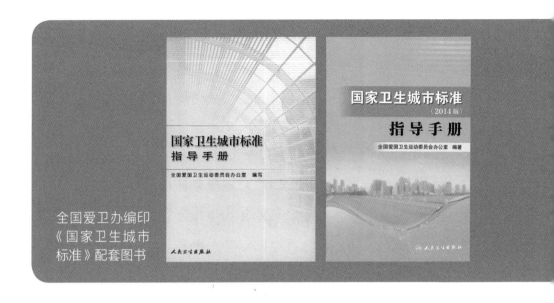

全国爱卫办编印《国家卫生城市标准》配套图书

三、规范完善评审机制

（一）改进考评程序

国家卫生城市的评审机制在创建过程中不断得到完善。1989 年 10 月，全国爱卫会在下发的《关于开展创建国家卫生城市活动的通知》中，对创建国家卫生城市的考核、命名、管理程序进行了规定。提出考核命名卫生城市采取自下而上逐级推荐的办法进行，各省（自治区）每 1~2 年向全国爱卫会推荐一次，全国爱卫会每 2~3 年考核认定一次。

为避免卫生创建中突击迎检、临时应付的行为，1999 年 4 月，全国爱卫会首次提出对国家卫生城市复查形式为"以暗访为主"，时间为"不定期"。同年 10 月，全国爱卫会再次明确提出"国家卫生城市称号不是终身制"，并把撤销命名的条件修订为"全国爱卫办将每年组织一次全面复查或抽查，对于不合格者，进行通报并责成限期改进，第二次复查仍不合格者，撤销命名"。

2005年8月，改为"国家卫生城市每三年复审一次"，抽查方式为"暗访"。

2010年6月，为落实中共中央办公厅、国务院办公厅有关达标评审的要求，全国爱卫会将卫生创建申报评审周期修订为每三年一个周期。其中，前两年为申报年，第三年第四季度集中命名一次，防止各地在第三年突击申报。

2015年9月，《全国爱卫会关于印发国家卫生城市评审与管理办法的通知》，将申报周期修订为"国家卫生城市评审每三年为一个周期，每周期第二年6月底前均可申报，原则上第三年集中命名"。同年，全国爱卫办下发通知，决定在全国开展国家卫生城市（区）基本情况年报工作，要求各省（自治区、直辖市）每年7月30日前向全国爱卫办上报国家卫生城市（区）基本情况年报表。

2021年12月，为深入贯彻习近平总书记关于爱国卫生工作的重要指示批示精神，将《国务院关于深入开展爱国卫生运动的意见》提出的各项政策措施落到实处，进一步适应爱国卫生工作面临的新形势、新要求，提高国家卫生城镇创建管理精细化、规范化、科学化水平，服务疫情防控常态化工作，助力健康中国建设，全国爱卫会修订印发《国家卫生城镇评审管理办法》。《国家卫生城镇评审管理办法》的修订坚持为民创卫、科学创卫，围绕健康中国建设，推进基层减负，引导各地主动创卫、积极创卫，全面打造优良健康环境，助力常态化疫情防控。一是简化了评审流程，将原来国家卫生城市创建的资料评审、暗访、技术评估、综合评审、社会公示等5个程序简化为线上评估、现场评估和社会公示等3个程序。二是删除创卫必备条件，将原办法中要求的必备条件改为计分衡量，不再实行一票否决。三是完善长效监管机制，将国家卫生城市复审由三年固定时间段复审调整为在命名后的三年内随机抽查复审，国家卫生县和国家卫生乡镇复审由省级爱卫会参照国家要求开展，国家按比例随机抽查。

（二）创新管理方式

卫生创建工作长效机制和动态管理机制进一步健全完善。卫生创建不是一项一劳永逸的工作，各地坚持建管并重、重在管理的原则，既要抓好集中创建，又要抓好长效管理，将创建工作中形成的好的工作机制和经验做法，通过法规制度的方式固定下来，推进城市卫生管理科学化、规范化、精细化。在健全责任机制方面，将责任落实到单位和个人，通过行政监督、舆论监督、社会监督等多种方法，及时发现和解决问题。通过创卫加强了规划统筹、政策统筹、行动统筹，健全管理体制、工作运行和保障机制，形成部门协作、上下联动、齐抓共管的工作格局。各级爱卫会及办公室进一步发挥综合协调、督促检查和参谋助手作用，加强督察督办，确保各项部署落到实处。同时，紧扣时代脉搏，利用互联网、手机软件等现代手段，探索更加有效的社会动员方式，扩大对群众的吸引力和影响力。运用法治思维和法治方式，将卫生创建纳入法制化轨道，实现依法动员、有序参与和规范管理。

为进一步简化程序，提高效率，更好地推进国家卫生乡镇（县城）创建工作，按照《国务院办公厅关于印发国家卫生和计划生育委员会主要职责内设机构和人员编制规定的通知》要求，2014年4月，全国爱卫会印发《关于做好下放国家卫生乡镇（县城）评审工作的指导意见（试行）》，将国家卫生乡镇（县城）的评审工作下放至省级爱卫会，全国爱卫会保留标准制订、抽查、公示、命名及撤销命名等工作。各省级爱卫会办公室认真负责，积极推动，严格按照标准和程序客观、公正地开展评审工作，成功创建了一批国家卫生县城和国家卫生乡镇。全国爱卫办每年都组织抽查一定比例的国家卫生乡镇（县城），建立完善国家卫生乡镇（县城）申报、审核、专家组考核、公示、复查等管理制度和退出机制。

2021年12月，新修订印发的《国家卫生城镇评审管理办法》中，进一步优化了创建申报范围，国家卫生城市申报范围调整为地级行政区和直辖市所辖区（不含所辖县和自治县），国家卫生县申报范围包括县、县级市、旗等，国家卫生乡镇申报范围为县（市）建成区之外的乡镇。同时，完善分级管理，明确国家卫生城市由全国爱卫办组织评审，国家卫生县和国家卫生乡镇由全国爱卫会委托各省级爱卫会组织评审，全国爱卫办抽查确认。

（三）依法依规创建

国家卫生城镇标准制订的依据是国家有关法规、部门要求和行业技术标准，始终与国家出台的法律法规保持高度一致，并根据国家法律法规的变化不断完善。全国爱卫会在修订国家卫生城镇标准时，更加注重发挥国家法律法规的作用，突出法律法规的强制性和严肃性。2014 年、2021 年修订的《国家卫生城市标准》内容中涉及《中华人民共和国传染病防治法》《中华人民共和国大气污染防治法》《中华人民共和国水法》《中华人民共和国水污染防治法》《中华人民共和国职业病防治法》《中华人民共和国食品安全法》《中华人民共和国精神卫生法》《公共场所卫生管理条例》等多部法律法规和城市容貌标准、建筑施工现场环境与卫生标准、环境卫生设施设置标准、标准化菜市场设置与管理规范、环境空气质量标准、病媒生物密度控制水平等行业技术标准。

为加强社会监督、广泛听取群众意见、增加国家卫生城市评审工作的透明度，2005 年修订的《国家卫生城市考核鉴定和监督管理办法（试行）》中，规定进入评审程序的城市，必须在本市主要媒体进行"为期一个月的公示，广泛听取社会各方面的意见，对弄虚作假的城市，视具体情况推迟或取消命名"。2015 年又修订为"拟命名国家卫生城市名单在国家卫生计生委网站和申报城市当地主要媒体上进行为期 2 周的公示，广泛听取社会各界的意见"。

（四）提高考评水平

为增强评审工作的科学性、尽量避免由于暗访人员主观因素带来的影响，全国爱卫办在 2013 年制订了《国家卫生城市暗访工作评审工作细则》，首次对暗访环节采用《暗访量化评分表》进行量化评价，使城市暗访评价方式由单一的定性评价转为定性与定量相结合。2014 年，新《国家卫生城市标准》

出台后，全国爱卫办组织修订评价指标体系，进一步完善暗访量化评分方法，按人口规模分50万以下、50万~200万和200万以上3种城市规模，确定最低暗访样本量，按暗访内容分11个项目设置164个三级评价指标，按千分制分别赋予评价指标的权重，实施量化评价。

为提高工作效率，2002年全国爱卫办组织开发了《国家卫生城市信息管理系统》，2015年进一步完善了信息管理系统，将暗访量化评价方法纳入信息管理系统，配套推出暗访评估系统手机端应用软件，实现暗访专家在手机上采集照片、评价并上传服务器，由计算机自动汇总并形成暗访评价结果。

2016—2017年，全国爱卫办在总结暗访量化评价的经验基础上，组织有关专家制订《技术评估量化评分表》，对2014—2017周期的申报城市试行量化评估，规范了考核内容和量化尺度，有效地避免了评估工作的主观性。

严格的管理，促进国家卫生城镇水平的不断提升。2000—2015年，全国爱卫会先后对21个城市（区）提出表扬，对23个城市（区）和17个县城（乡镇）予以通报批评，撤销了2个县城、1个镇的荣誉称号。

2016—2022年，全国爱卫会先后对6个省级爱卫会、43个城市（区）提出表扬，对5个省级爱卫会、28个城市（区）予以通报批评，暂缓确认3个城市、4个县城、9个乡镇为国家卫生乡镇（县城），并于次年重新复审。

这些措施有效地推动了基层卫生城镇创建的真抓实干。

特别是在国家卫生城市复审中，对被暂缓命名的城市，全国爱卫办及时亮出黄牌警告，约谈市长。约谈在省级爱卫办领导陪同下进行，内容包括告知约谈城市暗访中发现的主要问题和薄弱环节，播放暗访录像，对照标准逐项讲解，提出整改具体要求。此外，针对登革热疫情暴发的特殊情况，也对一些城市领导进行了约谈。约谈这一方式收到了良好的效果。

（五）建设专家队伍

创卫活动开展以来，全国爱卫办十分重视专家队伍建设，严格准入，严格要求，严格管理。20 世纪 90 年代，主要是在国家部委及直属机构中抽取专家，进入 21 世纪后，专家队伍逐步扩展。卫生城镇创建专家建设主要包括技术评估和暗访两个方面。

一是技术评估专家队伍建设。技术评估专家承担国家卫生城镇现场技术评估工作。全国爱卫办从国家部委和各省级爱卫办推荐中遴选组建技术评估专家库。专家库实行动态管理。2006—2014 年，全国爱卫办先后在无锡市等地举办国家卫生城市技术评估培训班，2015 年 11 月，分别在柳州市、海口市举办国家卫生城市技术评估培训班。来自全国各省（自治区、直辖市）的爱国卫生组织管理、健康教育和健康促进、市容环境卫生、环境保护、重点场所卫生、食品和生活饮用水安全、公共卫生与医疗服务、病媒生物预防控制等领域近 500 名专家参加培训。2020 年 4—5 月，根据新冠肺炎疫情防控的要求，全国爱卫办开展国家卫生城市技术评估专家线上培训。采用网络教学的方式，组织专家进行授课，各省级爱卫办推荐的技术评估专家和生态环境部、住房和城乡建设部、市场监管总局等成员部门推荐的技术评估专家等共 568 人参加线上学习，并在学习内容全部结束后，接受测试。

二是暗访专家队伍建设。暗访专家承担国家卫生城镇现场暗访工作，专家主要从各省（自治区、直辖市）爱卫办推荐的专家中选拔，经培训合格，组成暗访专家库。根据国家卫生城镇管理办法要求，暗访工作从撰写暗访报告到影像取证，从凭经验主观判断到量化考核，从人工作业到信息化应用，对暗访专家的能力要求也在不断提升。2006—2014 年，全国爱卫办先后在北京、龙岩、宿迁等地举办暗访工作培训班，重点讲解评价标准、影像采集和后期制作等内容。2015 年 8 月，在包头市举办暗访工作培训班，100 多位学员学习了暗访方式方法、量化评价的应用，并交流了暗访工作经验；2016 年 6 月，在宁波市举办暗访培训班，培训采用授课讲解、模拟打分、小组讨论和实地考察等形式进行，对来自全国的 170 余名专家进行培训。2017 年 6 月，在重庆合川区举办暗访培训班，以统一暗访打分尺度为目的，进行了专题授课，并通过实地观摩、模拟暗访场景视频、现场打分考试、组织讨论讲解等方式不断提升培训效果，较好提升了参训人员暗访评价的统一性、严谨性和客观公正性。2018 年 6 月，在上海市奉贤区举办暗访培训班，通过全方位的培训、实践，进一步交流经验，提高卫生城镇暗访专家专业能力和业务素质，确保专家公平、公正、科学、严谨地做好国家卫生城镇暗访评审工作，提高卫生城镇创建工作的质量和水平。2019年6月，分别在天津市、南京市举办两期暗访培训班。2021年4月，又采取网络培训的方式，对全国300名暗访专家进行了培训。参加考评任务的专家，发挥了技术指导和咨询的作用，对被检城市的创建工作起到了良好的指导作用，促进了卫生城镇创建工作。

为全面客观地反映城市的卫生状况，全国爱卫办组织的资料评审、技术评估、暗访等活动均从专家库中随机抽取专家，签订责任书，确保专家公平公正地开展评审工作，不受申报城市的影响干扰，使卫生城镇创建工作更加科学规范。为进一步规范工作，保证评审的科学性、公平性和公正性，提高评审工作质量，2019年10月，全国爱卫办制订实施了《全国爱国卫生评审专家管理办法（暂行）》和《全国爱国卫生评审专家工作守则（暂行）》，确保爱国卫生评审工作公开、公平、公正开展。

创建国家卫生城镇工作是一项具有创新性的民心工程。各个城镇的地域、特点、薄弱环节不尽相同，为提高可操作性、借鉴成功创建地方的经验，2010—2020年，全国爱卫办先后在西安市、宝鸡市、襄阳市、成都市等地举办创建国家卫生城市培训班，邀请已申报及准备申报的城市到已命名的城市学习培训，内容包括解读标准及其管理办法，组织实地学习考察等，起到了事半功倍的效果。

第四节　卫生城镇创建的成效

　　全国爱卫会组织的卫生创建活动，是改革开放以来推动爱国卫生运动深入广泛开展的重要载体和有效方式，对预防和控制疾病、保护人民健康发挥了巨大作用，对促进社会文明进步和经济社会发展作出了重要贡献。在创建过程中，各地通过科学制订城乡规划，大力发展公共事业，破解环境卫生难题，提高了社会卫生管理科学化水平，提升了引领社会、组织社会、治理社会、服务社会的能力，形成了卫生创建人人参与、健康生活人人共享的良好局面。

一、显著改善环境卫生质量

（一）空气质量不断提高

　　各地在创建活动中，采取了诸多有效治理大气污染的措施，如关闭污染严重的小企业，拆除城市内的小锅炉，集中供热供暖；加强车辆管理，治理工地、道路扬尘等。创卫之后的空气质量得到极大的改善。据统计资料显示，国家卫生城市空气质量在创卫之后明显改善，命名后第一年，42.8% 的城市全年空气质量指数（AQI，即原空气污染指数 API ） ≤ 100 的天数超过 300 天。尤其是 2014—2017 周期申报考评的城市，多数通过环境治理，空气质量得到明显提升。四川省攀枝花市 2003 年该指标为 51 天，2008 年获得国家卫生城市称号时提升到 330 天，2012 年达到 343 天。

（二）城市绿化面积不断增加

许多城市在开展创建活动中，将环境治理和城市绿化相结合，在违章建筑拆除，卫生死角清理等活动后，就地建设了很多广场和公园，既美化了环境，也给城市居民提供了休闲娱乐的场所。通过新建公园、拆违透绿、植树绿化等活动，将绿化工作作为城市的长期任务来进行，建立了良好的长效机制，提高了城市建成区的绿化覆盖率，增加了城市的建成区人均公园绿地面积。据 73 个国家卫生城市资料统计，绿化覆盖率稳步增长，绿化覆盖率均值由 2010 年的 37.80% 提高到 2013 年的 39.31%，人均公园绿地面积由 2010 年的 11.47 平方米提高到 2013 年的 12.95 平方米。

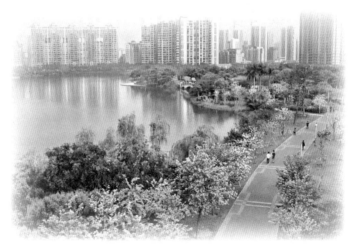

优美的城镇环境

（三）城中村和城乡接合部卫生不断整治

城中村和城乡接合部，一直是城市脏乱差治理的盲区，也是重点难点区域。创卫大大改善了城中村和城乡结接部的人居环境，对乱排污水、乱倒垃圾、乱堆物料、乱建棚屋、乱开店铺等现象进行了集中整治，清除了大量卫生死角和积存垃圾。特别是将城中村、城乡接合部的旱厕改为水冲式厕所。设置垃圾转运站，完善了城中村垃圾转运与清理。

此外，在创卫期间，各城市通过依法开展清理违章占道经营、拆除违章建筑、规范广告牌匾、清理小广告和卫生死角，基本消除脏乱差，无残垣断壁、乱搭乱建、垃圾渣土裸露和违章饲养畜禽现象；建筑工地卫生管理规范，职工食堂符合卫生要求，工地厕所干净卫生；建成区基本无旱厕。

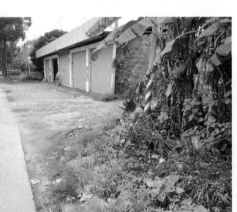 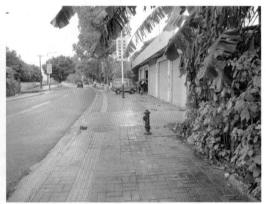

城乡接合部环境卫生整治前后对比

二、不断完善城市基础设施

（一）道路清扫、亮化与硬化不断加强

为达到《国家卫生城市标准》要求，许多城市都增加了

道路清扫的环卫设施以及人力投入，改善了大街小巷的道路状况，特别是背街小巷、城中村的道路硬化。原先的大街小巷道路条件较差，坑坑洼洼现象严重，而且无人管理。经过创卫之后，政府加大了投入力度，通过新建、扩建主次干道，硬化背街小巷等措施，改善了城市的道路状况。在道路两旁，尤其是城中村背街小巷安装路灯，美化了城市夜景，方便了群众夜间出行。同时，提高了道路机械化清扫率，降低了环卫人员的劳动强度，降低了作业风险。

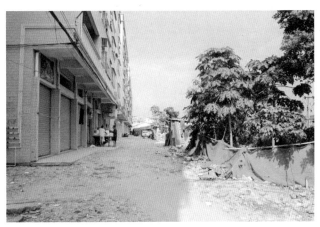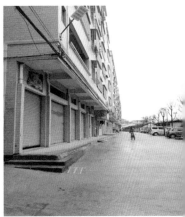

城中村道路改造前后对比

（二）农贸市场建设不断加强

在创建活动中，国家卫生城市新建或升级改造了农贸市场，按照规范化管理的要求，对集贸市场实行划行规市、分摊经营、文明经商、精细管理，加强对市场环境卫生保洁和秩序的管理，实现全天候保洁，进行地面硬化、管网铺设、公厕改造、经营项目功能分区、划行归市等大规模改造，规范了市场秩序，优化了市场环境，改变了以往经营环境差、乱摆乱卖、乱搭乱建、占道经营，甚至是"进不得、看不得、闻不得"，臭气熏人的现象。

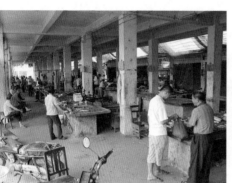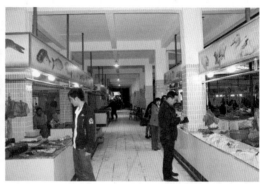

创建前后的农贸市场对比

（三）垃圾污水处理设施不断提升

几乎所有城市的污水处理系统、垃圾处理系统、医疗垃圾处理系统、粪便处理系统，都是在创卫过程中建设和完善的。据73个国家卫生城市统计资料显示，2010—2013年新增污水管网6 754千米，新建或改建污水处理厂131座，改建垃圾填埋场、焚烧场112座，新建或改建垃圾中转站1 229座。2012年，所有国家卫生城市的生活垃圾无害化处理率已达到90%以上，国家卫生城市生活污水集中处理率达到80%以上，平均为91.92%。通过创卫，城市更加注重发展环卫设施和排、供水设施，促进了政府对公共服务理念的提升，惠及百姓。

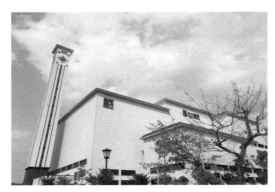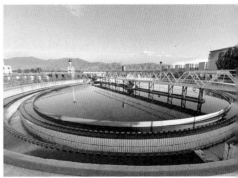

城市生活垃圾处理厂、污水处理厂

　　为巩固国家卫生区创建成果，积极响应习近平总书记"垃圾分类就是新时尚"的重要指示，2019 年起，上海市青浦区按照《上海市生活垃圾管理条例》的要求，全面推进生活垃圾全程分类体系建设，规范落实生活垃圾分类投放、分类收集、分类运输、分类处置工作，确保生活垃圾闭环管理。一是强化宣传培训，激发全民参与热情。生活垃圾分为可回收物、有害垃圾、湿垃圾和干垃圾四类，组建宣教队伍，采用线上线下相结合的方式展开垃圾分类知识普及活动，组织各部门力量，分组下沉街镇，针对四分类标准进行一对一培训，面对面指导，引导居民自觉践行源头分类投放责任。二是加快硬件改造，优化完善设施设备。各村居及时排摸点位数量，按照村居"五有标准"，规范配置四分类容器；推进居住区"定时定点"分类投放点设置，完善投放点洗手设施、除臭措施等，确保投放点环境管控到位。三是加强日常监督，落实长效管理机制。村居委安排志愿者参与"定时定点"投放点值守，引导居民按照四分类标准投放垃圾，确保垃圾纯净度。相关职能部门定期开展联合执法检查，依法加强执法力度，推动垃圾分类常态化、长效化。同时，逐步推行居住区生活垃圾"桶长制"，由居委工作人员担任"桶长"，所有投放点位垃圾容器进行统一编号，公开点位服务信息。农村地区按照"集中投放、统一管理"模式，推进干、湿垃圾就近定时定点投放。

（四）公共厕所建设水平不断提高

呼和浩特市在创卫的过程中，积极响应习近平总书记推进"厕所革命"的号召，建成区消灭了旱厕，建成并投入使用二类以上公厕4 213座，在建设数量满足需求的基础上，深挖质量的提升，在城市的街道、广场、游园、社区、商业中心，打造了一批兼具审美、服务、商业、休闲等多功能一体的城市便民综合服务体——青城驿站，为"厕所革命"增添了新内涵。全市投资建设758座青城驿站，并在"掌上青城"手机软件增

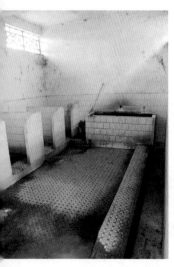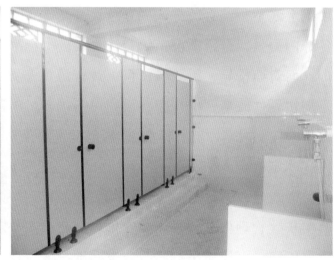

改造前后的公共厕所对比

设了如厕地图查询功能，全部具备基础功能，设有管理室、第三卫生间及公共服务区域，部分驿站内部业态丰富，增设母婴室，科学调整男女厕位比例，针对特殊人群专门增设了无障碍坐厕、安全抓杆、紧急呼叫按钮等人性化设施。

三、切实增强公共卫生服务能力

（一）法定传染病报告发病率明显下降

通过卫生创建，城市垃圾和污水得到处理，消灭了病原微生物的孳生地，提高了饮用水水质达标率，加强了对食品安全的管理，尤其是小餐饮业的规范，一定程度上切断了传染病的传播途径。在创建活动中开展的高密度、有针对性的健康教育，促使居民养成了良好的卫生习惯，从而促进了粪 - 口途径传播疾病发病率的下降，传染病的发病率也有较明显的降低。2014 年，国家卫生计生委对 11 个国家卫生城市调研显示，国家卫生城市获得命名前 4 年的法定传染病报告发病率平均增长率为 16.71%，命名后 4 年的平均增长率为 –2.75%。其中有 6 个国家卫生城市传染病报告发病率在获得命名 4 年后下降了 41.27%，而命名前 4 年 6 市该指标的平均增长率为 1%。国家卫生城市在获得命名之后，法定传染病报告发病率增长速度较命名前明显降低，平均降低 19.4%，尤其对西部城市肠道传染病的影响较为明显，且下降程度明显高于非国家卫生城市同期水平。如嘉峪关市肠道传染病由 2006 年命名时的 406.51/10 万，下降至 2012 年的 50.03/10 万。

（二）疾病预防控制工作得到加强

通过国家卫生城市创建活动，公共卫生建设得以加强。一是增加了疾病预防控制工作的投入。各市加强了疾病预防控制工作，尤其在传染病防治的人才引进、经费保障以及实验室建设等方面，提高了疾控机构对传染病的技术指导能力，加强了疾病监测和预警能力。虽然疾病预防控制工作一直是疾病预防控制体系的常规工作，但由于缺乏创卫这样强有力的激励机制，很难得到政府如此高程度的重视与投入。因此，卫生创建为疾控机构开展传染病预防控制工作奠定了扎实的基础。二是强化了疫情报告与管理。许多城市在创卫之前，存在传染病漏报情况，各个医院缺乏足够的激励，疾病预防控制机构的督导检查也缺乏相应的力度。《国家卫生城市标准》中明确规定，传染病漏报率应当控制在 2% 以下。在创卫的推动下，各个医疗卫生单位设置了负责传染病管理的机构和人员，落实责任。不断加强医院内疫情报告管理各个环节的质量控制工作。疫情登记和报告制度也得以健全，全部实现网络直报，漏报率控制在了 2% 以下。三是完善了医院感染性疾病科室建设。《国家卫生城市标准》强调了医疗机构在疾病预防控制中的前哨作用，绝大多数城市创卫之后，在全市二级以上综合医院设立了感染性疾病科，加强规范了预检分诊、发热门诊和肠道门诊的建设，有利于早期发现传染源，防止疾病的传播。四是加强了计划免疫工作。大多数城市通过创卫加强了儿童上学前的接种证查验，进行查漏补种，创卫明确了各接种门诊的管辖范围，提高了整体接种率。创建国家卫生城市期间，受益于多部门合作机制平台，疾病预防控制机构通过与教育部门合作，在儿童上学期间，有效地解决了流动儿童的预防接种工作。五是规范了医疗危险废弃物处理。各个城市在创卫期间，建设了医疗垃圾处理厂等，规范了医疗垃圾的管理与无害化处理，改变了创卫之前医院自行焚烧的处理方式。

（三）居民健康知识健康生活方式普及率显著提高

在创建国家卫生城市活动的推动下，各地广泛开展形式多样的健康教育和健康促进活动，营造氛围，引导群众改变不良卫生习惯，培养健康生活方式，掌握卫生保健和防病知识，全民健康素养和文明卫生习惯明显提高。

国家卫生城市对于社会、经济的推动，也有助于群众健康素养的提高。国家卫生城市创建对于健康的影响是一个综合的、长期的过程。

一是"大健康""大卫生"的改善与促进。国家卫生城市创建，是一种"大健康""大卫生"概念的推动与实践，其关注的范围不局限于卫生系统和卫生服务，而是着重治理健康社会决定因素的改善。从六次修改《国家卫生城市标准》看，国家卫生城市的创建活动着重在宜居环境、健康促进、食品安全和饮用水，以及传染病防治四个方面进行改善与提升。如标准规定居民健康素养水平≥23%，城市生活垃圾无害化处理率100%，城市生活污水集中收集率≥75%，适龄儿童免疫规划疫苗接种率≥90%，等等。这些措施，不仅仅局限在卫生系统，而是旨在改善决定人健康的"大卫生"环境，针对的是引起健康问题"原因背后的原因"。绝大多数国家卫生城市在创建过程中,"大健康""大卫生"的环境得到整体的提升,包括卫生环境、食品安全、生活饮用水、健康步道等。

二是健康促进能力建设得以显著提升。创卫期间,健康促进和健康教育工作的开展,提升了城市居民的健康知识水平,促使其养成良好的生活习惯。第一,提升了健康教育工作者的能力。大多数城市在创建过程中对照标准要求,落实健康教育经费,通过逐级培训、逐级辅导,提升了健康促进工作者对健康及其决定因素的理解程度,大量的、涉及各类人群的健康教育工作,以及健康大讲堂等活动,让健康教育工作者在实践中提高了与人交流、沟通的能力及传播健康知识的能力。健康促进工作使个人知识、个人技能、个人承诺(态度)、个人资源等四个维度的综合能力或综合素质都得到了很大的提升。第二,强化了健康教育机构。市委、市政府对健康教育工作高度重视,把健康教育工作纳入政府卫生工作目标管理,制订了健康教育工作计划,在全市建立健全了健康教育网络。通过开展多渠道、多层次、全方位群众性健康教育活动,形成"政府主导、部门联动、全民参与"的健康教育新格局,健全了健康教育组织机构,保障其充足的经费和人员。在一些健康教育工作较弱的地区,政府提升了健康教育机构级别,增加专职人员编制。第三,营造了健康教育氛围。充分利用广播、电视、报纸等强大舆论宣传工具,开辟专题讲座、开设健康教育专栏等多种形式,发挥媒体的监督作用,为健康教育宣传营造了浓厚的氛围。第四,推动了社区健康促进工作。各社区、学校等单位安排特定的人员从事健康教育工作，通过展板、入户发放宣传单、多媒体等形式开展健康教育，显著推动了社区健康促进能力的提升。第五，提高了居民健康素养水平。经过创卫期间高密度的组织宣传，居民的健康知识、健康态度和健康行为发生了较为明显的改变。创卫过程中健康教育力度非常大，群众不断地丰富了自己的健康知识，改变了一些不良的卫生习惯，增加了对慢性病危险因素的了解，多走路、跳广场舞的群众也越来越多。

（四）病媒生物密度有效降低

创卫期间，各地加强政府的组织领导，加大病媒生物防制宣传和投入力度，动员社会各方面力量开展除四害工作，开展环境卫生整治，进行孳生地清理活动，完善食品行业防鼠防蝇设施，加强病媒生物预防控制专业科室的建设，增加监测数量和点位，建立病媒生物监测网络和监测体系，建设病媒生物监测实验室，开展实验室的改造和一些抗药性的实验。对重点区域进行病媒生物消杀活动，如攀枝花市在国家卫生城市的创建过程中有效地降低了鼠、蚊和蝇的密度，降低了媒介传染病的发生。山东省日照市 2003 年开始创卫时病媒和自然疫源性传染病发病率为 12.59/10 万，在 2006 年获得命名时降至 5.68/10 万，下降了 54.9 个百分点。

四、积极促进经济社会发展

（一）助力招商引资

国家卫生城镇创建活动，一是能够通过改善环境卫生，绿化美化等工作，展示政府的社会治理能力和水平，树立良好的政府形象，使投资商愿意放心大胆地把资金和项目放在一个可以干成事的城市。二是完善了公共服务设施，城市重新布局设置。通过新建工业园区、对工业污水集中处理等措施，促进了城市招商引资工作。三是城市市容环境的改善，提高了城市的知名度和影响力，其产生的广告效应，吸引了潜在投资者的注意，这在中西部地区的国家卫生城市中较为明显。四是国家卫生城市吸引了周边企业落户，吸引了众多单位、居民购房、消费等，这对于增加城市人口就业，拉动城市内需，促进城市经济发展大有益处。

（二）促进旅游产业发展

国家卫生城市创建对城市保洁、垃圾处理、食品、旅店业、公共场所行业规范等公共服务都有明显的改善，营造了干干净净、绿树成荫、交通有序、食品安全的环境，受益最大的是以旅游业为主的第三产业。一方面，通过创建活动，城市改善了市区的市容环境和基础设施建设，提高了城市档次；另一方面，国家卫生城市命名提高了城市的知名度和美誉度，有利于吸引游客。创卫给环境带来的变化，对城市旅游业有很大的促进作用。如四川省攀枝花市 2005 年被列为全国十大污染城市，2006 年开始创建国家卫生城市，2008 年获得国家卫生城市命名。在创卫过程中，城市的空气质量、市容环境发生了翻天覆地的变化，对旅游业产生了较大的促进作用。国内旅游人次数在 2006 年开始创卫之后显著增加，2007 年达到 620.69 万，是 2005 年国内旅游人次数的 2 倍。同样，国内旅游收入也是在 2006 年开始创卫之后增加，2007 年达到 26.18 亿，是 2005 年的 2.5 倍。

五、明显提升社会卫生治理水平

（一）属地和职能部门充分发挥作用

《国家卫生城市标准》来源于各项法律法规和行业技术标准，创卫过程中必须依法行政，依法管理，各职能部门针对市政道路、环卫设施、农贸市场、城中村及城乡接合部、老旧庭院等存在的问题，采取属地管理、条块结合、以块为主的工作机制，加大投入，科学制订工作方案。如对于马路市场、流动商贩、乱涂乱画等问题，不是简单地一概取缔，而是采取疏堵结合，以疏为主的方式方法，建立便民疏导点、定时定点定品种、设立便民免费信息张贴栏等措施，方便了群众日常生活，较好地解决了城市管理者执法与被管理者需求的矛盾。重点解决硬件建设和软件管理的问题，推出"以克论净"深度保洁的理念，注重精细化、网格化、规范化管理，在长效机制上下功夫。

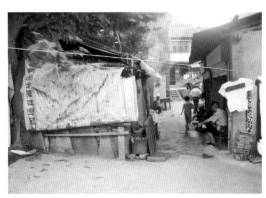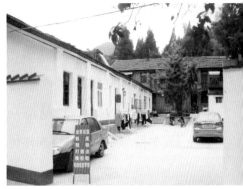

老旧庭院卫生整治前后

（二）狠抓工作落实，提高了政府执行力

卫生城镇创建啃的都是"硬骨头"，解决的都是长期积累下来的老大难问题，很多是在还管理上的历史欠账，必须下大决心，狠抓工作落实。为此，许多城市创卫过程中，建立健全清扫保洁机制、垃圾收集转运机制、垃圾无害化处理机制、食品安全监督检查机制、公共场所卫生监督检查机制、创建国家卫生城市奖惩机制，制订病媒生物防制管理办法和爱国卫生工作条例等一系列社会卫生治理工作机制，将爱国卫生和创卫工作纳入政府绩效考核进行管理，增强了干部队伍的战斗力、凝聚力，激发了干部敢担当、能碰硬、肯吃苦、善干事的精神风貌。有些地方还通过选派机关干部到基层一线和重点整治区域挂职，锻炼他们处理复杂矛盾、解决实际问题的能力，提升干部队伍的整体素质。

（三）积极动员群众，形成全社会参与的良好局面

创卫活动是一项需要政府组织，部门协作，全社会共同参与的利民惠民举措。全国总工会、共青团中央、全国妇联、教育、体育、文化等部门广泛号召动员群众，积极参与创卫活动，各地开展了形式多样，群众喜闻乐见的"城市是我家，创卫为大家"，"爱健康，讲卫生""小手拉大手"等活动，人民军队以驻地为家，主动参与创卫工作。同时，建立健全多种群众投诉平台，疏通群众反映问题的渠道，让群众更多地理解、支持、参与、监督国家卫生城市创建活动。

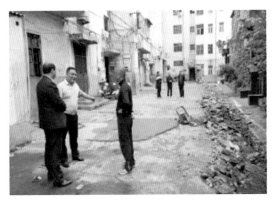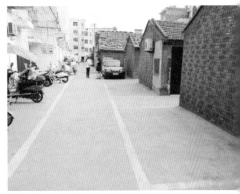

社区卫生整治前后对比

六、有效提高群众满意度

　　群众满意度是一项体现社会和谐和稳定程度的重要指标，提高群众满意度是完善社会治理体系的重要目标之一。创卫按照《国家卫生城市标准》，紧紧抓住群众最关心、最直接、最现实的利益问题，了解群众所需所想，以人为本，把人民群众的利益摆在首位，做到创卫为了人民，创卫依靠人民，创卫成果由人民共享。

　　在实际调查中，群众对创卫的满意度主要集中在效果评价、环境卫生、食品安全和生活状况方面。一是居民对国家卫生城市创建效果评价显著提高。98%的居民认为创卫效果很好或者较好。二是居民对创卫带来的市容环境变化满意度很高。在创建国家卫生城市之前，对市容环境非常满意和满意的居民占30%左右；在创卫过程中，居民对市容环境非常满意和满意的比例为90%左右；创卫之后，非常满意和满意度为98%。

三是居民对食品安全满意度显著提高。创卫之前，居民对食品安全满意度为80%左右；创卫后，满意度达到94.4%。四是居民对生活状况满意度提升较快。创卫之后，居民对生活状况非常满意度达到76.1%，是创卫前的5.9倍。城镇在创卫活动中，得到了广大群众的赞誉。秦皇岛市民的一篇文章《创卫，创的是民心，干就是了》集中体现了群众的心声：创卫，创的是民心，回答的是民意，不为别的，都是为我们自己好。创卫说到底就是找差距、去陋习、治顽疾、补短板，告别平庸，自我救赎，就是给未来一个仪式，也是给心灵一个仪式，让我们从此活得更自在。我们再不能把秦皇岛的美，一味地都依赖于天赐，我们应该有理由、有智慧、有想法、有能力，通过我们的守护与创造，让它更好、好上加好。

为了评估卫生创建活动对经济社会发展的影响，2010年开始，国内先后有一些省份和研究机构对卫生创建活动开展了评价研究。2014年，北京大学中国卫生发展研究中心在全国范围内从东、中、西三个地区分别抽取15个国家卫生城市和15个对照城市为研究对象，选取威海、株洲、宝鸡和攀枝花作为4个典型城市，进行现场调查和资料收集工作，从健康、环境和经济社会等角度对国家卫生城市创建工作成效进行评价。研究认为卫生创建，一是提升了城市发展和治理理念，塑造了先进的社会健康意识；二是改善了健康状况，提升了人民健康水平；三是提高了卫生投入，强化了卫生服务体系建设；四是改善了环境质量，提高了城市宜居程度；五是改善了城市发展的基础设施，保证了环境改善的基础条件；六是优化了投资环境，改善了城市形象，促进了城市经济结构转型；七是提高了居民对城市环境和生活的满意度。2015年，浙江省预防医学会通过收集全国73个国家卫生城市2010—2013年的数据和资料进行评价研究认为，卫生创建的成效主要有：改善人居环境，提升了现代城市品质；规范城市管理，提升了综合治理能力；提高公民素养，提升了文明健康水平；改善政府形象，提升了老百姓满意度；融洽干群关系，提升了干部精神面貌；优化投资环境，提升了经济发展平台。2020年，中国疾病预防控制中心通过收集1990—2019年全国爱卫会对国家卫生城市命名的资料，通过查阅文献资料，分析国家卫生城市创建标准，构建国家卫生城市的长期影响评价指标框架。分析结果认为：根据指标框架，结合理论和经验，可以将国家卫生城市的长期影响分为三个维度，即环境水平、社会经济水平和人群健康水平。同时，三个维度之间也具有互相影响、互相促进的关系。当一座城市的环境卫生水平得到改善，居民也会自发地改善自己的行为方式，同时因为环境中有害因素的减少，使疾病或是伤害的发生率也相应降低，最终可以提高居民的健康水平。另一方面，居民健康水平和健康素养的提高，也会对周围环境卫生提出更高的要求，又可以反向影响城市的环境水平。而环境卫生的改善也意味着城市风貌的提升，有利于政府招商引资，在一些城市还可以促进当地旅游业的发展。城市环境卫生的改善，最直接的影响就是提高群众对卫生状况的满意度。随着社会经济水平的提高，政府公共预算增加，可以增加对环境卫生方面的财政投入，从而进一步提高环境卫生水平。另外，还可以通过对医疗卫生投入增加，提高医疗卫生水平，从而增加居民健康水平。居民健康了，居民满意度也随之增加，还可以促进社会经济水平的提升。因此，国家卫生城市的长期影响是错综复杂的、相互交织的。

这些评价研究结果，也都从不同角度印证了卫生创建活动的显著成效。

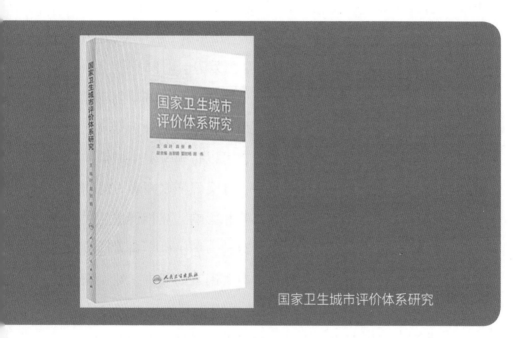

国家卫生城市评价体系研究

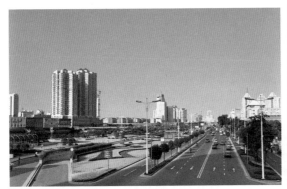

国家卫生城市——浙江省杭州市

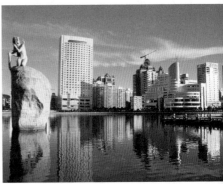

国家卫生城市——福建省厦门市

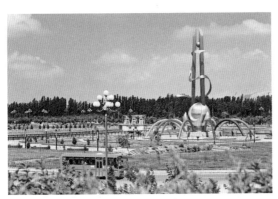

国家卫生城市——新疆维吾尔自治区库尔勒市

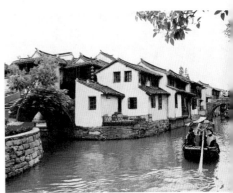

国家卫生镇——江苏省昆山市周庄镇

国家卫生城镇

第六章

健康城市建设

家国同行
共建共享
——爱国卫生运动

健康城市这一概念形成于 20 世纪 80 年代，是在"新公共卫生运动"、《渥太华宪章》和"人人享有健康"等理念的基础上产生的，也是世界卫生组织为应对 21 世纪城市化给人类健康带来的挑战而倡导的行动策略。根据世界卫生组织的定义，健康城市应该是健康人群、健康环境和健康社会的有机结合，是一个不断创造和改善自然环境、社会环境，并不断扩大社区资源，使城市居民能互相支持，以充分发挥潜能的城市。我国的健康城市工作有卫生城市创建、健康城市建设、健康促进县区建设等多种形式，其中健康城市建设是在创建卫生城镇的基础上，借鉴世界卫生组织倡导的健康城市行动战略而发展起来的，是健康中国建设进程中的一个重要组成部分。中国健康城市建设主要经历了三个阶段，即起步探索阶段、前期试点阶段和全面启动阶段。

第一节　健康城市起步探索阶段

中国的健康城市建设起步于 20 世纪 90 年代，具有广泛的工作基础。

中华人民共和国成立以来，我国的卫生工作得到了快速发展，传染病发病率得到了控制，慢性病逐渐成为影响群众健康的重要问题。同时，城市化进程的加快，人口流动的增加，以及环境脏乱差、空气质量、水质卫生等问题日益突出，也给城市卫生管理带来了压力，政府的城市管理水平急需通过有效的手段进一步提升。作为具有中国特色的工作方式，我国政府在

20 世纪 50 年代开始发动了轰轰烈烈的爱国卫生运动，目的是在经济落后的条件下尽快改善我国的环境卫生面貌，20 世纪 60—80 年代，爱国卫生运动在控制血吸虫病、结核病等威胁群众健康的重大传染病方面作出了不可磨灭的贡献。20 世纪 80 年代末期，全国爱卫会在全国范围内开展创建国家卫生城市活动，大幅提高了中国城乡环境卫生水平，同时也为我国探索开展健康城市建设奠定了扎实的基础。

同时，世界卫生组织提出了健康城市行动策略，其所包含的理念和方法，与我国卫生城镇创建工作有异曲同工之妙。1985—1986 年，世界卫生组织首先在欧洲倡导开展健康城市试点。1986 年，在里斯本举办的第一次欧洲大会上，约有 30 个城市承诺要达到世界卫生组织的目标。20 世纪 80 年代末至 20 世纪 90 年代初，随着欧美等发达国家健康城市计划的启动，日本、新西兰和澳大利亚也加入了这一行动。1992 年，世界卫生组织正式向我国卫生部建议先选取部分城市作为健康城市试点，然后以点带面，逐步将健康城市建设项目向全国推广，最终形成国家级健康城市网络。1993 年，卫生部组团参加在菲律宾马尼拉召开的城市健康发展世界卫生组织双边地区会议，开始系统了解健康城市建设项目。1994 年初，世界卫生组织官员对中国进行了考察，认为中国完全有必要也有条件开展健康城市建设。同年 8 月，经世界卫生组织和卫生部洽谈，北京市东城区和上海市嘉定区被选定为健康城市建设试点城区，这标志着中国正式加入世界性的健康城市行动中。两区结合自身的实际制订了健康城市发展规划，明确了工作重点，东城区将污水处理、环境绿化和健康教育三项工作作为建设健康城市的切入点，而嘉定区则以垃圾回收处理作为建设健康城市的重点。

1995年，海南省海口市和重庆市渝中区也被纳入健康城市试点范围。1995年10月，世界卫生组织官员先后对渝中区、海口市和嘉定区等进行了项目考察和评估，对开展的工作给予了充分肯定。

此后，大连、日照、保定等城市也陆续开展了符合自身特点的健康城市建设活动。1999年，世界卫生组织和全国爱卫办在苏州吴江举办健康城市讲习班，随后苏州市开始加入建设健康城市的活动中，并在2001年将开展健康城市建设列入苏州市第九次党代会报告。

进入21世纪后，各地方政府建设健康城市的热情不断高涨。特别是在2003年"非典"疫情之后，城市公共卫生领域越来越受到政府和人们的重视，许多地区都自发地开展了以提高居民健康和生活质量为目标的健康运动，这也加快了健康城市项目走向全国的步伐。

2003年9月，苏州市召开"非典"防治工作暨建设健康城市动员大会，印发了健康城市建设系列文件，包括健康城市建设决定、行动计划和职责分工等，系统启动了健康城市建设工作。上海市政府于2003年底印发了《上海市建设健康城市三年行动计划（2003—2005年）》，确定了营造健康环境、提供健康食品、追求健康生活、倡导健康婚育、普及健康锻炼、建设健康校园、发展健康社区、创建精神文明等8个项目，并作为上海市政府的重点工作来抓。2005 年 5 月 25—26 日，苏港澳健康城市论坛在苏州召开，标志着苏州健康城市建设进入了一个新的阶段。2006 年 8 月，上海市人民政府出台了《上海市建设健康城市 2006 年—2008 年行动计划》，在这一轮健康城市建设中，上海确立了"医食住行"四大优先项目，即完善健康服务、提供健康食品、营造健康环境、倡导健康行为。作为中国第一个开展健康城市建设的特大型城市，上海为中国其他特大型、大型城市的项目开展提供了经验和实践基础。2006 年 10 月，第二届世界健康城市联盟大会在苏州召开，肯定了中国十余年来在健康城市运动中所做出的努力。

第二节　健康城市前期试点阶段

一、试点城市工作推动情况

在前期探索的基础上，2007 年，全国爱卫办在全国正式启动了健康城市（区、镇）试点工作，选取上海市、浙江省杭州市、辽宁省大连市、江苏省苏州市和张家港市、新疆维吾尔自治区克拉玛依市、北京市东城区和西城区、上海市闵行区七宝镇和金山区张堰镇等 10 个市（区、镇）为全国第一批健康城市（区、镇）试点，中国健康城市建设自此揭开了新的篇章。

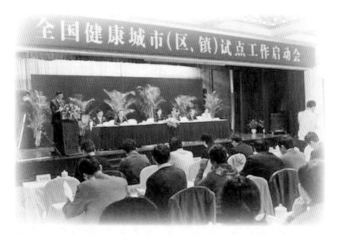

健康城市（区、镇）试点工作启动会

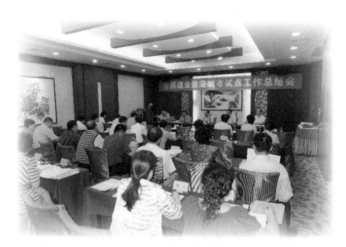

健康城市试点工作总结会

在国家的统一部署下，各地按照全国爱卫办的意见和要求积极开展了健康城市试点工作。2007年2月，杭州市委、市政府在中共杭州市第十次代表大会上提出：倡导健康生活方式，深化城乡爱国卫生工作，建设健康城市，同时确定上城区、下城区、拱墅区作为建设健康城市的试点城区。2008年，杭州市委、市政府发布了《关于建设健康城市的决定》，全面启动健康城市建设工作。北京市着手开展"健康奥运、健康北京——全民健康促进活动"。2009年，为了更好地继承和发扬奥林匹克运动留下的健康遗产，北京市政府颁布了《健康北京人——全民健康促进十年行动规划（2009—2018年）》。其总体目标是改善市民主要健康指标，使其身体健康、心理健康、社会适应能力和道德健康水平不断提高，延长市民健康寿命，努力将北京建设成为拥有一流"健康环境、健康人群、健康服务"的国际化大都市。

2010年以来，健康城市作为我国城市转变发展方式、践行科学发展观的新模式，越来越受到各层面的重视，并迈入全面建设发展的新阶段。在国家层面，健康理念倡导和健康城市建设也越来越受到重视、鼓励和支持。2012年，国务院发布的《卫生事业发展"十二五"规划》明确提出：全面启动健康城镇建设活动，继续开展国家卫生城（镇）创建活动。在地方政府层面，越来越多的城市开始制订具有自身特色的健康行动方案和规划，将健康城市建设纳入国民经济和社会发展规划之中，如《健康北京"十二五"发展建设规划》《广州市建设健康城市规划（2011—2020年）》《上海市健康促进规划（2011—2020年）》《"健康唐山、幸福人民"行动方案》等。

二、前期试点城市工作主要成效

从世界范围看，我国健康城市建设面临着人口基数大、快速城市化、发展方式粗放等诸多特殊情况，建设健康城市任务艰巨。但是，经过20多年的努力，在全国爱卫办和世界卫生组织的指导帮助下，我国健康城市建设已经取得了长足进步，多个城市通过了世界卫生组织官员和专家的实地考察评估，获得了高度的认可和称赞。2008年5月，世界卫生组织驻华代表考察杭州，评价杭州健康城市建设模式值得中国其他城市学习。2010年7月，世界卫生组织总干事陈冯富珍在接受新华社记者专访时将上海健康城市建设的成功经验概括为八个字：群众参与、健康之道。2011年8月，世界卫生组织西太平洋地区申英秀主任指出，上海的健康城市实践为西太平洋地区国家和地区提供了有效的范本。从实践效果看，这些试点城市在健康环境、健康服务水平方面都有了较大改善；城市居民的健康意识、健康知识、健康水平都有了较大提高；城市治理逐步从被动、末端治理走向以预防为主的源头治理；城市考核则逐步从只注重经济发展水平高低走向多领域涵盖，如公共卫生、产业结构、环境水平、城市规划与建设等，力争将"健康"理念贯穿于城市发展的各个阶段。

我国健康城市建设经过20多年的探索和发展，已经逐步形成了不同于西方的、具有中国特色的健康城市建设道路，主要表现在以下几个方面。

（一）"大卫生"的建设理念

我国健康城市的"大卫生"建设理念，是不仅仅依靠卫生部门解决公共卫生和健康问题，而是努力将健康理念贯穿于所有政府部门的工作之中，群策群力、多方联动、齐抓共管、形成合力，这样才能彻底摒弃高消耗、高污染、高浪费、低生态效益和社会效益的传统工业模式，才能发挥城市的最大潜能，才能有效面对 21 世纪城市化给人类健康带来的挑战。

（二）"政府主导、部门协作、社会参与"的运行机制

不同于西方国家以非政府组织为主推动健康城市建设的模式，我国健康城市建设采用的是"政府主导、部门协作、社会参与"的运行机制，即政府是健康城市建设的主导者，各个政府部门是健康城市建设的组织者和具体实施者，包括企事业单位、基层群众自治性组织、社会组织、志愿者、群众等在内的社会方方面面都是健康城市建设的参与者。

（三）"政府规划 + 项目推进"的建设方式

我国在健康城市建设上已逐步形成了"政府规划 + 项目推进"的综合建设方式。具体来说，一方面，有的城市已将健康城市理念纳入国民经济发展规划或城市规划，力求从总体规划层面来推进健康城市全局性、系统性、重点性建设。另一方面，各地结合当地实际情况，针对突出的健康问题，组织开展培育健康人群、优化健康服务、改善健康环境、构建健康社会等方面等具体建设项目。由于每个城市各自情况不同，这些重点项目在涉及领域、关注重点、实施目的等方面都会存在一定差异。

（四）正面积极的宣传教育

我国健康城市建设之所以能够在短时间内取得一定的成就、获得中央和地方政府的认可、赢得群众居民的支持，多样有效的宣传教育是重要原因之一。

在组织各地开展健康城市试点的同时，为了进一步推动健康城市的发展、引导各地规范开展健康城市建设，2009年2月，卫生部和全国爱卫办组织编写了《健康城市建设培训教材》并印发各地。教材重点阐述了健康城市的概念、在我国开展健康城市的意义、影响城市健康的主要问题和解决方法、开展健康城市活动的步骤，以及在开展健康城市过程中的需求评估、计划制订和实施、健康城市建设的效果评价等内容。随着健康城市运动在中国的开展，地方政府、非政府组织以及一大批专家学者开始逐步接受、认同、宣传和践行"健康城市"理念，对我国健康城市的实践开展了广泛的调研、分析、总结，不断丰富我国关于健康城市建设的理论研究工作，并出现了多项研究成果，代表性著作有《健康城市理论与实践》《中国健康城市建设研究》《北京健康城市建设研究》《中国健康城市建设实践之路》《杭州市健康城市建设实践与发展研究》《健康城市之细胞工程——健康单位建设指南》《现代健康城市发展研究》等。其中，《中国健康城市建设研究》《北京健康城市建设研究》两部专著还被译成英文，在联合国开发计划署驻华代表处和世界卫生组织驻华代表处的精心安排下，对外讲述健康城市的"中国故事"和"北京故事"。

在健康城市建设过程中，各地也成立了众多跨部门的非政府组织，积极参与到健康城市建设工作当中。2007年，上海市提出设立世界卫生组织健康城市合作中心的申请，上海市健康促进委员会办公室于2010年底被正式命名为"世界卫生组织健康城市合作中心"。这是世界卫生组织在西太平洋区域设立的首个健康城市合作中心。2011年8月16日，在中国医药卫生事业发展基金会和首都社会经济发展研究所的共同发起下，北京市成立了北京健康城市建设促进会。这是国内首家专门针对健康城市建设而成立的跨部门民间社团组织。2016年12月8日，北京市卫生计生委组织召开了京津冀三地落实《"健康中国2030"规划纲要》研讨会。会议议定成立京津冀健康城市联盟，具体工作由京津冀健康城市建设协作组（爱国卫生工作协作组）负责，旨在探索、拓展和深化京津冀三地在卫生和健康领域协同发展的各层次合作，不断丰富合作内容，完善合作框架体系。

截至2013年底，全国已有7个省（市）开展了健康省（市）建设活动，34个地市（区）开展了健康城市建设活动。2013年，世界卫生组织向我国政府颁发"健康（卫生）城市特别奖"，以表彰我国在这一领域作出的贡献。

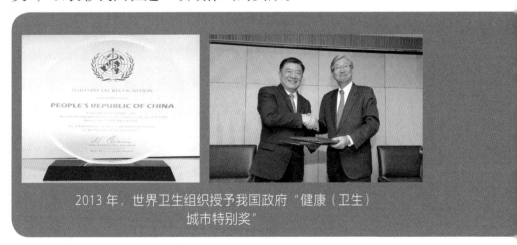

2013年，世界卫生组织授予我国政府"健康（卫生）城市特别奖"

三、健康城市国际合作

2008年，主题为"健康与城市发展"的中国首届国际健康城市市长论坛在杭州召开，卫生部副部长陈啸宏出席并讲话，来自全球各地的9个城市市长、副市长和世界卫生组织代表等嘉宾发表了演讲。此次论坛是国内首次以政府名义举办的健康城市市长论坛，论坛在总结杭州等城市关于建设健康城市的先进经验基础上，提炼六点倡议形成了《杭州宣言——让城市成为健康生活的家园》：①建设健康城市，提高市民生活品质，构建人类理想家园，不仅是城市全体居民的共同追求，更应成为城市发展的终极目标；②建设健康城市，应当倡导健康生活理念，引导健康生活方式，不但应注重市民的身体健康，更应注重市民的道德健康、心理健康和社会适应；③建设健康城市，应当构建健康的社会，倡导和谐的人际关系，营造礼让、友爱、守信、互助的公共交往方式，不但要构建和谐的家庭关系、邻里关系，更要构建和谐的公共人际关系；④建设健康城市，应当建立健全保障健康的公共政策，建立有效的公共卫生体系、医疗服务体系、医疗保障体系和危机应急处理体系，为居民提供良好的健康服务；⑤建设健康城市，应当创造良好的生活环境，根据各自城市的自然资源、人文特色，建设既安全、环保又舒适、优美的城市环境，让城市成为宜居、宜学、宜业的生活家园；⑥各城市政府，应当与市民共同携手，以人的健康为出发点，推进健康环境、健康人群、健康文化和健康社会有机协调和持续发展，建设一座座安全、和谐、卫生、宜居和人人拥有高品质生活的健康城市。

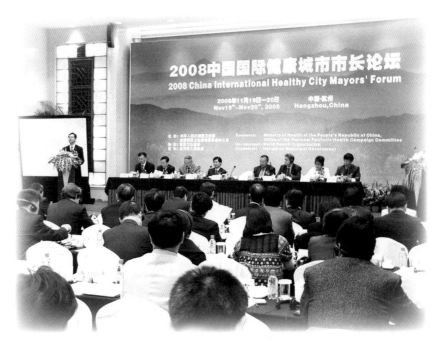

2008 年，首届中国国际健康城市市长论坛在杭州举办

2010 年，第二届中国国际健康城市市长论坛在大连举行，通过积极倡导和试点带动，取长补短，交流经验，取得了较好的效果。各地对健康城市建设活动进行了积极探索，如健康北京、健康上海、健康杭州、健康苏州、健康大连等，健康城市建设活动已经在我国具有了良好的理论和实践基础。全国爱卫办主任、卫生部副部长尹力到会并作讲话，世界卫生组织西太平洋地区主任申英秀等国内外嘉宾参加了会议。

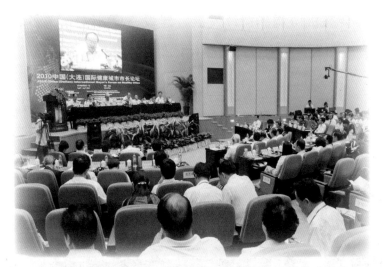

2010年，第二届中国国际健康城市市长论坛在大连举办

第三节　健康城市健康村镇全面启动

　　随着健康城市试点工作的推进，健康城市建设工作也越来越受到社会各界的关注。党的十八大报告中指出："健康是促进人的全面发展的必然要求。要坚持为人民健康服务的方向，坚持预防为主"。2012年，国务院印发了《卫生事业发展"十二五"规划》，正式提出要"全面启动健康城市健康村镇建设活动"。2013年12月5日，中央政治局委员、国务院副总理、全国爱卫会主任刘延东主持召开新一届全国爱国卫生运动委员会第一次全体会议，她在讲话中指出，要"全面启动健康城市建设，促进城市建设与人的健康协调发展"。这标志我国健康城市建设逐步进入了新的发展阶段。

一、国家健康城市健康村镇建设指导意见出台

2014 年 12 月 23 日，国务院《关于进一步加强新时期爱国卫生工作的意见》印发，就做好新形势下的爱国卫生工作提出明确要求。这是国务院时隔 25 年又一次印发指导开展爱国卫生工作的重要文件。意见指出，"做好新时期的爱国卫生工作，是坚持以人为本、解决当前影响人民群众健康突出问题的有效途径，是改善环境、加强生态文明建设的重要内容，是建设健康中国、全面建成小康社会的必然要求。"意见提出，"结合推进新型城镇化建设，鼓励和支持开展健康城市建设，努力打造卫生城镇升级版，促进城市建设与人的健康协调发展。根据城市发展实际，编制健康城市发展规划，围绕营造健康环境、构建健康社会、培育健康人群等重点，将健康政策相关内容纳入城市规划、市政建设、道路交通、社会保障等各项公共政策并保障落实。紧密结合深化医改，不断优化健康服务，大力推进基本公共卫生服务均等化，促进卫生服务模式从疾病管理向健康管理转变。推动健康城市理念进社区、进学校、进企业、进机关、进营院，提高社会参与程度。借鉴国际经验，建立适合我国国情的健康城市建设指标和评价体系，组织第三方专业机构开展建设效果评价，研究推广健康城市建设的有效模式。"文件中明确了健康城市是卫生城镇的升级版，提出将"健康"因素融入各项政策制定之中，还提出了"健康细胞"建设、健康城市评价指标体系

建设的设想，这都为各地的健康城市建设提供了政策指导和依据。

2015年1月21日，全国爱卫会召开全国爱国卫生工作电视电话会议，贯彻落实《国务院关于进一步加强新时期爱国卫生工作的意见》。中央政治局委员、国务院副总理、全国爱卫会主任刘延东强调，要借鉴国际经验，结合我国国情，探索开展健康城市建设，努力打造卫生城镇"升级版"。要求全国爱卫办要会同相关部门，抓紧研究健康城市建设的指导意见、指标体系和评价方法。

2015年3月，全国爱卫会在安徽省马鞍山市当涂县召开全国爱国卫生工作会议暨全国城乡环境卫生整洁行动现场会。全国爱卫会副主任、国家卫生计生委主任李斌在会议上再次强调，各地要在已有工作基础上全面启动健康城市建设，倡导将健康融入所有公共政策的理念，在制定城市规划和社会保障等政策、建设市政服务设施等方面，充分考虑群众的健康需求；把"健康细胞"工程与深化医改、完善基本公共卫生服务结合起来，在社区、学校、企业、机关中处处营造健康氛围，打造全面促进群众身心健康的重要平台，让市民生活在天蓝、水净、风清、人和的环境中。

2016年6月16日，全国爱国卫生运动委员会全体会议在北京召开，会议审议通过了全国爱卫办组织起草的《关于开展健康城市健康村镇建设的指导意见》。刘延东同志在讲话中提出，要扎实推进健康城市健康村镇建设。重点抓好五点：一抓政策融合，各部门各地区要进一步充实完善健康环境、健康社会、健康服务、健康人群、健康文化的具体内容，提出阶段性目标和政策措施，将健康融入城镇规划、建设、管理的全过程；二抓规划制定，各地区要针对当地居民的主要健康问题，深入研究针对性工作措施，认真编制相关发展规划和工作计划，绘好健康城市健康村镇建设的施工图和进度表；三抓城乡统筹，要坚持区域平衡发展，聚焦城乡卫生健康工作薄弱环节，推进基本公共服务更多向农村倾斜，重点完善村镇基础设施条件，改善人居环境卫生面貌，提升群众卫生文明素质，满足居民健康需求；四抓工作落地，要广泛开展健康社区、健康单位和健康家庭等"健康细胞"工程建设，持续改进自然环境、社会环境和健康服务，形成全社会关注健康、促进健康的氛围，构筑健康中国建设的微观基础；五抓特色建设，要求开展健康城市建设要突出地域特点，既要按部署要求做好规范动作，也要因地制宜搞好自选动作，努力建成一批贴近需求、富有特色、群众认可的健康城市健康村镇示范。

2016 年 7 月 18 日，经国务院同意，全国爱卫会印发《关于开展健康城市健康村镇建设的指导意见》，在全国全面启动了健康城市和健康村镇建设工作。《指导意见》明确提出了健康城市和健康村镇建设的工作目标和重点任务，要求各地研究制订健康城市和健康村镇发展规划，确定有针对性的干预策略和可行的阶段性目标，制订相应的实施方案，确定阶段性评价指标和部门职责分工，分阶段、分步骤完成工作目标。

2016 年 7 月 29 日，全国爱卫办印发《关于做好健康城市健康村镇建设相关工作的通知》，进一步明确了健康城市健康村镇建设工作要求，要求各省（自治区、直辖市）爱卫会根据本地区经济社会发展实际，尽快研究制订健康城市健康村镇建设工作指导意见，抓紧研究编制本地区健康城市健康村镇发展规划，研究确定若干党委政府重视、工作基础较好的国家卫生城市（区）作为省级健康城市试点，各个城市要确定一定比例的国家卫生县城（乡镇）以及工作基础比较好的村作为市级健康村镇试点。在此基础上，全国爱卫办将确定部分城市（区）作为全国健康城市试点，各省（自治区、直辖市）也应确定一定数量的省级健康村镇试点。

二、健康城市健康村镇建设上升为健康中国建设的重要抓手

2016 年 10 月，中共中央、国务院印发《"健康中国2030"规划纲要》，纲要提出：要"把健康城市和健康村镇建设作为推进健康中国建设的重要抓手，保障与健康相关的公共设施用地需求，完善相关公共设施体系、布局和标准，把健康融入城乡规划、建设、治理的全过程，促进城市与人民健康协调发展。针对当地居民主要健康问题，编制实施健康城市、健康村镇发展规划。广泛开展健康社区、健康村镇、健康单位、健康家庭等建设，提高社会参与度。重点加强健康学校建设，加强学生健康危害因素监测与评价，完善学校食品安全管理、传染病防控等相关政策。加强健康城市、健康村镇建设监测与评价。到 2030 年，建成一批健康城市、健康村镇建设的示范市和示范村镇。"《"健康中国 2030"规划纲要》首次提出，

将健康城市健康村镇建设作为推进健康中国建设重要抓手的目标要求，阐明了这项工作的重要意义，同时也为健康城市健康村镇建设指明了方向。

　　2016 年 11 月 1 日，《全国爱卫办关于开展健康城市试点工作的通知》，在 31 个省（自治区、直辖市）确定了 38 个国家卫生城市（区）作为全国健康城市建设首批试点城市。这 38 个试点城市（区）分别为：北京市西城区，天津市和平区，河北省迁安市，山西省侯马市，内蒙古自治区包头市，辽宁省大连市，吉林省长春市，黑龙江省大庆市，上海市嘉定区，江苏省苏州市、无锡市、镇江市，浙江省杭州市、宁波市、桐乡市，安徽省马鞍山市，福建省厦门市，江西省宜春市，山东省济南市、威海市、烟台市，河南省郑州市，湖北省宜昌市，湖南省资兴市，广东省珠海市，广西壮族自治区南宁市，海南省琼海市，重庆市合川区，四川省成都市、泸州市，贵州省贵阳市，云南省玉溪市，西藏自治区拉萨市，陕西省宝鸡市，甘肃省金昌市，青海省格尔木市，宁夏银川市，新疆维吾尔自治区克拉玛依市。

　　2016 年 11 月 6 日，全国健康城市健康村镇建设座谈会暨健康城市试点启动会在浙江杭州召开。全国爱卫会副主任、国家卫生计生委主任李斌做出重要批示，指出："建设健康城市健康村镇是建设健康中国的重要抓手，是推进新型城镇化建设的重要内容，也是新时期爱国卫生运动的重要载体。希望各地认真贯彻全国卫生与健康大会要求部署特别是习近平总书记重要指示精神，全面贯彻落实《"健康中国 2030"规划纲要》，紧紧围绕健康中国的目标，牢固树立大卫生、大健康理念，努力营造健康环境、构建健康社会、优化健康服务、发展健康文化，不断提高人民群众健康水平。开展健康城市健康村镇试点，是总结经验、推进工作的重要方法，希望试点城市加强理论创新和实践探索，当好先行先试的'排头兵'，出经验、出典型，形成可推广的健康城市建设模式，推动全国健康城市建设深入开展，为健康中国目标的实现作出积极贡献。"国家卫生计生委副主任、国家中医药管理局局长全国爱卫办主任王国强出席会议并讲话，他充分地肯定了全国健康城市健康村镇建设工作取得的积极进展，强调健康城市健康村镇建设是建设健康中国的重要抓手，是新时期爱国卫生工作的重要载体，是新型城镇化建设的重要内容，要求各试点城市按照中央决策部署，结合本地实际，切实做好试点工作：一是以全国卫生与健康大会和《"健康中国 2030"规划纲要》为指导，强化顶层设计；二是突出重点任务，确保试点工作取得实效；三是大胆改革创新，探索健康城市实现路径。此次会议的召开，标志着全国新一轮健康城市试点工作全面启动。

2016 年 11 月 18—19 日，第三届中美友城大会暨中美健康城市论坛在江西省南昌市召开。中美健康城市论坛是为了落实中美两国元首关于加强中美合作的共识而举办的，被列入了 G20 峰会中美两国元首会晤、第八轮中美战略与经济对话、第七轮中美人文交流高层磋商成果清单，由中国人民对外友好协会、国家卫生计生委和美国国际姐妹城协会、美国卫生与公众服务部共同举办。王国强在致辞中表示，我国政府始终高度重视维护和促进人民健康，提出了建设健康中国的国家战略。健康城市建设是推进健康中国的重要抓手，是新时期爱国卫生运动的重要载体，是实现以人为本的新型城镇化的有效途径。中国和美国在健康领域具有战略共识和共同利益，中美健康城市交流已成为两国人文交流的重要平台。中方愿以更加开放的态度，继续深化两国政府及城市间交流与合作，分享健康城市建设、管理和服务等领域经验，促进联合国可持续发展目标的实现。论坛发表了《中美健康城市南昌宣言》，与会代表共同倡议，在联合国2030年可持续发展议程框架下，通过不断完善健康政策、提高城市环境卫生水平、有效发动社区和社团的参与、积极倡导健康生活方式等行动，推动健康城市建设，深化两国友城的务实合作。

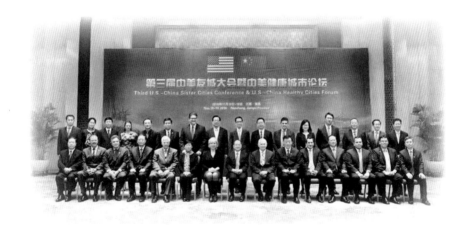

2016年，第三届中美友城大会暨中美健康城市论坛在江西举办

2016年11月21—24日，第九届全球健康促进大会在上海市召开。大会第一天下午举办了2016年国际健康城市市长论

坛。刘延东在论坛上发表主旨演讲时指出，应树立"大健康"理念，把健康融入所有政策，建设可持续发展的健康城市，让人民共享公平可及的健康服务。论坛还就协同推进健康与城市可持续发展达成《健康城市上海共识》，对如何建设健康城市提供了一个框架。《健康城市上海共识》强调为健康福祉努力的城市是可持续发展的关键，健康城市治理的五大原则是：将健康作为所有政策的优先考虑；改善社会、经济、环境等所有健康决定因素；促进社区积极参加；推动卫生和社会服务公平化；开展城市生活、疾病负担和健康决定因素的检测与评估。同时，《健康城市上海共识》还进一步为健康城市建设行动列出了十大优先领域，并将其全面融入2030可持续发展议程：①保障居民在教育、住房、就业、安全等方面的基本需求，建立更加公平更可持续的社会保障制度；②采取措施消除城市大气、水和土壤污染，应对环境变化，建设绿色城市和企业，保证清洁的能源和空气；③投资于我们的儿童，优先考虑儿童早期发展，并确保在健康、教育和社会服务方面的城市政策和项目覆盖每个孩子；④确保妇女和女童的环境安全，尤其是保护她们免受骚扰和性别暴力；⑤提高城市贫困人口、贫民窟及非正式住房居民、移民和难民的健康与生活质量，并确保他们获得负担得起的住房和医疗保健；⑥消除各种歧视，例如对残疾人士、艾滋病感染者、老年人等的歧视；⑦消除城市中的传染性疾病，确保免疫接种、清洁水、卫生设施、废物管理和病媒控制等服务；⑧通过城市规划促进可持续的城市交通，建设适宜步行、运动的绿色社区，完善公共交通系统，实施道路安全法律，增加更多的体育、娱乐、休闲设施；⑨实施可持续和安全的食品政策，使更多人获得可负担得起的健康食品和安全饮用水，通过监管、定价、教育和税收等措施，减少糖和盐的摄入量，减少酒精的有害使用；⑩建立无烟环境，通过立法保证室内公共场所和公共交通工具无烟，并在城市中禁止各种形式的烟草广告、促销和赞助。

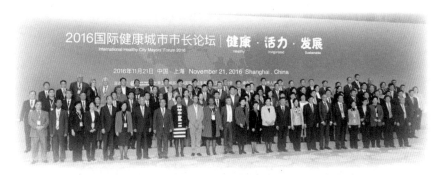

2016 年，国际健康城市市长论坛在上海举办

2017 年 5 月 12 日，爱国卫生运动 65 周年暨全国爱国卫生工作座谈会在浙江省杭州市召开。刘延东在讲话中强调，要强化基层基础，加快建设美丽宜居的健康城市健康村镇。一要广泛动员，形成建设合力。健康城镇建设要充分发挥各级政府的统筹协调作用，形成政府有形之手、市场无形之手、群众勤劳之手同向发力的良好格局。二要夯实基础，壮大"健康细胞"。大幅度提高卫生县城（乡镇）创建质量和数量，加快推进健康社区、健康单位、健康学校、健康家庭等"健康细胞"工程建设。三要统筹城乡，突出区域特色。努力打造一批美丽宜居、富有特色、群众认可的健康城镇品牌。

2017 年 5 月 17 日，全国爱卫办联合共青团中央、中央文明办、民政部、国家卫生计生委等部门印发了《关于在健康城市健康村镇建设中充分发挥青少年事务社会工作专业人才和青年志愿者作用的通知》，要求各地充分发挥党委政府的主导作用，加强组织领导，健全工作机制，培育和扶持社会工作和志愿者队伍，实化工作内容，开展好社会公益服务活动，在健康城市健康村镇建设中充分发挥好青少年事务社会工作专业人才和青年志愿者的作用。

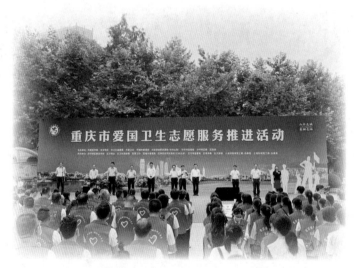

重庆市爱国卫生志愿服务推进活动

2017 年 7 月 27—28 日，全国爱卫办在山东省威海市召开了全国卫生城镇和健康城市工作经验交流会，并与世界卫生组织共同举办了健康城市研讨会，会议交流了健康城市建设试点工作经验。国家卫生计生委副主任、全国爱卫办主任王国强，共青团中央书记处书记徐晓出席会议并讲话，世界卫生组织驻华代表施贺德、智利驻华大使贺乔治在研讨会上发言。王国强指出，党的十八大以来，各地健康城市健康村镇建设开局良好，各地要充分发挥健康城市健康村镇在健康中国建设中的抓手作用，按照六项规定动作与推进特色建设相结合的"6+X"工作要求，探索有效建设模式，扎实推进试点工作。"6+X"中的"6"就是做好 6 项规定动作，一是要建立党委、政府领导的工作机制；二是要以问题为导向研究编制本地区健康城市健康村镇发展规划；三是要推进一批重点建设项目，确保规划落地见效；四是要开展"健康细胞"建设，构筑健康中国的微观基础；五是要建立全民健康管理体系，努力实现全人群、全生命周期的健康管理；六是要组织开展建设效果评价工作，推动健康城市建设持续改进、良性发展。"X"就是推进特色建设，鼓励各地根据自身经济社会发展水平、地理环境、文化特点等，结合美丽乡村、特色小镇等建设，因地制宜搞好自选动作。

2019 年 6 月 24 日，《国务院关于实施健康中国行动的意见》印发，提出了全方位干预健康影响因素、维护全生命周期健康、防控重大疾病等三方面主要任务，实施 15 个专项行动，明确了倡导性、预期性、约束性三大类指标。从健康知识普及、合理膳食、全民健身、控烟、心理健康、健康环境促进等方面综合施策，全方位干预健康影响因素。《国务院关于实施健康中国行动的意见》强调，良好的环境是健康的保障，要求向公众、家庭、单位（企业）普及环境与健康相关的防护和应对知识，推进大气、水、土壤污染防治，推进健康城市、健康村镇建设。

2019 年 12 月 28 日，中华人民共和国第十三届全国人民代表大会常务委员会第十五次会议审议通过《中华人民共和国基本医疗卫生与健康促进法》。其中第七十二条对建设健康城市、健康村镇作出规定，健康城市建设纳入法治化管理。

2020 年，新型冠状病毒感染疫情突如其来，在抗击疫情的过程中，多年以来持之以恒、不断深化的健康城市建设，既为抗击疫情创造和提供了有效的防控基础条件，又进一步彰显了把人民至上、生命至上理念融入健康城市建设所迸发出的巨大力量。在这次抗击疫情的大考中，健康城市建设走在前列的城市，其应对突发公共卫生事件的能力明显强于相对落后的城市，这些先进城市在各项卫生健康事业建设成效显著，因而在实际工作中赢得主动权。

2020 年 6 月 2 日，中共中央总书记、国家主席、中央军委主席习近平在北京主持召开专家学者座谈会并发表重要讲话。他指出："爱国卫生运动是我们党把群众路线运用于卫生防病工作的成功实践。要总结新冠肺炎疫情防控斗争经验，丰富爱国卫生工作内涵，创新方式方法，推动从环境卫生治理向全面社会健康管理转变，解决好关系人民健康的全局性、长期性问题。要全面改善人居环境，加强公共卫生环境基础设施建设，推进城乡环境卫生整治，推进卫生城镇创建。要倡导文明健康绿色环保的生活方式，开展健康知识普及，树立良好饮食风尚，推广文明健康生活习惯。要推动将健康融入所有政策，把全生命周期健康管理理念贯穿城市规划、建设、管理全过程各环节。各级党委和政府要把爱国卫生工作列入重要议事日程，探索更加有效的社会动员方式。"习近平同志的重要论述，是对后疫情时代的健康城市建设最直接、最具体的指导。

2020年11月14日，《国务院关于深入开展爱国卫生运动的意见》印发，"要求全面开展健康城市建设。适应经济社会发展和健康中国建设需要，因地制宜开展健康城市建设，打造卫生城市升级版，建成一批健康城市建设样板。修订完善健康城市建设评价指标体系，将健康中国行动相关要求纳入评价范围，探索开展基于大数据的第三方评价，推动健康中国行动落地见效。推动各地把全生命周期健康管理理念贯穿城市规划、建设、管理全过程各环节，健全完善相关法规规章，制订出台并不断完善城市卫生健康、法治、教育、社会保障、交通、食品、药品、体育健身、养老服务等各领域的综合策略和干预措施。加快建设适应城镇化快速发展、城市人口密集集中特点的公共卫生体系，强化健康风险防控，从源头上消除影响健康的各种隐患。建立健康影响评估制度，推动各地系统评估各项经济社会发展规划、政策法规及重大工程项目对健康的影响，全力推动将健康融入所有政策。"

为推动健康城市建设高质量发展，更好地以健康城市为抓手推进健康中国行动，全国爱卫办、健康中国行动推进办聚焦卫生健康发展中的重点难点问题，依托健康城市建设逐步开展一系列健康中国行动创新模式试点工作。2020年12月8日，全国爱卫办、健康中国行动办印发《关于开展健康城市建设推动健康中国行动创新模式试点工作的通知》，以宫颈癌防治为重点内容在全国部分城市开展试点，首批遴选 15 个城市开展试点工作。2021 年 7 月 20 日，全国爱卫办、健康中国行动推进办印发《关于开展健康影响评价评估制度试点工作的通知》，通过对政府及其所属部门拟订的公共政策和重大工程项目实施健康影响评价，落实将健康融入所有政策，提升城市健康治理水平，最终确定的试点地区包括浙江省（全省范围试点）和 31 个城市（除浙江省以外，每省、自治区、直辖市各确定 1 个地级及以上城市或区作为试点）。

2021 年 11 月 24 日，全国爱卫办、健康中国行动推进办印发《关于印发健康村等"健康细胞"和健康乡镇、健康县区建设规范（试行）的通知》，旨在推动各地加快健康城镇、"健康细胞"建设，筑牢健康中国建设的微观基础，打造有利于人民群众健康的生产生活、工作学习环境。

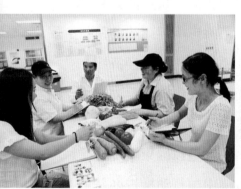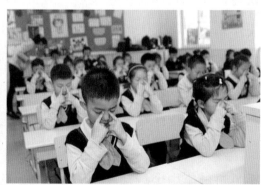

"健康细胞"建设

三、各地积极推进健康城市健康村镇建设

在党中央、国务院的坚强领导下，在全国爱卫会的指导下，各地认真落实国家关于健康城市健康村镇建设的决策部署，结合本地实际，切实开展各项建设工作，取得积极的实践成果。北京市在市级层面成立了市领导为主任的多部门参加的北京市健康促进工作委员会，并成立了专门的工作办公室，形成政府主导、多部门合作的工作机制，为推进各项工作奠定了基础。2014年《上海市建设健康城市 2015—2017 年行动计划》出台，要求各区县、部门和有关单位制订具体的实施方案、配套措施和支持性政策，稳步有序推进。"政府主导、部门配合、社会参与"的健康促进工作机制已覆盖上海 45 个委办局，纵深到 17 个区县、210 个街道和 5 500 余居（村）委会。浙江省委、省政府于 2016 年 12 月印发了《健康浙江 2030 行动纲要》，纲要明确了健康浙江建设的主要任务为 11 项行动，其中之一就是健康城镇建设行动，并明确提出，"健康城镇建设是推进健康浙江建设的重要抓手。按照环境宜居、社会和谐、人群健康、服务便捷、富有活力的要求，积极推进健康城市、健康村镇建设，将健康融入城乡规划、建设、治理的全过程，实现城乡建设与人民健康协调发展。"12 月，浙江省委省政府印发了《健康浙江考核办法（试行）》，由省委、省政府组织对市、县（市、区）党委政府进行考核，把健康浙江建设工作纳入领导班子和干部任期目标，作为实绩考核评价的重要内容，

健康城镇建设也被列为健康浙江考核指标。江苏省 2016 年 9 月印发《关于推进健康城市健康村镇建设的实施意见》，2016 年制订了《江苏省健康镇（县城）标准》《江苏省健康社区（村）标准》《江苏省健康单位标准》《江苏省健康家庭标准》，出台《江苏省健康社区（村）、健康单位评审与管理办法》和《健康家庭评审与管理办法》等系列配套文件，全面推进健康城市和健康乡镇建设。2016 年 9 月 9 日，四川正式启动了健康城市健康村镇建设，省委副书记、省长尹力和世界卫生组织西太平洋地区主任申英秀在成都出席启动会议并讲话。会议提出，四川将确定一批城市、县城（乡镇）和村作为首批建设试点地区，并陆续推广扩大试点范围，力争到 2020 年建成一批国家级、省级健康城市、健康村镇示范点。

2019 年以来，各地为贯彻落实健康中国战略，根据《"健康中国 2030"规划纲要》《国务院关于实施健康中国行动的意见》等重要文件要求，积极出台推进健康中国行动的实施意见。北京市在《健康北京行动（2020—2030 年）》中提出，到 2030 年，基本建成与国际一流的和谐宜居之都相适应的健康城市格局。上海市在《推进健康上海行动的实施意见》中提出，到 2020 年，建成亚洲一流的健康城市，到 2030 年，成为具有全球影响力的健康科技创新中心和全球健康城市典范。

第四节　健康城市建设评价

评价工作是健康城市建设的重要内容和有力抓手。我国健康城市建设进入全面启动阶段后，全国爱卫办开始组织开展全国性的健康城市评价工作，结合健康中国建设的要求，不断地完善健康城市评价指标和方法。截至 2021 年末，全国爱卫办已经组织了 3 次全国范围的健康城市评价工作，了解了我国健康城市建设工作的进展情况，针对城市给出了改进建议，推动各地以健康城市建设为抓手落实健康中国战略，深入推进健康中国行动。结合评价结果，全国爱卫办推选出年度健康城市建设示范市、样板市，总结和推广我国健康城市建设的典型经验和优秀实践，更好地推动全国健康城市建设科学、规范发展。

一、不断探索健康城市建设评价方法

建立评价指标，实施动态评价，是国际上健康城市实践的普遍做法。世界卫生组织于 1996 年提出健康城市的 10 条标准，制订了健康城市指标体系，包括健康指标、健康服务指标、环境指标、社会指标等 4 大类 32 个具体指标。1998 年，世界卫生组织健康城市及城市政策研究合作中心提出了包括 12 类 338 条的健康城市标准，12 大类包括人群健康，城市基础设施，环境质量，居家与生活环境，社区作用及行动，生活方式及预防行为，保健、福利及环境卫生服务，教育，就业及产业，收入及家庭的生活支出，地方经济，人口统计，指标体系较为庞杂，各国在实际使用中选择部分指标进行评价。2000 年，世界卫生组织欧洲地区、西太平洋地区发布健康城市项目指南。世界卫生组织神户中心 2010 年发布《城市健康公平评价和应对工具》，提出了城市健康公平性评价的指标体系，含 12 个核心指标，18 个推荐指标和 6 个备选指标。世界卫生组织认为，健康城市评价是一个能够不断修正和提高健康城市建设能力的工具。

在多年的健康城市探索实践中，我国许多城市都探索研究各自的评价指标和评价办法。健康城市建设全面启动以来，为了推进健康城市建设各项政策的有效实施、客观全面地评价和比较各地健康城市建设成果，全国爱卫办组织开展了健康城市评价工作。与卫生城市创建的达标授牌方式不同，我国将健康城市定位为打造卫生城市的升级版，要求城市持续开展工作，不断提高建设水平。现阶段我国健康城市建设的评价方式为，国家确定评价指标体系，定期开展全国范围的技术评估。通过评估，为健康城市的发展提供导向，实现城市间的比较，促进城市间的相互学习和借鉴，并帮助每个城市更好地总结经验教训，有针对性地提高建设水平。2015 年，全国爱卫办在中国健康教育中心设立全国健康城市评价工作办公室，主要任务是制订评价标准和计划，组织开展评价，开展相关培训等。

我国健康城市评价工作是一个不断探索、不断完善的过程。2014 年，全国爱卫办委托中国健康教育中心、复旦大学、北京健康城市建设促进会开展健康城市评价的研究工作，2016 年初步形成健康城市评价指标体系。同年，受全国爱卫办委托，中国健康教育中心会同复旦大学、中国社会科学院，对全国 247 个卫生城市尝试开展了首次全国健康城市评价工作，主要结果在第九届全球健康促进大会国际健康城市市长论坛上作了介绍。2017 年之后，在总结 2016 年首次评价的基础上，结合全国卫生与健康大会、《"健康中国 2030"规划纲要》和《关于开展健康城市健康村镇建设的指导意见》的要求，对指标进一步修订完善，形成了《全国健康城市评价指标体系（2018 版）》，由全国爱卫会于 2018 年 3 月正式印发。同年，3 家单位对全国 38 个健康城市试点市进行预评价，进一步完善评价方法。2019 年，受全国爱卫办委托，中国健康教育中心牵头对 314 个卫生城市开展了 2018 年度全国健康城市评价，这是我国第 2 次全国范围的健康城市评价工作。根据这次评价结果，全国爱卫办确定了 2018 年度健康城市建设 19 个示范市、各省份排名第一位城市和 10 个进步最快城市名单，总计有 50 个城市受到表扬。2021 年，按照全国爱卫办的要求，中国健康教育中心牵头对 312 个卫生城市开展了 2020 年度全国健康城市评价，根据评价结果，全国爱卫办确定了 2020 年度健康城市建设 40 个样板市、各省份建设样板市和 20 个进步最快城市名单，总计有 80 个城市受到表扬。

《全国健康城市评价指标体系（2018 版）》包括 5 个一级指标，20 个二级指标，42 个三级指标。一级指标对应"健康环境""健康社会""健康服务""健康人群""健康文化" 5 个建设领域，二级和三级指标着眼于我国城市发展中的主要健康问题及其影响因素。2018 版指标体系中的 42 个指标，体现了"大卫生、大健康"的理念，也贯彻了"将健康融入所有政策，人民共建共享"的工作方针，要求健康城市建设必须致力于使人们拥有清新的空气、洁净的用水、安全丰富的食物供应、整洁的卫生环境、充足的绿地、足量的健身活动设施、有利于身心健康的工作学习和生活环境，使群众能够享受高效的社会保障、全方位的健康服务、优质的教育资源和温馨的养老服务，营造健康文化氛围，努力提升人们的健康意识和健康素养，促使人们养成健康生活方式和行为，通过这些综合措施，达到维护和保障人群健康的目的。在前3次的全国评价中，采用了综合评价法，按照评价指标体系，收集各个城市的指标数据，通过指标分析，了解各个指标的进展情况，构建健康城市指数，了解各个城市健康城市建设的整体情况，结合指标分析和指数分析，综合评价我国健康城市发展情况。

二、健康城市建设取得显著成效

2016年，首次全国健康城市评价反映了多年来我国卫生城市创建工作的成效和近年来一些城市积极开展健康城市建设的效果。评价结果显示：一是参评城市积极推进将健康政策融入所有的工作，绝大多数城市都印发了健康城市建设的政策文件和发展规划。二是参评城市人群健康状况明显高于全国的平均水平，如人均预期寿命比全国高2.7岁，婴儿死亡率低60.5%，孕产妇死亡率低57.2%。三是环境卫生状况明显高于全国的平均水平，如生活垃圾集中处理率比全国高26%，城乡环境卫生状况以及生态环境明显改善。四是健康服务体系更加健全，每千人人口执业助理医师高于全国 24.9%。五是居民健康素养明显提高，城市人均体育设施用地面积高于全国 80.7%，经常参加体育锻炼的人口比例高 22%。2017 年 7 月 5 日，世界卫生组织向中国政府颁发"社会健康治理杰出典范奖"。

2018 年度和 2020 年度全国健康城市评价反映出受评城市持续提升健康城市建设水平，取得显著建设成效，在贯彻落实健康中国战略、推动实现健康中国目标中发挥重要作用。

一是健康治理水平不断提升。各地树立"大卫生、大健康"的理念，建立健康中国建设的领导协调机制，明确了各个成员部门在健康中国建设中的职责任务，推动相关部门积极出台有利于健康的公共政策，统筹推进健康中国建设和新冠肺炎疫情防控工作，从健康环境、健康社会、健康服务、健康文化、健康人群等领域综合提升健康治理水平，落实将健康融入所有政策。同时，通过积极打造有示范带动效应的"健康细胞"，提升了全社会参与健康治理的能力。

二是健康影响因素持续改善。2020 年度全国健康城市评价显示，在参评的 40 项指标中，39 项指标较上次评价提升，其中国家卫生县城（乡镇）占比、肿瘤年龄标化发病率变化幅度、重度及以上污染天数、居民健康素养水平和注册志愿者比例等 5 项指标进步幅度超过 30%。31 项有同期全国数据的指标中，29 项指标高于全国平均值，32 项有国家目标值的指标中，26 项已超过 2020 年国家目标，创造了相对较好的空气和水环境及全民健身支持性环境，提供了较好的公共基础设施、环境卫生和食品安全保障，医疗卫生服务和养老服务逐年改善，全社会关注健康、参与健康的氛围逐步形成，市民的健康素养和健康生活方式稳步提升。

三是人群健康水平显著改善。2020年度全国健康城市评价显示，参评城市（区）人均预期寿命中位数达到 79.40 岁，婴儿死亡率降低至 2.40‰，5 岁以下儿童死亡率降低至 3.60‰，孕产妇死亡率降低至 7.85/10 万，人群健康水平总体优于全国平均水平，显著优于高收入国家平均水平。

同时，2018 年度和 2020 年度评价工作也显示，我国健康城市建设工作仍有需要改进地方。一是我国健康城市建设整体上仍有较大的提升空间，2020 年度受评城市的健康城市综合指数为 49.35~79.88 分，平均值为 66.55 分。二是直辖市辖区的健康城市发展水平整体上明显优于地级以上市和县级市，东部地区的健康城市发展水平明显优于中部及东北地区和西部地区，不同级别城市间的差异有缩小趋势。三是参评城市健康环境与健康服务领域的发展相对较好，健康社会与健康文化领域的发展相对薄弱，建设领域间的差异呈现缩小趋势。分指标来看，参评城市医保报销比例、学生体质监测优良率仍有较大提升空间，公共卫生队伍建设仍需加强，部分地区中医药服务建设以及病媒生物密度、健康素养、15 岁以上人群吸烟率等监测工作有待加强，参评城市肿瘤年龄标化发病率逐年上升。

三、健康城市建设试点经验

多年来，我国在健康城市工作中积累了许多经验：一是始终坚持党的领导，把人民群众的卫生健康作为党和政府的重要工作。二是始终坚持走中国特色卫生与健康发展道路，将社会主义制度的政治优势、组织优势、文化优势转化为一系列增进人民群众健康福祉的具体行动。三是始终坚持健康促进和预防为主的策略，建立健全政府主导、多部门协作、全社会参与的工作机制，从治理健康影响因素入手，推动将健康融入所有政策。四是始终坚持人民群众的主体地位，坚持发动群众、依靠群众、造福群众，使每个人真正成为自己健康的第一责任人。

为了更进一步总结推广地方经验，中国健康教育中心组织编写出版了《中国健康城市建设优秀实践（2019版）》，发掘和推广38个健康城市试点市在解决突出健康问题方面的典型经验，全国爱卫办也通过工作交流等形式广泛推广这些经验，推动各地互学互鉴，提高工作水平。

各地在健康城市建设方面有一些共性经验，如成立建设工作领导小组，建立健全政府主导、多部门协作、全社会参与的工作机制，组建专家咨询委员会，制订建设规划和实施方案，部署重点项目和工程，加强经费投入和督导考核等。同时，许多城市也在建设中积累了具有各自特色的经验，有的城市是开展建设时间较长，整体推进比较扎实，建设效果较为突出，有的城市虽然开展时间比较短，但针对突出健康问题采取措施，取得一定的实效。

如江苏省苏州市从1999年启动健康城市建设以来，以健康城市诊断为依据，结合健康问题及其影响因素的变化趋势不断调整重点任务，实施了五轮行动计划，健康城市建设取得显著成效。浙江省杭州市成立了应对6大建设任务的7个专项组，明确各部门职责任务，成立杭州市健康城市建设指导中心，为建设工作提供专业支撑。浙江省宁波市积极探索智慧医疗，以信息化的大数据手段推动健康服务高质量发展。湖北省宜昌市依托智慧城市，整合多部门资源建立健康数据管理中心，建立网格化管理制度，实现精准服务。广东省珠海市多年来坚持着力解决环境治理中的重点难点问题，逐步形成绿色低碳的发展模式，全市绿化覆盖、空气质量等指标在全国名列前茅。北京市西城区针对人均食盐摄入量过高的问题，以广受欢迎的老字号名店为突破口开展减盐项目，为了解决城区公园绿地不足、老百姓锻炼休闲去处少的问题，在寸土寸金的闹市中"挤"出公园。上海市嘉定区围绕慢性病这一突出问题，推出"3+X"新型家庭医生服务模式，着力提升健康服务水平，在各街镇成立健康自我管理学校，激发市民成为维护自身健康的第一人。四川省成都市以"健康细胞"工程创建为健康城市建设的抓手，将建设任务直接落实到社区、单位、家庭等社会基础单位，以"小细胞"推动"大健康"，涌现了都江堰市柳街镇、成都市郫都区青杠树村等一批极具川西特色的健康村镇典型。

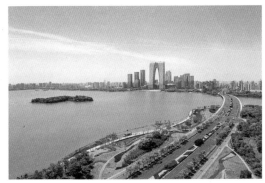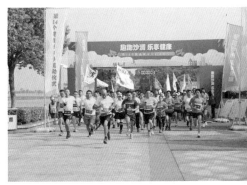

健康城市样板市（苏州）